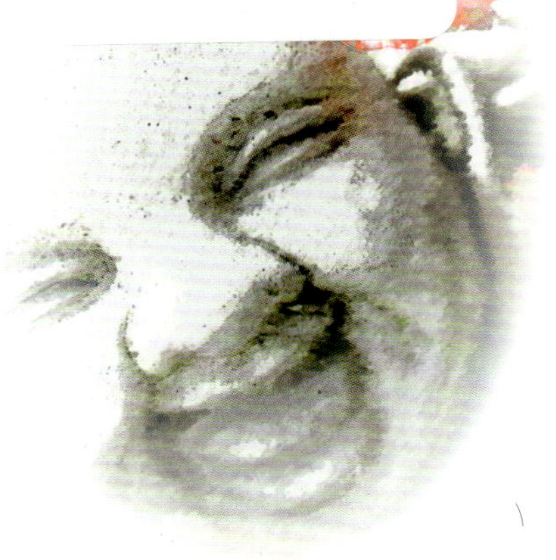

Daniela Herzberg

Das große Praxisbuch

Gesund und vital mit den FÜNF ELEMENTEN

Ein BIO RITTER Ratgeber

Für Roger und Luna. Licht, Liebe und Freude meines Lebens.

Daniela Herzberg
Das große Praxisbuch für ein gesundes Leben
Gesund und vital mit den
FÜNF ELEMENTEN

3. Auflage 2013, 3.-4. Tsd.

Gestaltung und Satz: Andreas Ritter

ISBN 978-3-920788-67-8

Haftungsausschluss:
Alle Übungen, Tipps und Anregungen in diesem Buch wurden sorgfältig recherchiert. Dennoch sind Sie in der Verantwortung zu entscheiden, in wie weit Sie unsere Vorschläge umsetzen möchten. Weder die Autorin noch der Verlag können für eventuelle Nachteile oder Schäden, die in Zusammenhang mit den praktischen Hinweisen aus diesem Buch entstehen, eine Haftung übernehmen.

INHALT

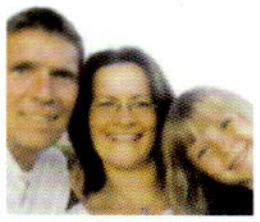

Vorwort
Wie die Fünf-Elemente-Lehre mein Leben von Grund auf verändert hat....................4
Die Weisheit der alten Chinesen................7

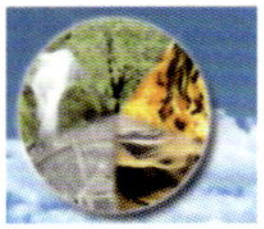

1. Kapitel
Was man über die Fünf Elemente wissen sollte...8
Holz, Feuer, Erde, Metall, Wasser und ihr Zusammenspiel

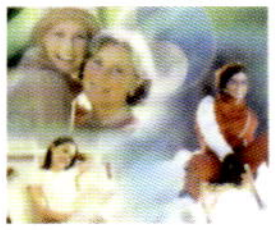

2. Kapitel
Der große Fünf-Elemente-Gesundheits-Check.....44
Wo liegen Ihre Stärken? Zu welchem Element gehören Ihre Schwachstellen?

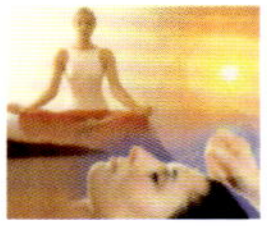

3. Kapitel
Gesund und vital mit den Fünf Elementen......62
Heil werden auf ganzheitlichem Weg. Die Grundprinzipien der TCM

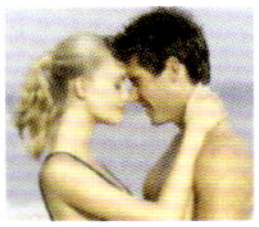

4. Kapitel
Sexualität und die Fünf Elemente...........100
Das Tao der Sexualität. Praktische Tipps für ein erfülltes Liebesleben

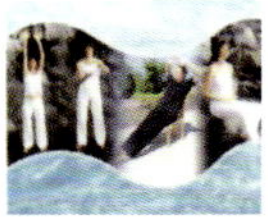

5. Kapitel
Körperübungen und Meditationen.............116
Mit den Fünf Elementen zu mehr Lebensfreude und Gesundheit

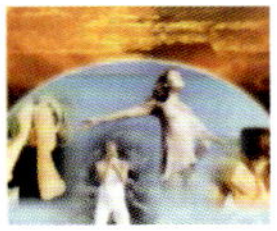

6. Kapitel
Tipps und Tricks zur Stärkung der einzelnen Elemente...................................134
Wie Sie Ihre Elemente in Harmonie bringen

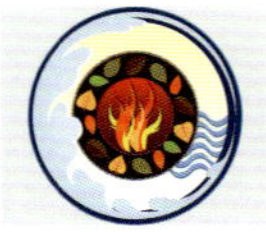

7. Kapitel
Das Fünf-Elemente-Monatsprogramm............160
Gesund und fit durchs ganze Jahr

Anhang......................................174
Interessante Adressen.......................175

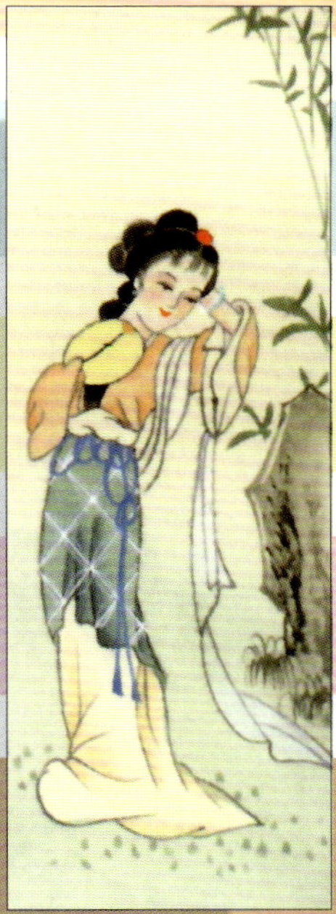

Wie die Fünf-Elemente-Lehre mein Leben von Grund auf verändert hat

Schon als Jugendliche interessierte ich mich für alles, was auch nur im Entferntesten mit Asien zu tun hatte. Historische Romane, die geheimnisvollen Schriftzeichen - das alles schien mir schon damals wie aus einer anderen Welt und unglaublich faszinierend. So war es dann auch nicht verwunderlich, dass ich schließlich Ende der Neunziger Jahre damit begann, mich intensiver mit den asiatischen Philosophien zu befassen. Mein erster ernsthafter Berührungspunkt war das Feng Shui, das damals gerade begann, in „Mode“ zu kommen. Ich arbeitete mich durch diverse Bücher und konnte das Thema doch irgendwie nicht richtig erfassen.

Zu diesem Zeitpunkt begegnete ich meinem ersten Lehrer, dem Feng Shui-Meister Derek Walters. Nach einem ersten Schnupperwochenende wurde ich seine Schülerin. Gemeinsam mit meinem Partner ließ ich mich von Derek in die Geheimnisse des klassischen Feng Shui und der Chinesischen Astrologie einweisen. Nach Abschluss unserer Ausbildung unterstützten wir Derek bei seinen jährlichen Kursen und Vorträgen in Frankfurt - zunächst als Übersetzer und später dann als Assistenten.

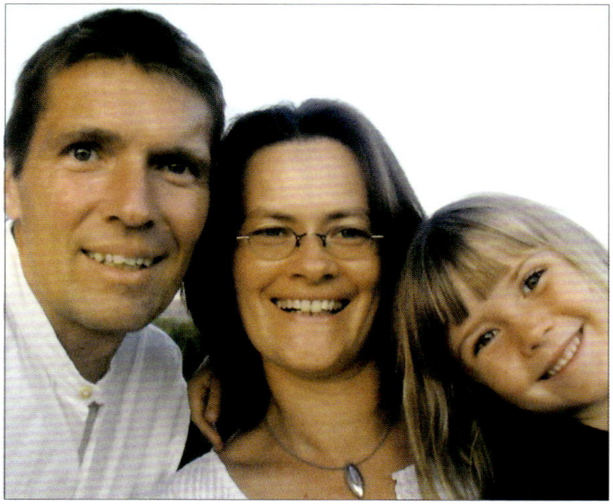

Autorin Daniela Herzberg mit Partner Roger Keller und Tochter Luna. Seit mehreren Jahren lebt sie mit ihrer Familie auf der Sonneninsel Teneriffa

Da die Fünf-Elemente-Lehre eine der Grundlagen des klassischen Feng Shui ist, wurde das Thema in den Kursen ausführlich behandelt und ich begann, mich intensiv mit dem Konzept von Holz, Feuer, Erde, Metall und Wasser zu befassen. Besonders faszinierend erschien mir die Möglichkeit, mit Hilfe der Fünf Elemente Ungleichgewichten im eigenen Körper auf die Spur zu kommen. Schon seit Längerem litt ich unter extremem Kälteempfinden, das mit häufigen Erkältungen und Blasenentzündungen einherging. Mein Monatszyklus war stark verlängert und ich litt unter unangenehmen PMS-Symptomen und heftigen Schmerzen während der Regelblutung. Darüber hinaus hatte ich ein recht großes Myom in der Gebärmutter. Von mehreren Frauenärzten wurde unabhängig voneinander festgestellt, dass ich mit dieser Diagnose wohl keine Kinder bekommen könnte.

Ich suchte mir also einen erfahrenen TCM-Therapeuten, der nach einem ausführlichen Vorgespräch mit Puls- und Zungendiagnose eine Therapie für mich zusammenstellte, um mein Elementegleichgewicht wieder herzustellen. Nach seinen Erklärungen war meine Nierenenergie geschwächt und ich hatte Feuchtigkeit und Kälte im Körper, was vor allem durch eine falsche Ernährung zustande gekommen ist. Er stellte mir einen Ernährungsplan nach den Fünf Elementen zusammen und verschrieb mir darüber hinaus sechs Akupunktursitzungen und einen Sud aus speziellen TCM-Heilkräutern.

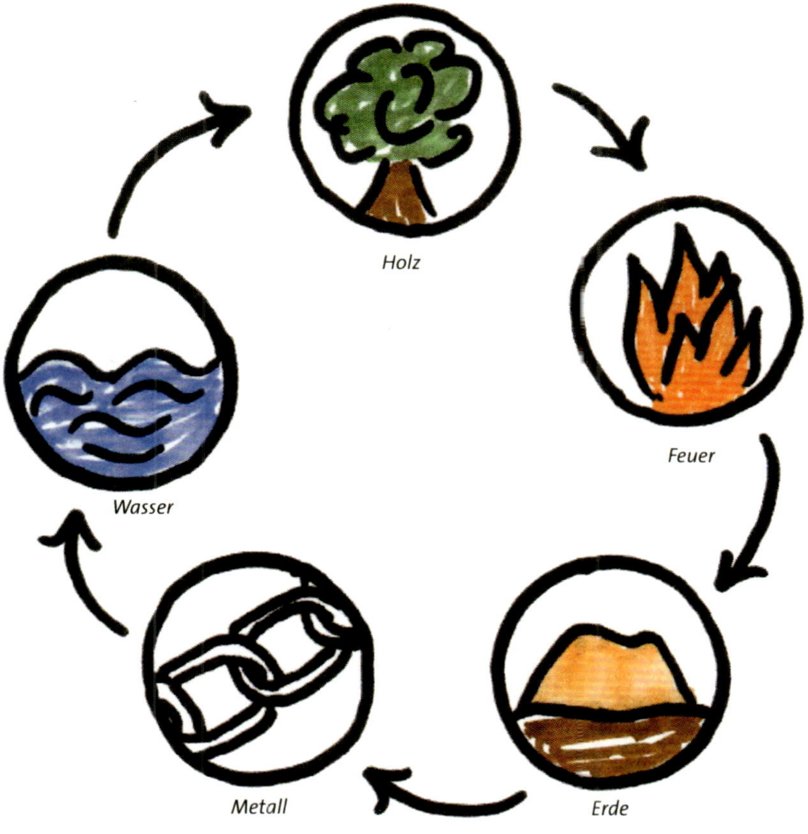

Wieder zu Hause angekommen stellte ich - zunächst widerwillig - meine Essgewohnheiten um und stärkte mein schwaches Wasserelement (Nierenenergie) mit Qi Gong-Übungen am Morgen. Darüber hinaus arbeitete ich mit dem Wasserelement entsprechenden Farben, Formen und Materialien in meiner unmittelbaren Umgebung. Der Effekt war erstaunlich! Das Kälteempfinden an Beinen und Armen und im Hüftbereich ließ fast augenblicklich nach. Innerhalb von drei Monaten hatte sich mein Monatszyklus auf die „normalen" 28 bis 29 Tage eingependelt und meine Stimmungsschwankungen waren wie weggeblasen!

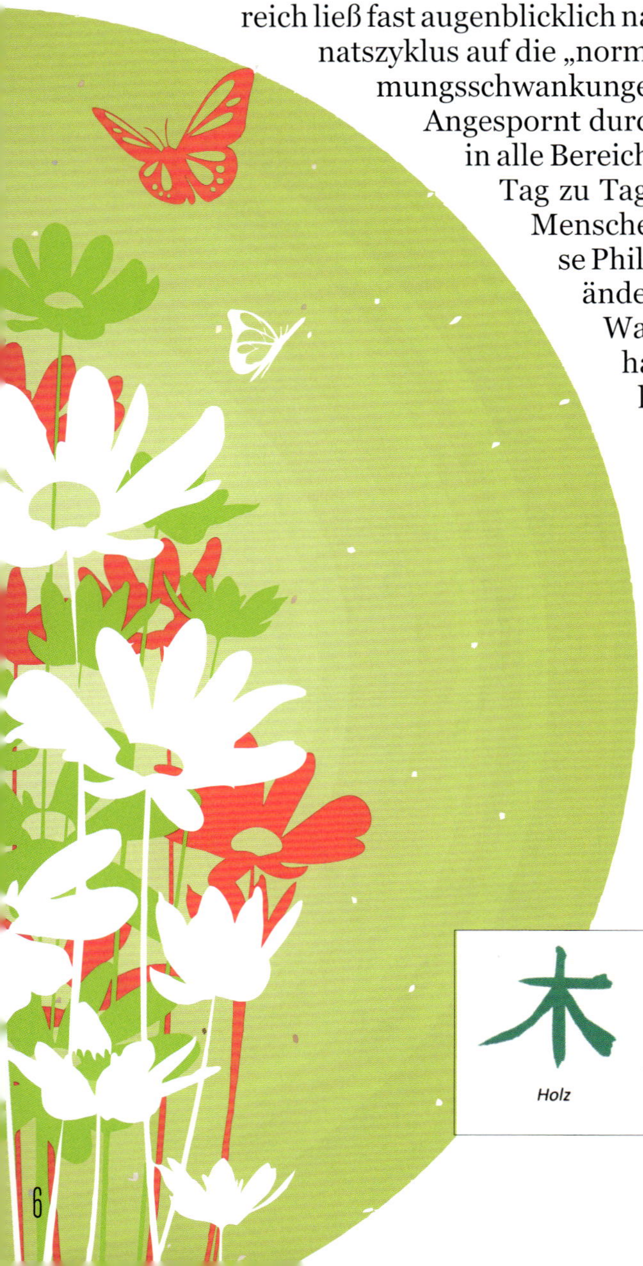

Angespornt durch den Erfolg begann ich, die Fünf-Elemente-Lehre in alle Bereiche meines Lebens zu integrieren. Ich fühlte mich von Tag zu Tag kraftvoller und energiereicher! Und auch bei den Menschen aus meinem persönlichen Umfeld, denen ich diese Philosophie ans Herz legte, machte sich die positive Veränderung bemerkbar.

Was mich allerdings letztendlich vollends überzeugt hat, war der Umstand, dass ich bald darauf tatsächlich schwanger wurde und - trotz Myom - eine gesunde Tochter zur Welt brachte. Luna ist der lebendige Beweis für mich, dass die von den Chinesen vor mehreren tausend Jahren entwickelte Fünf-Elemente-Lehre heute noch genau so nützlich und wirkungsvoll ist wie damals.

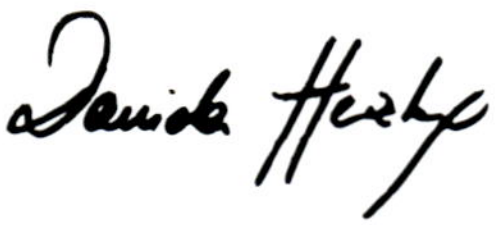

Daniela Herzberg

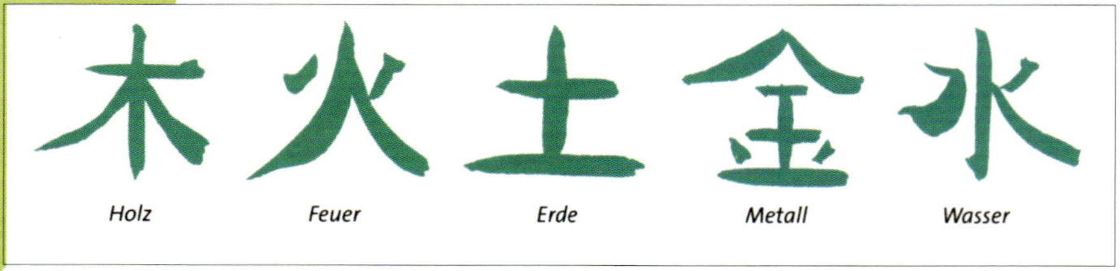

Was man über die Weisheit der alten Chinesen wissen sollte

Manchmal genügt es schon, eine Sache einmal von einer anderen Seite zu betrachten, um ihren Kern zu erfassen. So hatte ein erfolgreicher Arzt im alten China in erster Linie nicht die Aufgabe, Krankheiten zu kurieren, sondern dafür zu sorgen, dass die ihm anvertrauten Menschen gesund und wohlauf blieben. Erkrankte einer seiner Patienten, wurde der Mediziner so lange nicht bezahlt, bis die vollständige Genesung erreicht war ...

Verständlich, dass die Ärzte damals ganzheitliche Gesundheitskonzepte entwickelten und anwendeten - waren gesunde Patienten doch die beste Lebensversicherung. Schon damals wurden Körper, Geist und Seele eines Menschen als Einheit gesehen. Man musste also alle drei Aspekte berücksichtigen, wollte man auf lange Sicht ein gesundes Leben führen. Eine Krankheit oder ein Unwohlsein wurde als Symptom gesehen. Die Ursache war ein Ungleichgewicht in einem dieser drei Bereiche, dem man auf die Spur kommen musste, um wieder zu gesunden. So vielfältig die Ursachen des Ungleichgewichtes, so vielfältig waren auch die Möglichkeiten, die innere Harmonie wieder herzustellen. Meditation, Ernährung, Körperübungen wie Tai Chi oder Qi Gong, Akupunktur oder Kräuterheilkunde sind nur einige der möglichen Wege, die man auch heute noch einschlagen kann, um die ganzheitliche Gesundheit wieder zu erlangen. Dieses Buch möchte Ihnen das universelle Konzept der Fünf Elemente in allen Bereichen des Lebens vorstellen. Mit Hilfe von Holz, Feuer, Erde, Metall und Wasser können wir die Disharmonien in uns nicht nur erklären, sondern uns auch auf allen Ebenen wieder ins Gleichgewicht bringen und den Grundstein für ein langes und gesundes Leben legen.

Zahlreiche praktische Tipps und persönliche Erfahrungen geben Ihnen, liebe Leserin/lieber Leser, einen umfassenden Überblick über die Fünf-Elemente-Lehre, ihre Möglichkeiten und ihre Wirkung auf alle Bereiche unseres Lebens.

Ich würde mich freuen, wenn dieses Buch einen festen Platz in Ihrem Bücherregal einnehmen würde, aber Sie auch im Alltag begleitet. Mir persönlich hat die Fünf-Elemente-Lehre in all den Jahren die Augen geöffnet für die universellen Zusammenhänge. Sie hat mir geholfen, mich besser kennenzulernen und meine körperlichen, geistigen und seelischen Bedürfnisse zu erkennen und zu leben.

Kapitel 1

Was man über die Fünf Elemente wissen sollte

Holz, Feuer, Erde, Metall, Wasser und ihr Zusammenspiel

- Die Ursprünge der Fünf-Elemente-Lehre
- Die Grundprinzipien
- Das Qi als universelle Lebenskraft, Yin und Yang - das Prinzip der Einheit
- Die Fünf Elemente im Zyklus.
- Geist und Seele und die Fünf Elemente
- Die Fünf Elemente im Körper
- Tabellarische Übersicht der Fünf Elemente und ihre Entsprechungen

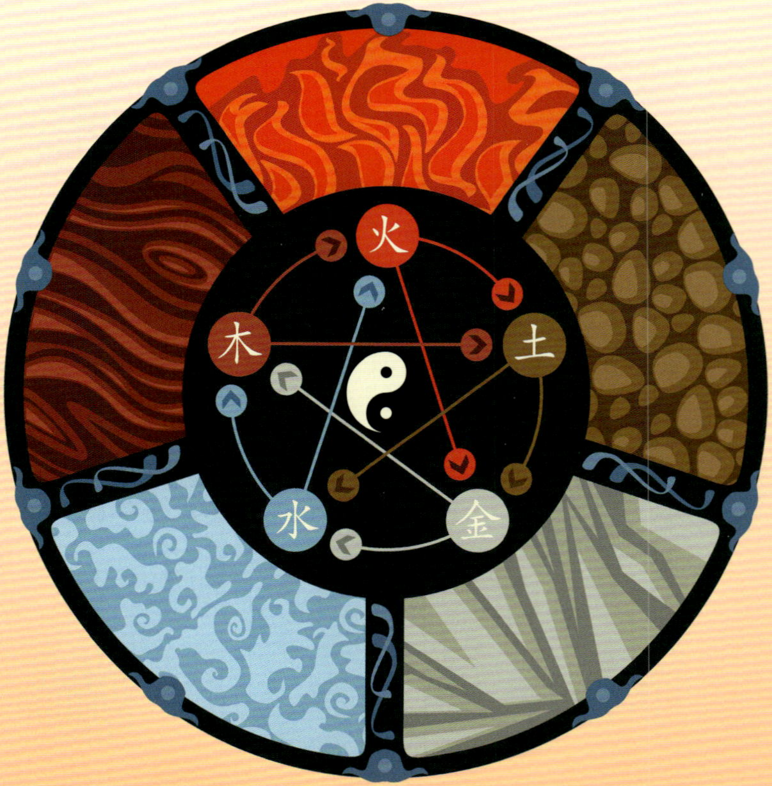

Die Ursprünge der Fünf-Elemente-Lehre
Mit der Sternenkunde im alten China fing alles an

Der Entstehungszeitpunkt der Fünf-Elemente- Lehre lässt sich historisch nicht genau datieren. Aufzeichnungen belegen jedoch, dass ihre Ursprünge wohl etwa 2500 Jahre zurück liegen.
Im alten China standen die Fünf Elemente ursprünglich für die fünf Planeten Jupiter (Holz), Mars (Feuer), Saturn (Erde), Venus (Metall) und Merkur (Wasser). Diese fünf Planeten lassen sich damals wie heute mit dem bloßen Auge beobachten.
Schon vor mehr als 6000 Jahren begannen die alten Chinesen damit, ihre Bewegungen aufzuzeichnen und bestimmte Gesetzmäßigkeiten auf der Erde daraus abzuleiten. Aus diesen Beobachtungen entwickelten chinesische Gelehrte schließlich das System der Fünf Elemente. Mit dessen Hilfe konnte man schon bald recht genaue Voraussagen für Naturereignisse oder eben auch über das Schicksal einzelner Personen treffen. Über die Jahrhunderte wurden dann aufgrund von astronomischen und astrologischen Beobachtungen auch die Jahreszeiten, die Formen und Farben sowie jedes Tier und jede Pflanze den Elementen zugeordnet.

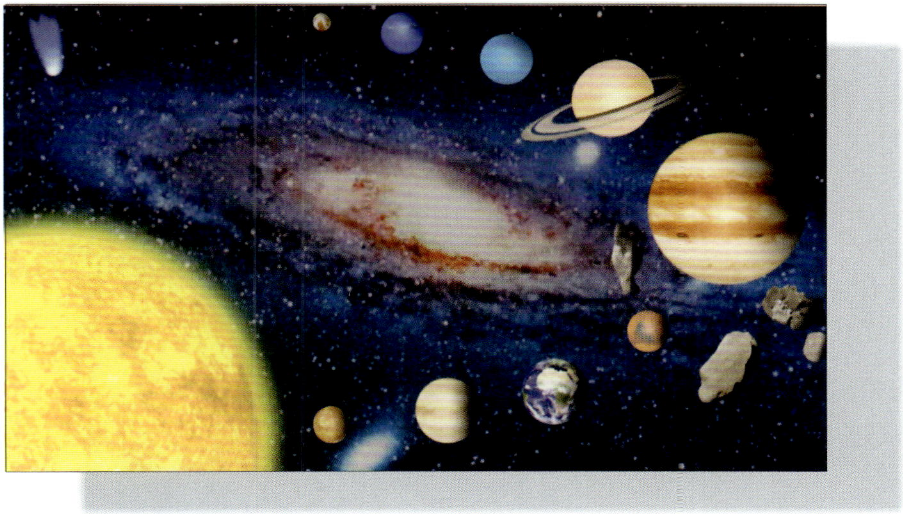

Bereits vor mehreren tausend Jahren haben die chinesischen Hofastronomen jedem Planeten eines der fünf Elemente zugeordnet

Auch der menschliche Körper folgt als Teil der universellen Schöpfung den Gesetzmäßigkeiten der Elemente. Unser Organismus spiegelt mit seinen geistigen, körperlichen und seelischen Funktionen die Ordnung der Natur und ist ein Mikrokosmos des Universums. So lassen sich auch unsere inneren Organe, die Körpergewebe, die Sinnesorgane und unsere Empfindungen den Fünf Elementen zuordnen. Einen weiteren Einfluss auf alle Bereiche unseres Lebens haben die Prinzipien von Yin und Yang sowie die universelle Energie Qi. Mit Hilfe der Fünf-Elemente-Lehre können wir Naturgesetze erkennen und sollten uns nach ihnen richten, wenn wir ein erfülltes Leben führen wollen.

INFO !

Die Fünf-Elemente-Lehre (wǔxíng / Fünf Wandlungsphasen) ist eine taoistische Theorie zur Naturbeschreibung. Sie untersucht die Gesetzmäßigkeiten, nach denen dynamische Prozesse (Wandlungen) im Bereich des Lebendigen ablaufen, betont also Werden, Wandlung und Vergehen.

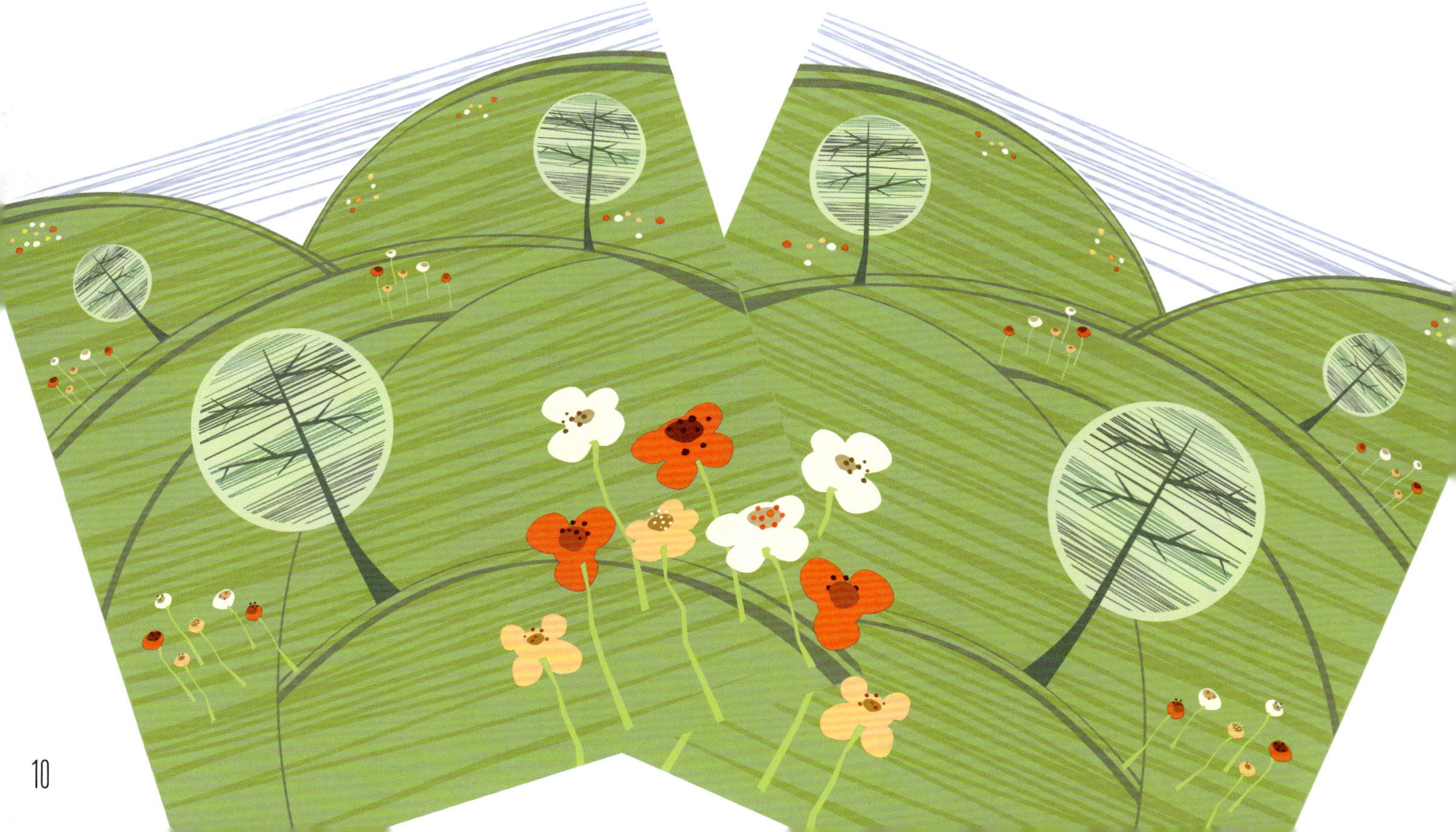

Wichtiges über die Grundprinzipien der Fünf-Elemente-Lehre

Nach dem Verständnis der chinesischen Gelehrten lassen sich alle Dinge zwischen Himmel und Erde nach den Fünf Elementen Holz, Feuer, Erde, Metall und Wasser sowie nach dem Prinzip von Yin und Yang einteilen. Bewegungen in diesem System werden durch die universelle Energie, das Qi, ausgelöst. Dadurch findet ein ständiger Wandel statt, der Yin und Yang und die Fünf Elemente in immer neue Wechselbeziehung zueinander bringt. Ist ein Element im Ungleichgewicht, wird der Energiefluss des ganzen Systems gestört.
Jedes körperliche Unwohlsein und jede Krankheit lassen sich demnach auf eine Störung oder eine Unausgewogenheit dieser Kräfte zurückführen. Um die Harmonie wieder herzustellen, verließ man sich schon im alten China auf Körperübungen, Akupunktur, Kräuterbehandlung und Ernährungsempfehlungen.

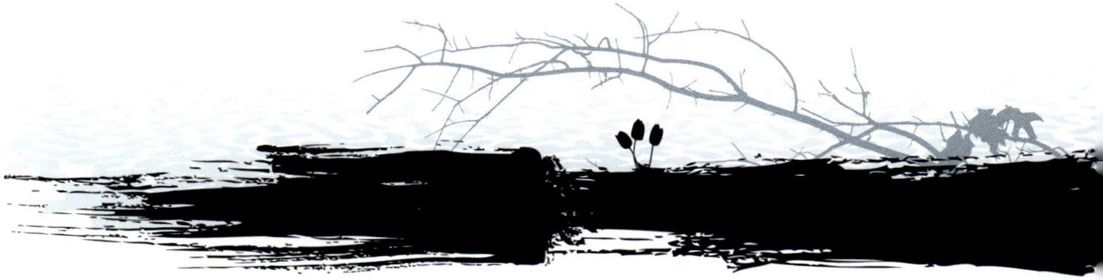

Das Qi als universelle Lebenskraft

Seit vielen Tausenden Jahren sehen es die Chinesen als erwiesen an, dass das Leben in allen seinen Bereichen vom Fluss einer universellen Energie bestimmt wird - dem Qi. Diese universelle Lebensenergie bringt Leben und Wachstum hervor. Die weisen Taoisten sahen den Schlüssel zu einem harmonischen Leben in einem Gleichgewicht zwischen dem Qi des Himmels, dem der Erde und des Menschen.
Das Qi des Himmels bewegt unter anderem die Planeten und Gestirne. Es belebt alle lebendigen Wesen, herrscht über die Prozesse des Wachsens und Vergehens und die Evolution. Auf der Erde gibt das Qi allen Lebewesen die Kraft zu Bewegung und Stoffwechsel. Das Erd-Qi gibt Antrieb und herrscht über Wohlstand und Niedergang. Im Körper ist Qi vor allem auch die Kraft, die körperliche Veränderungen hervorbringt. Das Qi im Körper ist immer gegenwärtig.

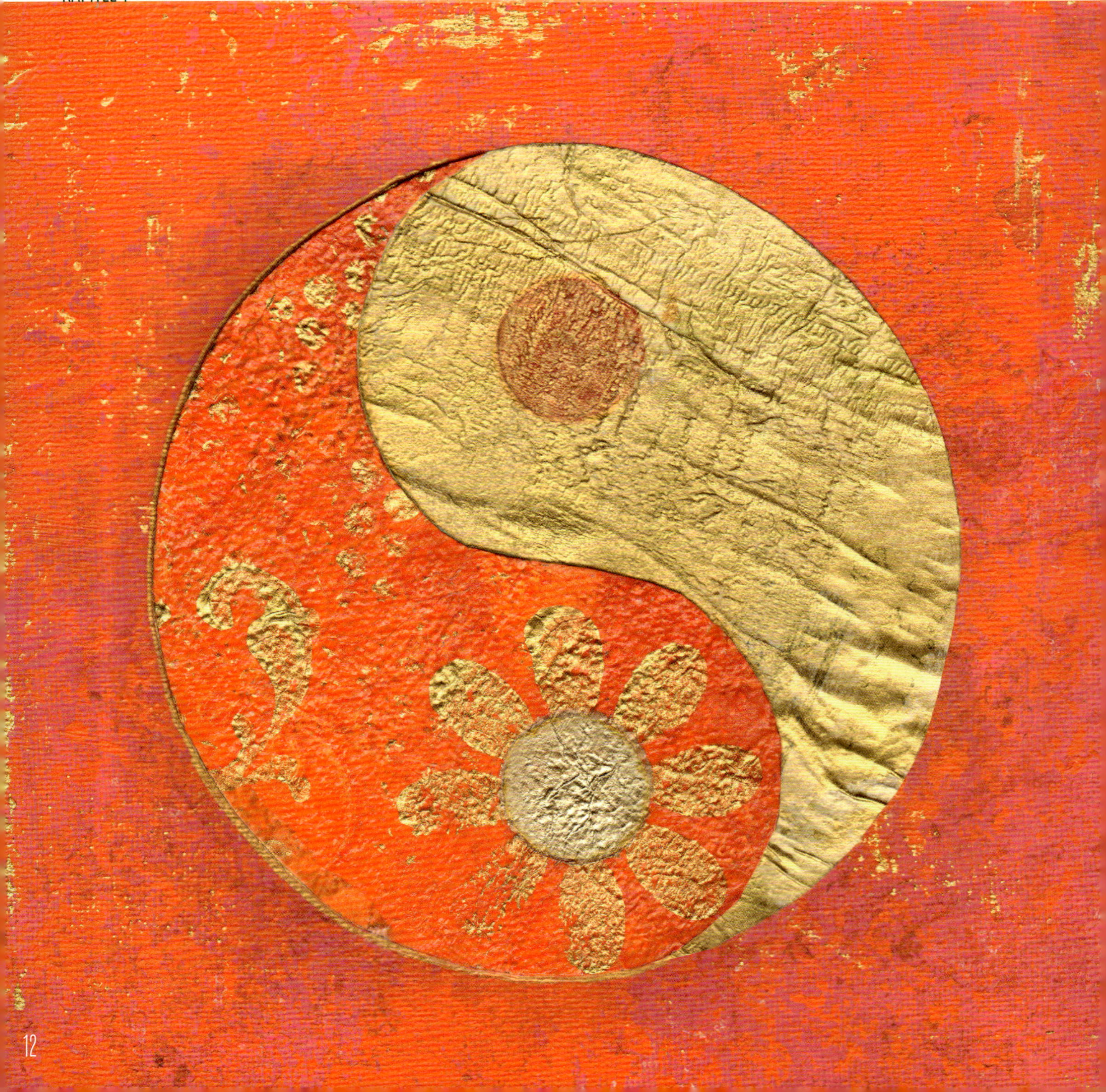

INFO !

Was ist Taoismus?

Tao bedeutet „der Weg“. Die Lehre des Weges, der Taoismus, ist eine asiatische Philosophie. Ihre historisch gesicherten Ursprünge liegen im 4. Jahrhundert vor Christus, als das Tao Te King des chinesischen Gelehrten Lao Tse entstand. Mit dem Konfuzianismus und dem Buddhismus zählt der Taoismus zu den drei Lehren, die China maßgeblich prägten.

Im Laufe der Jahrhunderte sind aus der Beobachtung des Qi und seiner Bewegungen viele Methoden entwickelt worden, wie es gestärkt und erhalten werden kann. Körperübungen wie Qi Gong, Akupunktur, Atemübungen oder spezielle Ernährungsformen können das Qi im Körper harmonisieren und Blockaden lösen. Auch mit Hilfe von Feng Shui und der Chinesischen Astrologie lassen sich diese Störungen aufspüren und das Qi von Himmel und Erde ins Gleichgewicht bringen.

Yin und Yang - die Harmonie der Gegensätze

Jeder, der sich auch nur ein wenig für asiatische Philosophien interessiert, hat schon einmal vom Konzept von Yin und Yang gehört. Ursprünglich als Bezeichnung für Sonnen- und Schattenseite desselben Berges verwendet, stehen das „passive“ Yin und das „aktive“ Yang stellvertretend für alle Gegensätze unseres Lebens, die ohne einander nicht existieren können, wie zum Beispiel kalt und heiß, Nacht und Tag oder innen und außen.

TAO - der Weg *Qi - die universelle Lebensenergie*

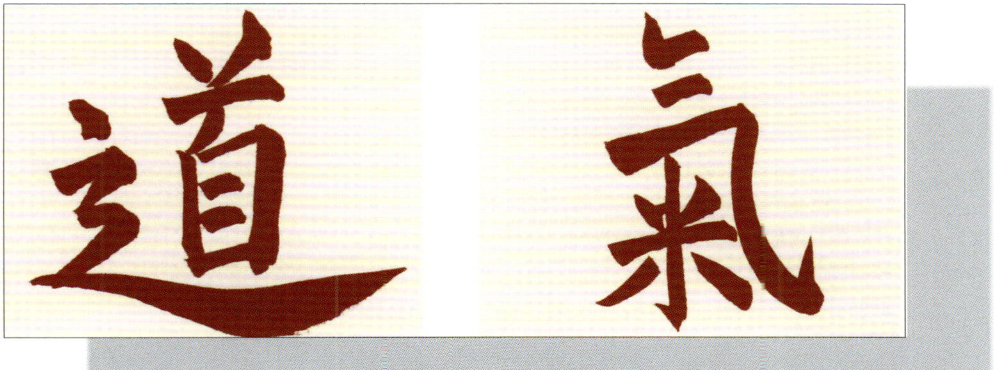

Yin	Yang
Erde	Himmel
Mond	Sonne
Nacht	Tag
Winter	Sommer
Tal	Berg
Ruhe	Bewegung
Passiv	Aktiv
Langsam	Schnell
Kalt	Heiß
Feucht	Trocken
Dunkel	Hell
Innen	Außen
Weich	Hart
Trübe	Klar
Leere	Fülle
Empfangend	Erzeugend
Weiblich	Männlich
Substanz	Energie
Körperinneres	Körperoberfläche

Yin und Yang sind voneinander abhängig und erschaffen einander. Ohne Nacht kann es keinen Tag geben, ohne Erde keinen Himmel und ohne Ruhe keine Bewegung. Alle Phänomene unseres Lebens haben gleichzeitig einen Yin- und einen Yang-Aspekt. Der Winter beispielsweise ist die typische Yin-Jahreszeit, in der die Natur ruht. Ein strahlend sonniger Wintertag hat aber trotzdem einen Yang-Anteil, ebenso wie ein verregneter, düsterer Sommertag seine Yin-Aspekte aufweist.

Das Zusammenspiel zwischen Yin und Yang wird mit dem allgemein bekannten Yin/Yang- oder Tai Chi-Symbol sehr treffend ausgedrückt. Ein Kreis, das Symbol der Ganzheit, wird durch eine geschwungene Linie in zwei Hälften unterteilt (siehe Grafik links). Die dunkle Hälfte steht für das Yin, die helle für das Yang. Beide Hälften tragen jeweils etwas von der anderen Seite in sich: In der dunklen Hälfte findet sich ein kleiner heller Punkt, in der hellen Hälfte ein kleiner dunkler Punkt. Die geschwungene Linie, die Yin und Yang voneinander trennt, verdeutlicht die dynamische Beziehung, die die beiden Gegensätze zueinander haben.

Alle Dinge zwischen Himmel und Erde sind einem beständigen Wandel unterworfen - einem ständigen Ausgleich der Yin- und der Yang-Kräfte. Unser Körper versucht zum Beispiel immer die Balance zu halten zwischen Kälte und Wärme, Ruhe und Bewegung. Einen Mangel an Energie (Yang), der sich vielleicht durch Müdigkeit ausdrückt, gleichen wir durch Schlafen (Yin) aus. Eine „Leere" im Magen (Yin) füllen wir mit Essen (Yang). Wenn eine Ausgewogenheit von Yin und Yang in unserem Körper besteht, fühlen wir uns im Gleichgewicht und gesund.

Keines der Fünf Elemente kommt ohne das andere aus

Man kann sich die Fünf Elemente am besten in einem Kreis angeordnet vorstellen. Das bedeutet, dass sie einander bedingen und dementsprechend abhängig wandeln. Dieser Zyklus der Elemente spiegelt sich in allen Dingen unseres Lebens wider. Ob Tages- oder Jahreszeiten, Pflanzen- oder Tierwelt oder unser eigener Lebenszyklus - alles lässt sich mit dem universellen Elementekreislauf erfassen.

Im Fütterungszyklus wird jedes Element durch seinen Vorgänger genährt

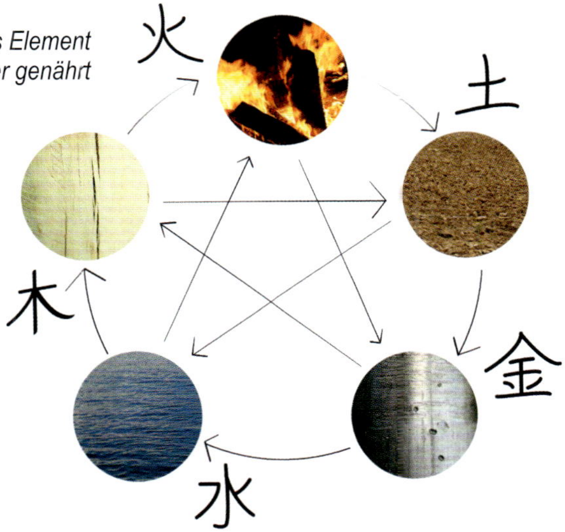

Der Fütterungszyklus beschreibt die positiven Aufgaben der Fünf Elemente, die sich unterstützen. Stehen sie in einem harmonischen Gleichgewicht zu einander, nährt jedes Element das darauf folgende - wie eine Mutter ihr Kind.

木

Holz ist die Mutter des Feuer-Elementes. Ohne Brennholz kann es kein Feuer geben. Auch entscheiden Stärke und Qualität des Holzes darüber, wie lange und intensiv das Feuer brennen kann. Ist die „Mutter" Holz schwach, muss das „Kind" Feuer hungern. Legt man dagegen zuviel Holz auf einmal ins Feuer, erlischt die Flamme.

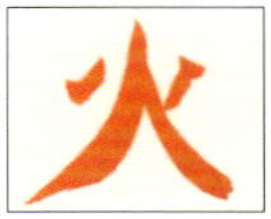

Feuer ernährt das Erd-Element. Die Asche des verbrannten Holz-Elementes gibt der Erde Kraft. Bekommt das Kind Erde nicht genug Dünger von seiner Mutter Feuer, kann es nicht wachsen und bleibt schwach und klein. Zuviel Asche/Dünger deckt die Erde zu und erstickt sie.

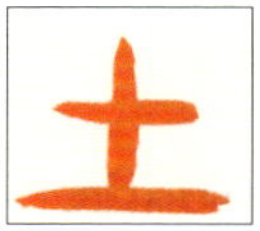

Erde gibt seine Kraft an das Metall-Element. Aus dem Schoß von Mutter Erde gewinnen wir das Metall. Eine schwache Erde bringt keine Bodenschätze hervor, das Kind Metall bleibt schwach und kränklich. Ist die Erde jedoch übermächtig stark, kann man kaum an das wertvolle Metall gelangen.

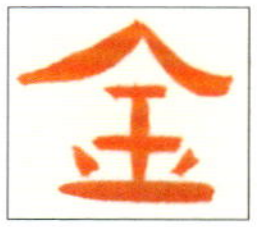

Metall ist die Mutter des Wasser-Elementes. Wasser ist nur dann lebendig, wenn es voller wertvoller Mineralien steckt. Ein schwaches Metall kann sein Kind Wasser nicht nähren, das Wasser bleibt ohne Lebenskraft. Ein Zuviel an Metall dagegen macht das Wasser ungenießbar, es entstehen Ablagerungen.

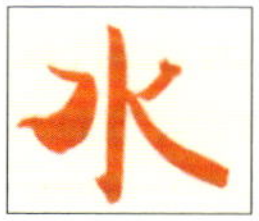

Wasser schließlich gibt dem Holz-Element Kraft. Keine Pflanze kann wachsen, wenn sie nicht regelmäßig gegossen wird. Je größer das Kind Holz, desto mehr Feuchtigkeit (Nahrung) braucht es. Übergießt man jedoch eine Pflanze mit viel Wasser, vermodert sie.

Vollkommene Harmonie zwischen den Fünf Elementen kann also nur dann herrschen, wenn alle in einem ausgeglichenen Verhältnis zueinander stehen.
Was aber passiert, wenn eines der Elemente fehlt und damit zwei Elemente aufeinander stoßen, die sich nicht gegenseitig nähren?
Elemente, die sich nicht nähren, kontrollieren sich. Wie schädlich das Fehlen des Mutter-Elementes ist, hängt immer von der Stärke des betroffenen „Kindes" ab. Ein starkes Element verkraftet den Verlust sicher besser als ein ohnehin schon geschwächtes.

Holz kontrolliert die Erde. Fehlt zwischen Holz und Erde das Feuer, ist die Wirkung vergleichbar mit einem Baum, der dem Boden langsam aber sicher die Kraft entzieht, bis er vollkommen ausgelaugt ist.

Feuer kontrolliert das Metall. Kann das Feuer nicht über die Erde ins Metall fließen, schmilzt es mit seiner Kraft das Metall und zerstört seine Form.

Erde kontrolliert das Wasser. Fehlt Metall zwischen Erde und Wasser, lässt sich das mit einem Erdwall vergleichen, der das Wasser am Fließen hindert. Kleinere Mengen Erde, die direkt auf Wasser treffen, verschmutzen es.

Metall kontrolliert das Holz. Fehlt das Wasser zwischen Metall und Holz, trifft die scharfe Axt unmittelbar auf den Baum und fällt ihn. Das Holz kann nicht weiter wachsen.

Wasser kontrolliert das Feuer. Nährt das Wasser das Holz, so kommt seine Kraft dem Feuer-Element zugute. Ohne Holz löscht es das Feuer aus, die Flamme stirbt.

Auch der so genannte Kontrollzyklus kann der Erhaltung des Gleichgewichtes dienen. Am Anschaulichsten lässt sich das wieder mit dem Familienmodell erklären:

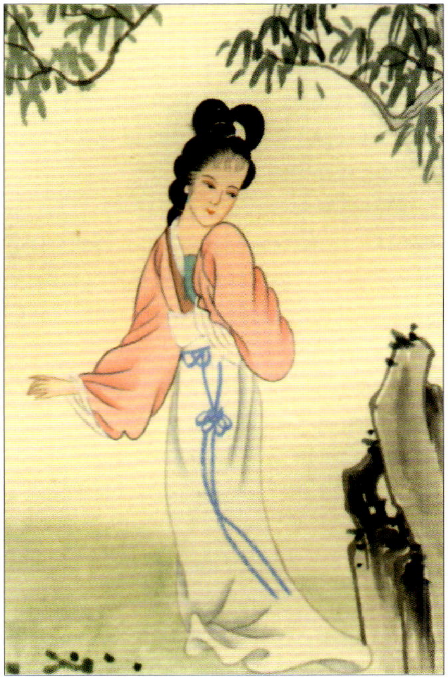

Wenn ein „Kind" über die Stränge schlägt - also zu stark wird - greift die Mutter regulierend ein und weist die überschüssige Energie in ihre Schranken. Ein ausgewogenes Wasser-Element kann das Feuer in Schranken halten, ohne es ganz zu löschen. Jeder Baum muss ab und an maßvoll beschnitten werden und aus geschmolzenem Metall lassen sich wunderbare neue Dinge formen ... Besonders bei der Behandlung von Krankheiten, die auf einen Überschuss eines Elementes zurückzuführen sind, bedienen sich TCM-Ärzte und Heilpraktiker dieses Prinzips.

Die Fünf Elemente in Verbindung mit Yin und Yang

Die Grundprinzipien von Yin und Yang und den Fünf Elementen ergänzen sich gegenseitig. So gibt es jedes Element immer in seiner Yin- und seiner Yang-Ausprägung. Es macht vor allem energetisch einen gewaltigen Unterschied, in welcher Ausprägung die Elemente vorliegen. Generell lässt sich sagen, dass ein Element in seiner Yang-Ausprägung immer stärker und aktiver ist, als in seiner sanften Yin-Variante.
Das explosive Wachstum des Frühlings würde man mit Yang-Holz bezeichnen, das langsame nach oben Streben eines Baumes wird dagegen dem Yin-Holz zugerechnet. Ein alles verzehrender Buschbrand ist Yang-, das wärmende Kaminfeuer Yin-Feuer. Yin-Erde steht für das Sanfte, Mütterliche, in seiner Yang-Ausprägung kennzeichnet die Erde das Analytische. Das Metall-Element äußert sich klimatisch mit extremer Dürre und Trockenheit im Yang, während man einen trockenen, sanften Herbsttag dem Yin zuordnen würde. Yin-Wasser lässt sich wohl am schönsten mit einem Bild eines Sees mit glatter Oberfläche beschreiben. Yang-Wasser gleicht in seinen Eigenschaften mehr einer sprudelnden Quelle oder einem bewegten Wasserfall.

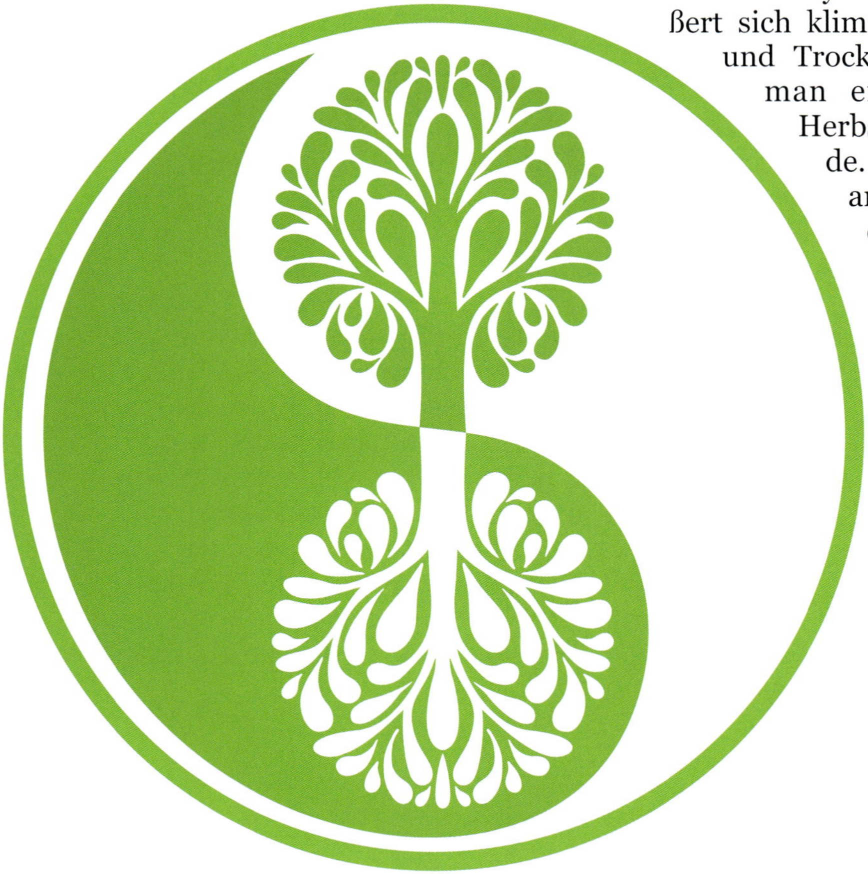

Die Fünf Elemente im Zyklus
Holz, Feuer & Co. und ihre Entsprechungen in Natur, Mensch und Kosmos

Das Holz-Element steht für Geburt, Schöpfung und Wachstum

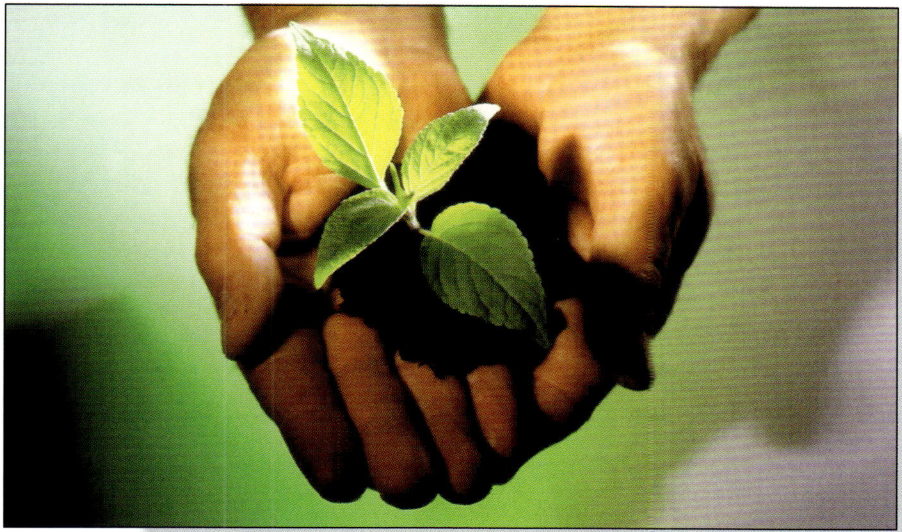

Holz

Holz ist das erste Element im Zyklus und steht in allererster Linie für Geburt, Schöpfung und Wachstum. Bäume und Pflanzen als Symbole der göttlichen Schöpfungskraft verkörpern das Holz-Element auf perfekte Weise. Im Elementezyklus verkörpert das Holz-Element den Neubeginn. Wir Menschen beginnen unser Leben in diesem Element: In kaum einer Phase entwickeln wir uns so schnell und ungestüm wie in unseren ersten Lebensjahren. Die Kindheit ist also die Holzphase unseres Lebens. Wir wachsen körperlich und geistig in Anpassung an unsere Umwelt, was ohne die ungeheure Flexibilität des Holz-Elementes gar nicht möglich wäre. In den ersten Jahren unseres Lebens entwickeln wir emotionale, intellektuelle und spirituelle Fähigkeiten und Werte in einem unglaublichen Tempo.

Mit seiner starken, aufsteigenden Energie wird das Holz-Element dem Frühling zugeordnet - der Jahreszeit, die für exzessives, kaum zu bremsendes Wachstum steht. Sowohl in der Tier- als auch in der Pflanzenwelt macht sich die erneuernde Energie des Holz-Elementes im Frühjahr bemerkbar. Die Bäume verwandeln sich innerhalb kürzester Zeit in eine grüne Pracht, aus der Erde brechen explosionsartig Blumen und Pflanzen hervor und in der Tierwelt beginnt die Zeit des Nachwuchses. Der Frühling wird auch kleines Yang genannt, weil hier nach der ruhigen, yinigen Winterphase der Saft wieder nach oben steigt und die Natur aktiv wird.
Im Tagesablauf werden der frühe Morgen und die Morgendämmerung dem Holz-Element zugeordnet. Betrachtet man die Entstehung der Erde unter dem Aspekt der Fünf Elemente, würde man wohl den Urknall, mit dem alles begann, dem Holz-Element zuordnen.

INFO !

Der Frühling beginnt bei den Chinesen, anders als bei uns, bereits nach dem Chinesischen Neujahrsfest (etwa am 4./5.2.) und umfasst die Monate Februar, März und April. Höhepunkt der Holzzeit ist der März, hier ist das Element am stärksten.

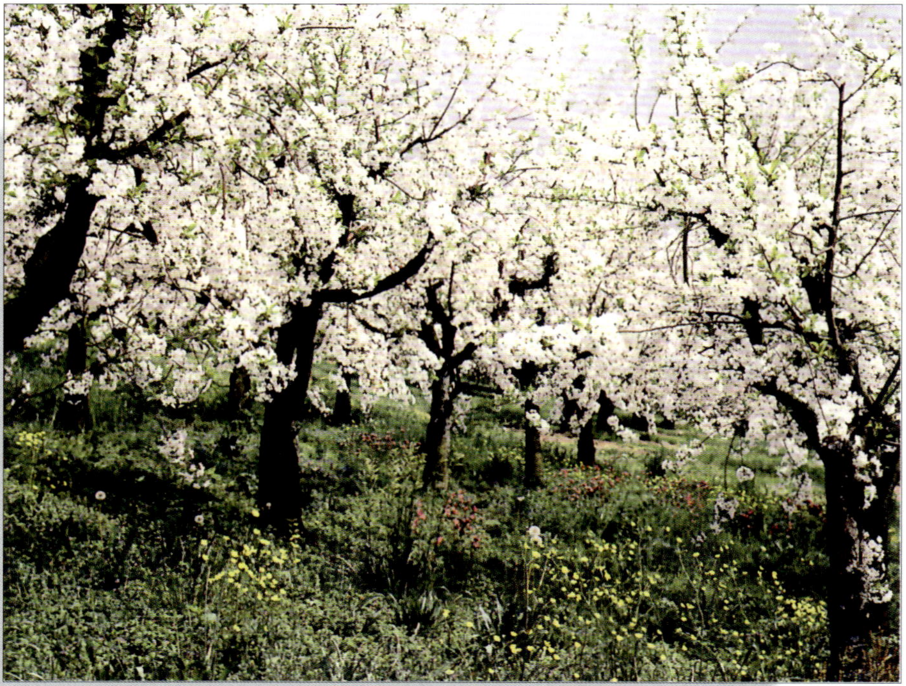

Der Frühling ist die Jahreszeit des Holz-Elements

Klimatisch betrachtet zählt der Wind zu diesem Element. Mit seiner Kraft gibt er jeder Entwicklung eine Richtung und kündet Veränderungen an.
Immer, wenn wir Menschen beginnen zu planen oder kreative Ideen und Visionen zu entwickeln, befinden wir uns in der Holzphase. Neue Projekte, eine Geschäftseröffnung, ein neuer Job, ein neuer Wohnort - bei all diesen Aktivitäten brauchen wir zunächst die kreative Energie des Holz-Elementes. Von der Geburt der ursprünglichen Idee über die Planung bis zum tatsächlichen Startschuss für die Umsetzung befinden wir uns energetisch im Holz-Element.

Feuer

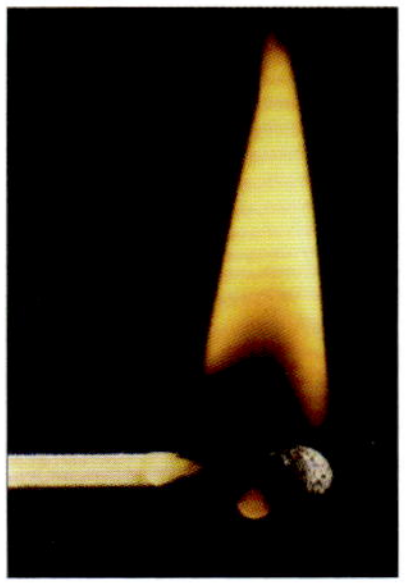

Auf das Holz-Element folgt das Feuer, das die Kraft des Holzes aufnimmt und in Energie umwandelt. Das Feuer-Element wird in vielen Kulturen als Sinnbild der Transformation gesehen, als Ausdruck der Göttlichkeit und Spiritualität in uns. In der Fünf-Elemente-Lehre steht Feuer vor allem für Energie. So entspricht die Feuer-Phase dann auch dem Zustand höchster Kraft - sei es in der Natur oder in uns Menschen. In unserem Lebenszyklus befinden wir uns als Jugendliche im Feuer-Element. Auf der Schwelle zum Erwachsenwerden findet die umfassendste Transformation in unserem Leben statt. Der Körper läuft auf Hochtouren. Wachstumsschübe, Hormonausschüttungen, Körperbehaarung - in allen Bereichen finden tiefgreifende Veränderungen statt.
Mädchen entwickeln sich zur Frau, Jungen zum Mann und müssen lernen, mit der manchmal alles verzehrenden Feuer-Energie nicht nur auf körperlicher Ebene umzugehen. Die Jahreszeit des Feuer-Elements ist der Sommer. Blumenduft und Farbenpracht an allen Ecken, tanzende Schmetterlinge in der Luft und zwitschernde Vögel allerorten. Jetzt schreitet die Natur ganz deutlich auf ihren Höhepunkt zu, Hitze macht sich breit. Diese Jahreszeit wird auch großes Yang genannt, denn jetzt steht die Natur in ihrer vollen Blüte und spielt ihre Kraft voll aus.

Die Sommersonnenwende im Juni ist der Höhepunkt des Yangs und des Feuer-Elements. Die Vormittags- und Mittagszeit entspricht dem Feuer-Element im Tagesablauf. Auch der Mensch läuft in diesen Stunden meist zu Hochform auf und nutzt die Energie des Feuers, um sein Tagewerk zum Gelingen zu bringen.
Hitze ist der klimatische Ausdruck des Feuer-Elements. Sie beschleunigt Wachstum und Reife und fördert so die Veränderung. Ohne Wärme gäbe es kein Leben auf der Erde. Zuviel Hitze führt jedoch dazu, dass die Erde vertrocknet, Pflanzen, Tier und Mensch verdursten. Sobald wir die Planung eines Projektes beenden und uns tatkräftig an die Umsetzung machen, befinden wir uns in der Feuerphase.

Die Transformation vom Kind zum Erwachsenen wird im Feuer-Element vollzogen

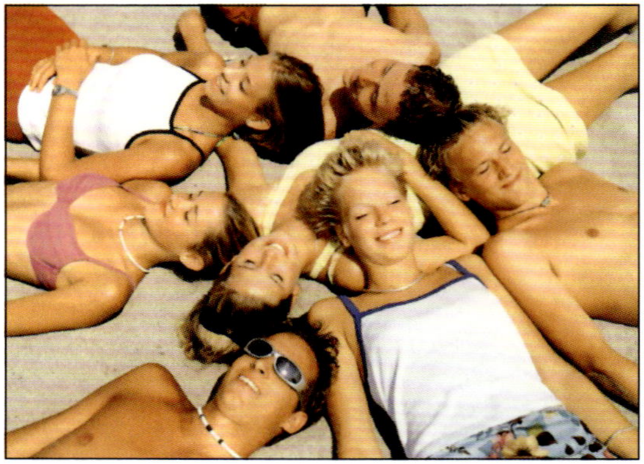

Wir bewegen uns nun nicht mehr rein auf der geistigen Ebene, sondern übertragen unsere gedanklichen Konzepte in die Wirklichkeit. Auch in der Arbeitswelt ist das Feuer das Element der Transformation. Mit seiner Hilfe können wir die Struktur und Form von Stoffen verändern und sie in etwas anderes verwandeln: Aus einem Teig wird durch Feuereinwirkung Brot, aus gebranntem Lehm Ziegel.

WECHSEL DER JAHRESZEITEN

Frühlings-Tag- und Nachtgleiche	21.3.	Frühlingsanfang
Sommersonnenwende/längster Tag	21.06.	Sommeranfang
Herbst-Tag- und Nachtgleiche	23.09.	Herbstanfang
Wintersonnenwende/kürzester Tag	21.12.	Winteranfang

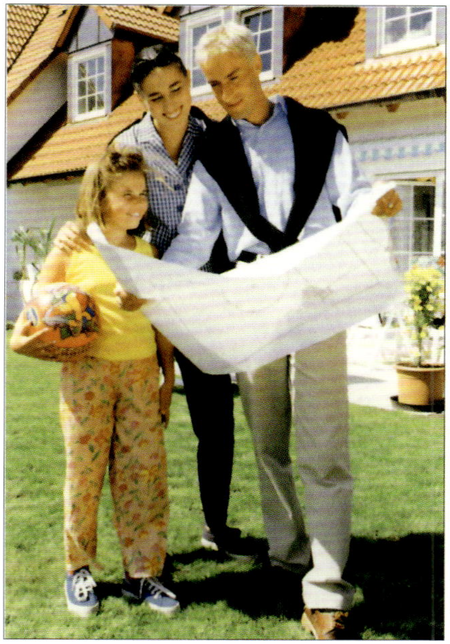

Im Erd-Element lässt sich der Mensch nieder, baut ein Haus und gründet eine Familie

Erde

In vielen alten Kulturen wird die Erde als die Mutter des Lebens bezeichnet. Als mittleres der Fünf Elemente steht die Erde vor allem für das Zentrum, die Basis, ohne die die anderen Elemente nicht existieren können. Sie gilt als stabilisierende Kraft und findet sich überall dort, wo sich Wechsel vollziehen.

Im menschlichen Lebenszyklus nimmt die Erde die Zeit ein, in der wir unsere Lebensumstände stabilisieren, also eine Familie gründen, ein Heim schaffen, uns niederlassen. Wir lösen uns aus der Abhängigkeit des Elternhauses, um ein eigenständiges Leben zu beginnen, unseren Lebensunterhalt zu verdienen, uns in eine neue Gemeinschaft einzufügen. Dies ist die Zeit des Erwachsenseins und wir übernehmen die Verantwortung dafür, uns selbst und andere zu nähren und zu versorgen. Unter dem Schutz des Erd-Elementes schaffen wir uns einen sicheren Rahmen für unsere gesamte weitere Existenz.

In der heutigen Zeit treten wir immer später in die stabilisierende Erdphase unseres Lebens ein. Ein Kinderwunsch wird zugunsten von Job und Ausbildung hintenan gestellt. Will man im Beruf erfolgreich sein, muss man flexibel für regelmäßige Ortswechsel sein. Und auch die Bindung an einen Partner ist heutzutage nicht mehr so endgültig wie noch vor 50 Jahren. Eine Auswirkung unserer so fortschrittlichen Zeit ist, dass wir immer weniger geerdet sind und oft nicht wissen, wo wir unser Bedürfnis nach Stabilität und Sicherheit stillen sollen.

Die negativen Auswirkungen auf Körper, Geist und Seele spüren wir oft erst, wenn wir uns in der „gesetzteren“ Metallphase unseres Lebens befinden und sich Orientierungslosigkeit breit macht. Auch wenn viele Bücher den Spätsommer dem Erd-Element zuordnen, kennzeichnet die Erde in erster Linie die Übergänge zwischen den Jahreszeiten. Sie wirkt wie ein ausgleichender Puffer zwischen Frühling, Sommer, Herbst und Winter.

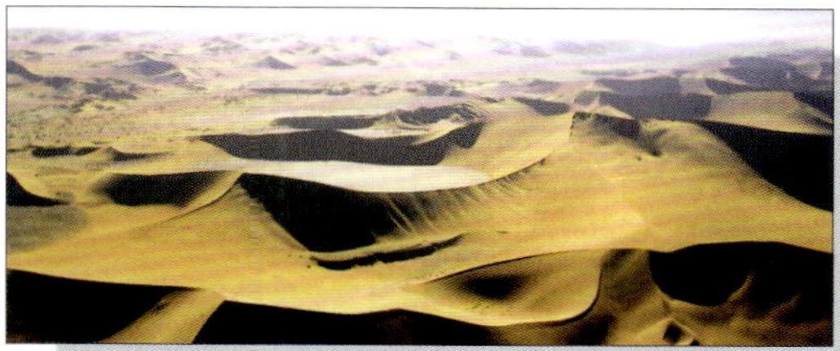

Bei der Tageszeit lässt sich die Erde keiner bestimmten Uhrzeit zuordnen, sondern kennzeichnet wie bei den Jahreszeiten die Übergänge zwischen den einzelnen Phasen. Einen recht guten Anhaltspunkt für Tageszeiten mit Erdqualität geben die Mahlzeiten. Das Frühstück kennzeichnet den Übergang von der Holz- zur Feuerzeit. Das Mittagessen mit anschließender Ruhephase kennzeichnet den Wechsel vom Feuer- ins Metall-Element. Das Abendbrot markiert den Beginn der Wasserzeit.
Klimatisch manifestiert sich das Erd-Element in der Feuchtigkeit, die allerdings nichts mit dem Wasser-Element zu tun hat. Vielmehr ist hiermit die Art von Feuchtigkeit gemeint, die zum Beispiel ein guter Boden haben muss, damit die Saat aufgehen kann oder die Luftfeuchtigkeit, die wir benötigen, damit unsere Haut nicht austrocknet und unsere Muskeln und Sehnen elastisch bleiben. Ein Zuviel an Feuchtigkeit führt unweigerlich zu Fäulnis und Überreife.
Haben wir Planung und Initiierung eines Projektes erfolgreich abgeschlossen, können wir in die Erdphase eintreten. Jetzt geht es darum, das Erreichte zu stabilisieren und auszubauen. Optimierungen werden vorgenommen, und eventuelle Unregelmäßigkeiten ausgeglichen, Ressourcen gesammelt und gespeichert. Wir treten in den Reifungsprozess ein, an dessen Ende wir dann die Früchte unserer Arbeit ernten können.

Metall

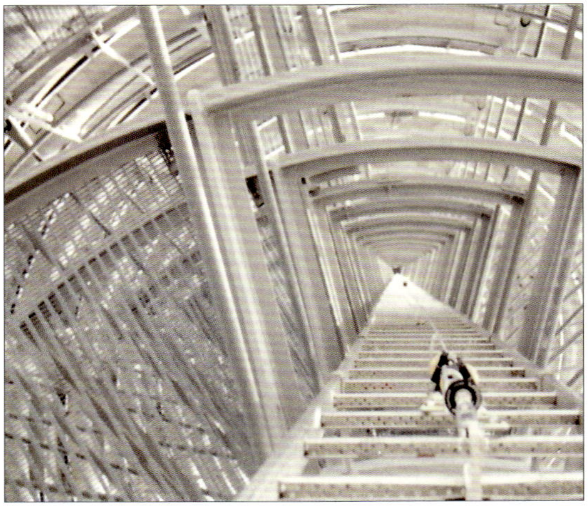

Bei den alten Chinesen läutet das Element Metall im Kreislauf der Elemente die Zeit der Reife und Verfeinerung ein - aus den Erkenntnissen unserer vorangegangenen Lebensjahre ziehen wir nun die Schlussfolgerungen. Symbolisiert das Element Erde die Mutter, so steht das Metall mehr für die „Vater-Energie“, die dafür sorgt, das wir lernen, das Gute vom Schlechten zu unterscheiden und uns von all dem zu trennen, was wir nicht mehr brauchen.
Diese Konzentration auf das Wesentliche beginnt bei den meisten Menschen in einem Alter, wenn das Berufsleben sich dem Ende zuneigt und die Kinder aus dem Haus sind. Endlich haben wir Zeit, uns nach innen zu wenden. Unsere Gedanken und Einsichten sind nun viel weniger flexibel als in der Holz- oder Feuerphase. Auch unser Körper verliert an Beweglichkeit und die körperlichen Funktionen lassen nach. Kör-

per, Geist und Seele konzentrieren sich auf die wirklich wichtigen Dinge. Wenn wir uns in der Erdphase ausreichend genährt haben, können wir mit Hilfe des Metalls in dieser Lebensphase alles Alte, Verbrauchte und Unnütze loswerden und unsere eigentliche Essenz erkennen und danach leben.

Bezogen auf die Jahreszeiten versinnbildlicht das Metall-Element den Herbst. Die Energie des Sommers zieht sich allmählich zusammen und zurück, die Yin- Kraft setzt langsam ein (deshalb nennt man den Herbst auch „kleines Yin"). Die Blätter fallen von den Bäumen und die Pflanzen ziehen ihre Essenz in die Wurzeln zurück. So haben sie im nächsten Frühjahr genug Kraft, wieder in aller Pracht zu wachsen und zu sprießen. Die Tageszeit des Metall-Elements ist der Nachmittag. Wenn der Tag sich dem Ende neigt, kurz bevor die Sonne untergeht, ist das Tagewerk in der Regel getan und man kann sich auf die Dinge konzentrieren, die einem persönlich wichtig sind.

Das Metall-Element drückt sich klimatisch als Trockenheit aus. Eine Heilpflanze, die zum Trocknen in die Sonne gelegt wurde, enthält mehr konzentrierte Wirkstoffe als die frische Pflanze. Zuviel Trockenheit führt jedoch zu Dürre, in der nichts mehr gedeihen und wachsen kann.

In diesem Element werden Projekte endgültig abgeschlossen und es geht darum zu bewerten. Am Ergebnis können wir nun nichts mehr ändern. Wenn wir unsere Arbeit jetzt aber genau betrachten, können wir aus unseren Fehlern lernen oder unseren Erfolg analysieren und damit wiederholbar machen. Wir können Strukturen erkennen und für uns nutzen und ein tieferes Verständnis für die großen Zusammenhänge gewinnen. Lassen wir unsere Erkenntnisse nun ein wenig reifen, können sie das Fundament für unsere nächsten Aktivitäten und neue Pläne bilden.

Die Jahreszeit des Metalls ist der Herbst

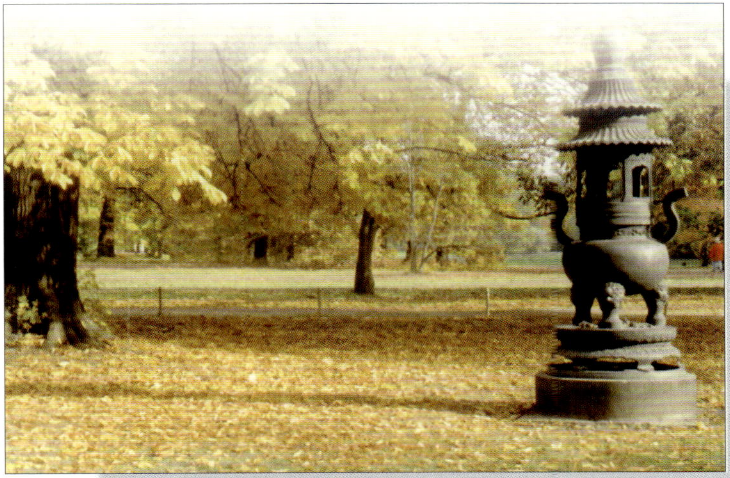

Wasser

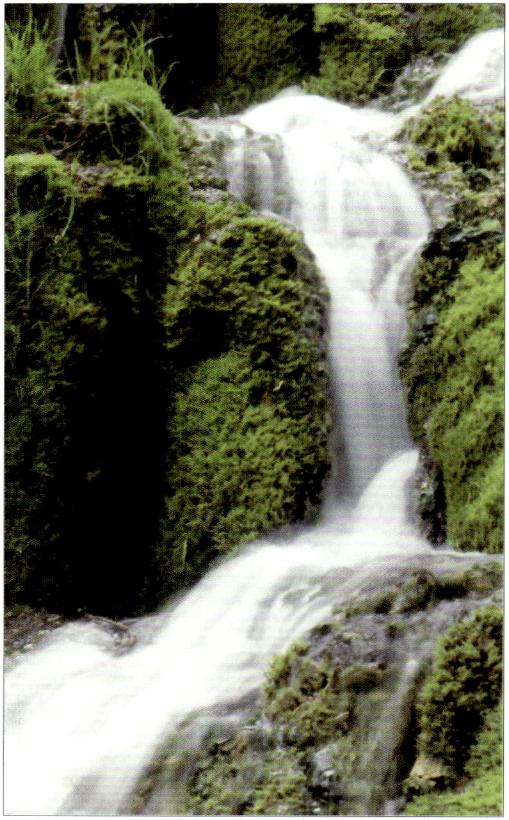

Das Wasser-Element ist das letzte Element des Zyklus. Es schließt im Elementekreislauf die Aspekte von Leben, Tod und Ewigkeit ein. Im Yin/Yang-Zyklus steht das Wasser für die absolute Ruhe und Passivität - das große Yin. In unserem Lebenszyklus kennzeichnet dieses Element deshalb die Phase, in der wir unseren Körper verlassen und zu der großen Einheit zurückkehren, aus der wir gekommen sind. Das Leben zieht sich aus dem Körper zurück, um zu einer anderen Zeit an einem anderen Ort von neuem geboren zu werden. Und um den Zyklus von Holz, Feuer, Erde, Metall und Wasser erneut zu durchlaufen.
Im Winter schließt sich der Kreis der Elemente mit dem Wasser-Element. Die Erde gönnt sich eine Ruhepause, das große Sterben in der Natur beginnt. In der Kälte und Dunkelheit des Winters zeigen sich alle Yin-Qualitäten der Natur. Kein Vogelgezwitscher, kein Blätterrascheln mehr. Die Natur liegt im Winterschlaf, aus dem sie erst wieder erwacht, wenn mit dem Holz-Element der Frühling zurückkehrt.
Die Nacht gehört dem Wasser-Element. Jetzt schlafen die meisten Menschen und Dunkelheit hüllt die Welt ein. Wir ruhen, um Energie zu sammeln für den neuen Tag, der unsere volle Aufmerksamkeit und Kraft braucht.
Klimatisch drückt sich das Wasser-Element durch Kälte aus. Kälte zieht zusammen, verlangsamt und reduziert. Das genau erleben wir in einem kalten Winter in der Natur und in uns selbst. Wasser ist das Einzige der Fünf Elemente, das keine eigene Form hat. Es passt sich deshalb immer dem Gefäß an, in das man es gießt und vereinigt sich mit seiner Umgebung, wie ein Tropfen Regen, der in einen Fluss fällt. In der Wasserphase verschmelzen Vorgänge oder Projekte und verlieren so ihre eigentliche Identität. Die Wasserphase fordert zu Ruhe und Einkehr auf. Nur wenn wir diese natürliche Ruhephase einhalten, können wir auf Dauer leistungsfähig und kreativ sein.

Geist und Seele und die Fünf Elemente

Holz

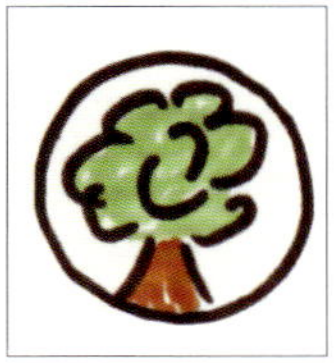

Das Element Holz steht generell für Spielfreude, Kreativität und Schöpferkraft, Freiheitsdrang und die ungestüme Kindheit des Menschen. Menschen mit einem hohen Holzanteil lieben es, in der freien Natur zu sein. Sie sind meistens sehr kinderlieb - wohl weil sie sich selbst ihr inneres Kind bewahrt haben. Fehlt das Holz-Element oder ist es nur schwach vertreten, mangelt es damit unter anderem auch an Mut zum eigenen Wachstum und an einem Gespür für gute Gelegenheiten.

Holz steht auch für eine gute Intuition. Menschen mit einem hohen Yin-Holzanteil spüren oft instinktiv, was für sie das Beste ist, und vertrauen auf ihr Bauchgefühl. Holz hasst Regeln und Routine und mag sich nur ungern in irgendwelche Zwänge pressen lassen. Das macht sich um so mehr bemerkbar, je stärker ausgeprägt der Yang-Holzanteil ist. Yang-Holz reagiert auf Einengung mit Jähzorn, Yin-Holz spielt eher die beleidigte Leberwurst und leidet still vor sich hin, wenn es ausgebremst wird.

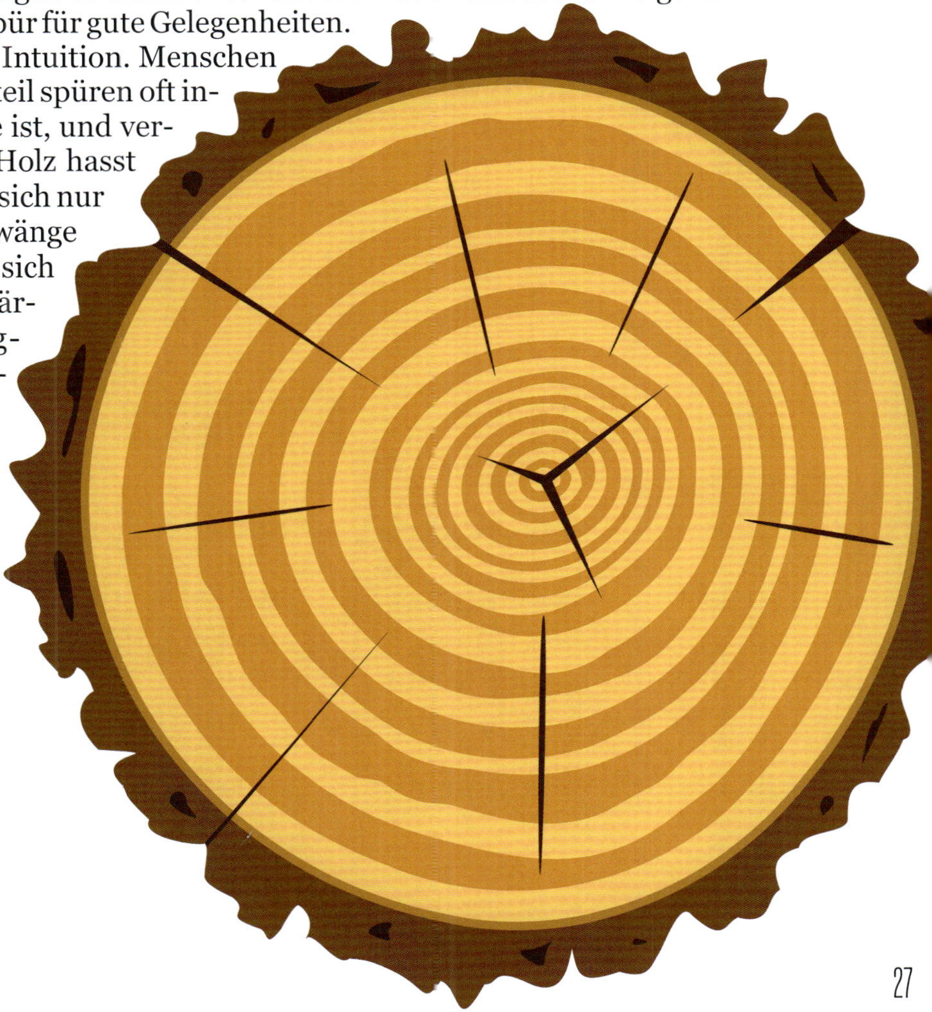

Menschen mit einem hohen Holzanteil sind zuweilen recht stur. Vor allem wenn es darum geht, die eigenen Interessen zugunsten anderer zurückzustellen. Stellt man Yang-Holz vor vollendete Tatsachen, reagiert es meist mit einer trotzigen „Jetzt-Erst-Recht- Einstellung“. Yin- Holz zieht sich eher in die Ecke zurück und schmollt, wenn es nicht ernst genommen wird. Starkes Holz neigt häufig zur Egozentrik. Wenn man es einengen oder eingrenzen will oder es an seine eigenen Grenzen stößt, reagiert es oft mit Zorn und Wut, was sich in einer Schwäche der entsprechenden Organe (Leber/Galle) niederschlagen kann.
Die Energie des Yang-Holzes entspricht dem explosiven und ungestümen Wachstum des Frühlings. Menschen mit viel Yang-Holz wollen wachsen ohne Grenzen, sind ständig in Bewegung und legen häufig ein flottes Tempo vor. Sie zeigen oft einen Hang zu ungebremster Dramatik und setzen sich große Ziele. Bei aller Aktivität bewahren sie sich jedoch ihre kindliche und spielerische Einstellung zum Leben und ihre naive Freude auch an kleinen Dingen.

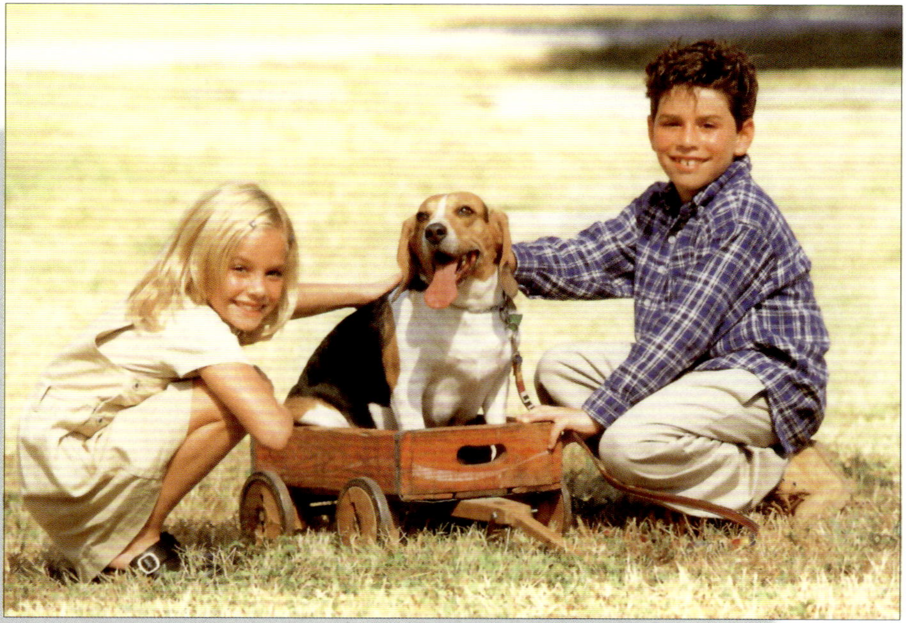

Das Element Holz steht für Spielfreude und eine ausgeprägte Liebe zur Natur

Yang-Holz ist sehr begeisterungsfähig und setzt sich mit viel Enthusiasmus für die eigenen Ideen ein. Man weiß schließlich ganz genau, was man will - deshalb ist man auch am liebsten immer im Recht und duldet nur ungern Widerspruch. Yang-Holz denkt innovativ, zukunftsorientiert und hat oft eine visuell geprägte Wahrnehmung. Yin-Holz besitzt im Grunde die gleichen Eigenschaften wie Yang-Holz, ist jedoch in der gesamten Prägung eher introvertiert. Yin-Holz ist sehr kreativ und will die Welt für sich entdecken. Es neigt aber weniger zur „Hoppla, jetzt komme ich-Mentalität", im Gegenteil: Yin-Holzmensehen sind meist sensible „Seelchen". Die eigenen Ideen stellen sie oft hintenan, wenn sie das Gefühl haben, die Umwelt könnte darauf nicht mit der gleichen Begeisterung reagieren wie sie selbst.

Feuer

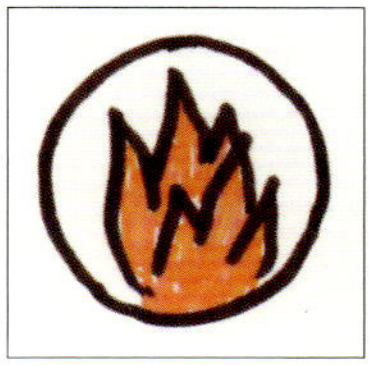

Das Element Feuer steht für lebhafte, flinke, agile und beredsame Zeitgenossen, die jedoch manchmal auch zu aggressivem Verhalten neigen. Feuermenschen sind sehr geradeaus und tragen ihr Herz häufig auf der Zunge. Kühle und berechnende Zeitgenossen sind überhaupt nicht ihr Fall. Ihr Umgang mit den Mitmenschen ist meist von einer unerschütterlichen Ehrlichkeit geprägt. Feuertypen arbeiten gerne und viel und sie sind meist clever und temperamentvoll. Jeder Mensch braucht den „Energieschub" des Feuer-Elements, um aus seinen Träumen Realität werden zu lassen. Dieses Element ist jedoch prinzipiell recht schwer zu kontrollieren und neigt dazu, in alle Bereiche unseres Lebens einzugreifen. Zuviel Feuer kann deshalb zu Übereifer, Hyperaktivität und kompletter Verausgabung führen. Vor lauter Enthusiasmus für eine Sache kann man so schnell den Blick für das Wesentliche verlieren. Fehlt das Feuer - oder ist es nur schwach vertreten - mangelt es vielleicht an der nötigen Durchsetzungskraft und Energie, Angefangenes auch zu Ende zu bringen.

Das Element Feuer steht auch für das geistige Wachstum des Menschen und für Spiritualität im weitesten Sinne. Während sich das Holz-Element eher ichbezogen verhält, sucht das Feuer den geistigen Austausch mit anderen und/oder anderen Seins-Ebenen. Menschen mit einem hohen Feueranteil haben deshalb oft einen recht guten Draht „nach oben". Yang-Feuermenschen sind begeisterungsfähig, enthusiastisch und extrovertiert und ähneln in diesen Eigenschaften Yang-Holz. Yang-Feuer bringt jedoch zu der Begeisterung noch die entsprechende Tatkraft und Energie mit, die es braucht, um die vielen kreativen Einfälle des Holz- Elementes in die Tat umzusetzen. Yang-Feuer hat ein ausgeprägtes Bewusstsein für Status und Ruhm. Nicht zuletzt deshalb sind Yang-Feuermenschen starke und mitreißende Führungspersönlichkeiten mit Visionen, die Projekte und Ideen hervorragend vorantreiben können. Sie sind zu-

meist physisch aktiv und besitzen starke mentale Fähigkeiten.
Yang-Feuer kennzeichnet auch charismatische Machtmenschen, die allerdings häufig lospreschen, ohne mögliche Konsequenzen zu bedenken. Oder die nur Pläne schmieden, die Ausführung dann aber lieber anderen überlassen. Bei aller Selbstbezogenheit hat Yang-Feuer ein großes Herz und neigt zu den ganz großen Gefühlen. Menschen mit Yin-Feuer haben viel Herzenswärme und öffnen sich emotional ihren Mitmenschen. Sie können hervorragend auf andere zugehen und so für Verbundenheit sorgen.
Yin-Feuer entwickelt Liebe und Mitgefühl aus dem Herzen und kann aus seinem Gefühl heraus ebenso enthusiastisch und tatkräftig agieren wie Yang-Feuer, ist aber lange nicht so machtbewusst und nach außen gerichtet.

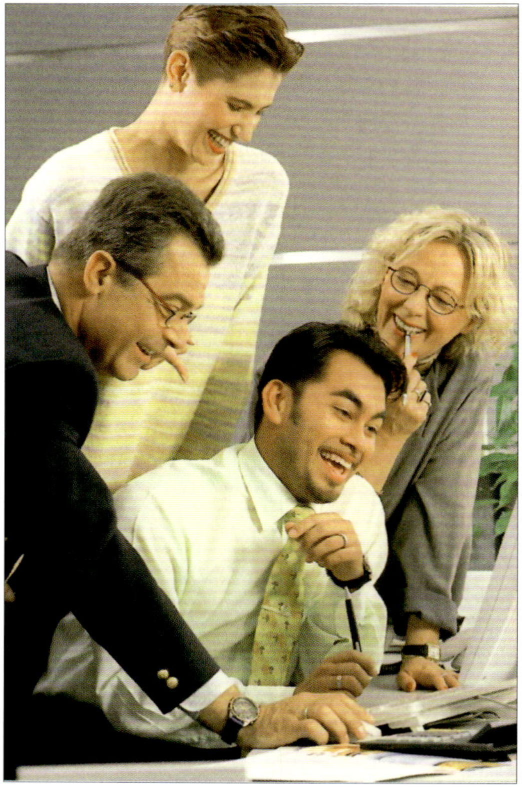

Im Feuer-Element suchen die Menschen den Dialog

Erde

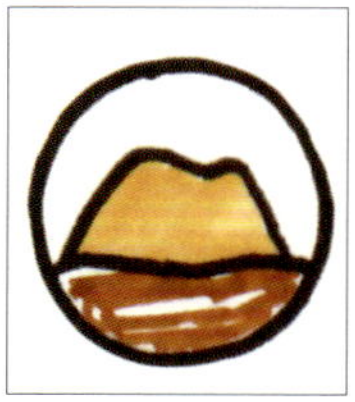

Erde steht für Stabilität. Generell neigen Erdmenschen eher zu einem hohen Sicherheitsdenken und sind meist ein wenig unflexibel und konservativ. Es kostet sie einiges an Überwindung, aus eingefahrenen Strukturen auszubrechen und eine völlig neue Richtung einzuschlagen. Ein Mensch mit viel Erde lässt sich am besten mit einem Erdwall vergleichen. Je höher der Berg und je fester die einzelnen Erdschichten miteinander verbunden sind, desto unbeweglicher und unüberwindbarer wird der Wall.
Fehlt die Erde in einer Konstellation oder ist sie nur schwach vertreten, kann sich das unter anderem durch Flatterhaftigkeit und mangelnde Ausdauer bemerkbar machen. Solche Menschen bleiben nicht gerne lange an einem Ort und wechseln schnell Arbeitsstelle, Wohnort oder auch den Partner, wenn sich die ersten ernsthafteren Hindernisse auftun. Erde steht aber auch für Familienzusammenhalt im weiteren Sinne. Menschen mit einem hohen Erdanteil sind sehr zuverlässige Zeitgenossen, die zu lang-

fristigen und stabilen Bindungen fähig sind. Familie und Freunde nehmen für diese Menschen einen hohen Stellenwert ein und bilden nicht selten das Zentrum der Aufmerksamkeit.

Menschen mit einem hohen Erdanteil konservieren beharrlich altes Wissen. So sind sie oft leidenschaftliche Sammler, die sich nur schwer von Dingen trennen können. Ihre Schränke sind manchmal echte Fundgruben und beherbergen Schätze aus vergangenen Zeiten.

Yangige Erdmenschen sind oft kluge Köpfe und pragmatische Denker, denen nie der Bezug zur Realität abhanden kommt. Sie denken analytisch und sind so in der Lage, Gutes von Schlechtem, oder Sinnvolles von Nutzlosem zu trennen. Logik gehört zu ihren absoluten Stärken. Yang-Erde ist sehr rational und handelt strikt nach dem Kosten-Nutzen-Prinzip. Die Frage „Was bringt mir das?“ spielt bei solchen Menschen eine ganz zentrale Rolle. Yin-Erde dagegen ist aufopferungsvoll und fühlt sich gerne für andere verantwortlich. Dabei verausgabt sie sich zuweilen, denn an sich selbst denkt Yin-Erde immer zuletzt. Mit ihrer mütterlichen und freundlichen Art kümmern sich solche Menschen besonders gerne um vermeintlich Schwächere und zeigen sich immer besorgt um das Wohlergehen anderer. Vor lauter Sorge vergessen diese Menschen aber oft sich selbst und achten nicht darauf, die eigene Batterie rechtzeitig aufzufüllen.

Yin-Erde sichert sich gerne doppelt ab und fürchtet sich davor, in instabilen Verhältnissen zu leben. Deshalb hält sie unter Umständen auch an Beziehungen fest, die eigentlich schon zerbrochen sind. Oder sie bleibt an ihrem Arbeitsplatz, obwohl sie sich nicht wohl fühlt. Diese Unbeweglichkeit äußert sich bei vielen Yin-Erdemenschen auch körperlich durch Übergewicht, das auch mit Hilfe von Diäten nicht schmelzen will.

Familienzusammenhalt ist für Erdmenschen besonders wichtig

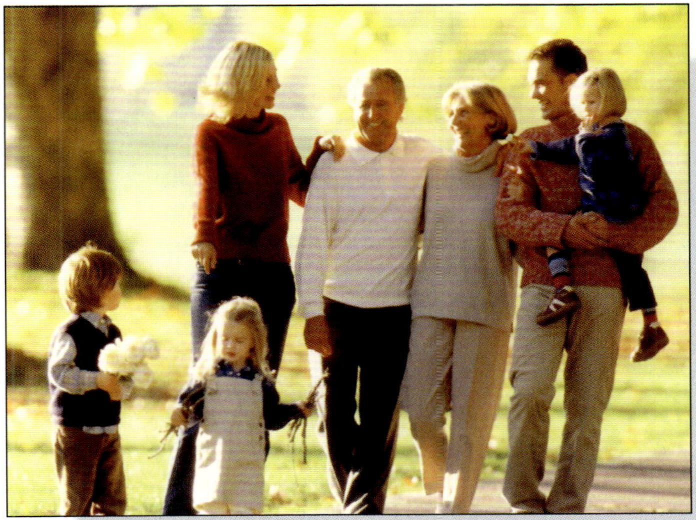

Metall

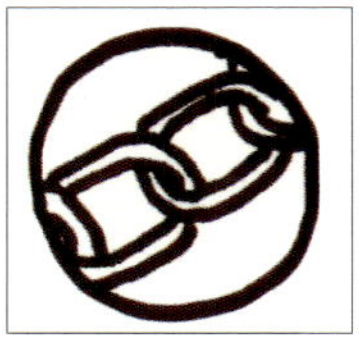

Das Metall-Element steht für Tatkraft, Entschlossenheit, Fortschrittlichkeit, Zähigkeit und einen ideellen Abstand zu den Dingen. Schon im alten China hat man Menschen mit einem hohen Metallanteil aufgrund ihres gesunden Ehrgeizes und Siegeswillen zu erkennen geglaubt. Traditionell wird mit dem Metall-Element die Geschäftswelt in Verbindung gebracht. Metall steht seit jeher für kühles strategisches Denken und Taktieren im Umgang mit den Mitmenschen. Metallbedingt sind auch der rationale und durchdachte Umgang mit Geld und Investitionen mit Kalkül. Ein starkes Metall-Element kann wirklich zu Macht und Wohlstand führen! Menschen mit einem starken Metall-Element haben einen Sinn für Ordnung und finden leicht in ihren eigenen Rhythmus. Ein ausgeglichenes Metall-Element strukturiert zunächst, gibt sich dann sein eigenes Tempo vor und hat dadurch die Muße und die Kraft, loszulassen und zu genießen. Fehlt das Metall in einer Konstellation, fällt es unter Umständen schwer, eine Struktur in das eigene Leben zu bringen. Solche Menschen wirken auf ihr Umfeld oft leicht unorganisiert oder chaotisch. Sie überfordern sich mit zahlreichen Aktivitäten und sind doch nicht in der Lage, die Spreu vom Weizen zu trennen.
Mit Hilfe von Yang- Metall kann man lernen, sich auf die eigenen Kräfte zu besinnen und endlich alles loszulassen, was in der eigenen Entwicklung hemmt. Yang-Metall strebt ein autarkes Leben an. Es kann Ballast abwerfen, abspecken und sich leicht von Dingen trennen, die es nicht wirklich braucht. Denn nur ohne Ballast kommt es in Bewegung und kann Veränderungen herbeiführen. In der Konzentration auf das Wesentliche liegt die Kraft von Yang-Metall.
Yin-Metall ist diszipliniert und ordentlich und hat die Fähigkeit, mit seiner Energie hauszuhalten. Solche Menschen können hervorragend organisieren und haben ihr Leben (und oft auch das ihrer Mitmenschen) voll und ganz im Griff. Sie sammeln gerne Reserven für spätere Zeiten und sorgen dafür, dass sie für zukünftige Situationen bestens gewappnet sind. Yin-Metall ist generell verantwortlich für die Schaffung von Regelmäßigkeiten. Mit seiner Hilfe können wir unserem Rhythmus nicht nur auf die Spur kommen, sondern es auch schaffen, danach zu leben. Zuviel Yin-Metall wirkt sich allerdings eher negativ auf die Persönlichkeit aus, denn solche Menschen sind häufig pedantisch und allzu streng mit sich selbst und ihrer Umgebung.

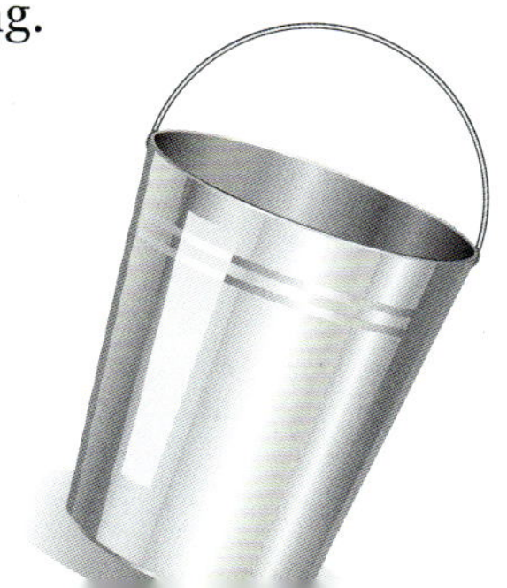

Metall steht für Entschlossenheit und Siegeswillen

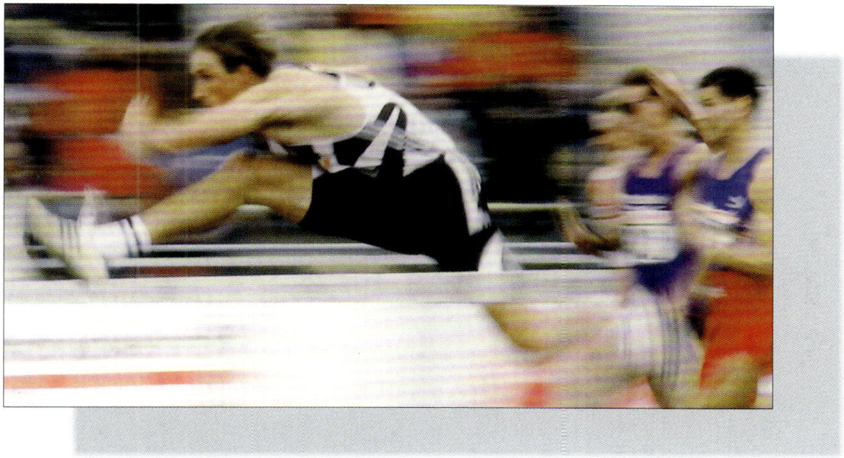

Wasser

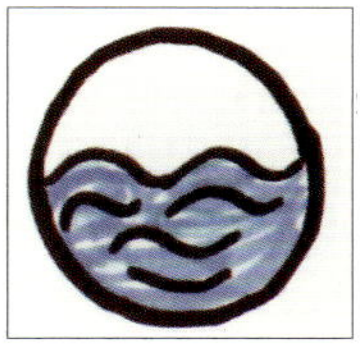

Im Wasser-Element spielen Emotionen und Begeisterung nicht die größte Rolle, denn hier kommt die geistige Ebene mehr zum Zuge. Wasser stellt eigentlich alles in Frage und denkt am liebsten über die Grenzen des Greifbaren hinaus. Oftmals fehlt ihm dabei der Sinn fürs Praktische und es bleibt mit seinen Gedankengängen in der Theorie hängen. Wassermenschen schwimmen durchaus gerne gegen den Strom und kümmern sich wenig um die Gefühle und Meinung ihrer Mitmenschen - sie legen größten Wert auf ihre Unabhängigkeit. Das Wasser-Element steht generell für alle Bereiche, die im weitesten Sinne mit Kommunikation und Reisen zu tun haben. Denn Wassermenschen sind in der Regel sehr mitteilsam und bleiben nicht gerne lange an einem Ort.

Fehlt das Wasser-Element in einer Konstellation oder ist nur schwach vertreten, mangelt es manchmal an der Fähigkeit, die eigenen Wünsche und Ideen nach außen zu kommunizieren und durchzusetzen. Ein gestörtes Wasser-Element neigt darüber hinaus, sich in Abhängigkeiten zu begeben - sei es körperlich, seelisch oder geistig. Yang-Wasser hat einen starken Willen, der einiges in Bewegung setzen kann. Es plant für die Zukunft, ist in der Lage, Entscheidungen zu treffen und sich selbst zu erkennen. Dabei legt es sich jedoch nicht gerne endgültig fest. Viel lieber bleibt es „im Fluss“ und neigt dadurch zu einer gewissen Ruhelosigkeit. Yang-Wasser ist sehr beweglich, anpassungsfähig und tolerant. Mit seiner extrovertierten Art kann es Menschen zusammen-

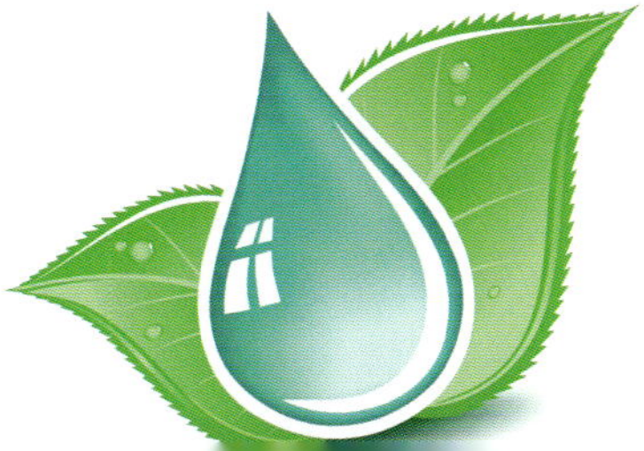

bringen und arbeitet deshalb oft in Forschung, Lehre oder Werbung. Yang-Wasser ist durchaus sensibel und hat die Fähigkeit, globale Zusammenhänge zu erkennen, ist aber weder karikativ oder mitfühlend veranlagt, sondern mehr an den Dingen interessiert als an den Menschen, die dahinter stehen. Es teilt einfach lieber seine Gedanken mit seinen Mitmenschen als seine Gefühle.
Yin-Wassermenschen dagegen wollen lieber zur Ruhe kommen, ihre Kräfte sammeln, nach innen schauen und Weisheit gewinnen. Sie haben deshalb eine große Begabung, zu spiritueller Meisterschaft zu gelangen und auf diese Weise zu ihrem eigentlichen Lebensziel zu finden. Sie reagieren sensibel auf ihre Umwelt in Bezug auf sich selbst, schwanken oft zwischen Genie und Wahnsinn und sind recht anfällig für Süchte - besonders dann, wenn sie mit ihrer Spiritualität nicht klarkommen. Yin-Wassermenschen haben ebenfalls einen sehr starken Willen und gelangen im Alter oft zu großer Weisheit.

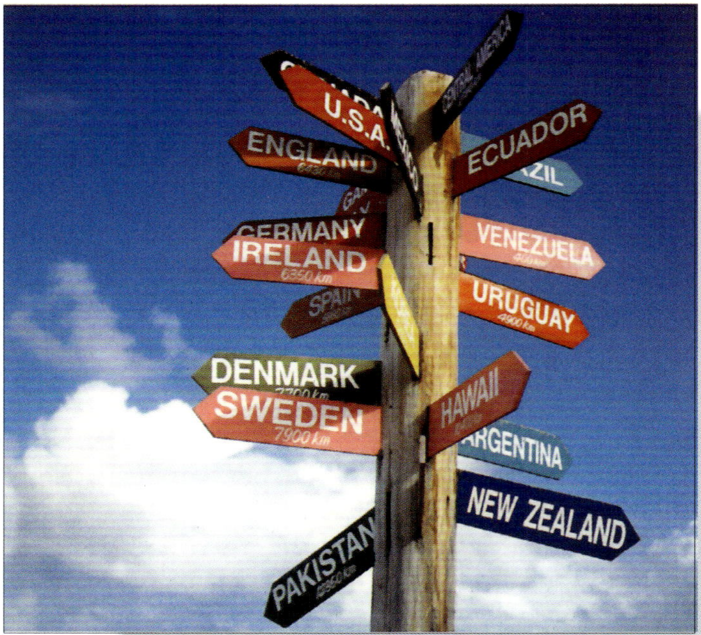

Menschen mit einem starken Wasser-Element lieben es zu reisen

木 HOLZ

火 FEUER

土 ERDE

金 METALL

水 WASSER

Die Fünf Elemente im Körper

Auch im menschlichen Körper finden sich die Fünf Elemente wieder. So lassen sich sämtliche Organe, Sinnesorgane, Körperflüssigkeiten und Gewebe ebenfalls den Fünf Elementen zuordnen.

Holz

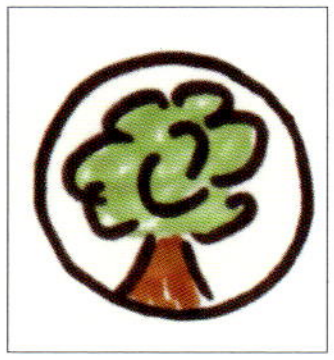

Im menschlichen Körper kommt dem Holz-Element aus Sicht der Traditionellen Chinesischen Medizin vor allem die Rolle zu, die sanfte Bewegung und Verteilung von Qi, Blut und Körperflüssigkeiten im Körper zu sichern. Leber und Gallenblase sind die Organe des Holz-Elementes. Nach außen zeigt sich das Holz-Element über unsere Augen und über unsere Tränen. Eine ganze Reihe von Leber-/Gallestörungen machen sich über die Augen bemerkbar. Eine Gelbsucht erkennt man zum Beispiel vor allem durch die Gelbverfärbung der Augen. Auch Sehnen und Bänder sowie Finger- und Fußnägel gehören zum Funktionskreis Holz. Symptome wie Schwierigkeiten beim Beugen und Strecken oder dünne und brüchige Nägel deuten daraufhin, dass das Holz-Element im Körper aus dem Gleichgewicht geraten ist. Ein starkes und gesundes Holz-Element zeigt sich deshalb nicht zuletzt durch elastische Sehnen und biegsame, rosafarbene Finger- und Fußnägel. Wut und Zorn sind die Emotionen, die schon die alten Chinesen mit einem gestörten Holz-Element in Verbindung gebracht haben. Auf Dauer schaden diese Gefühle vor allem der Leber.

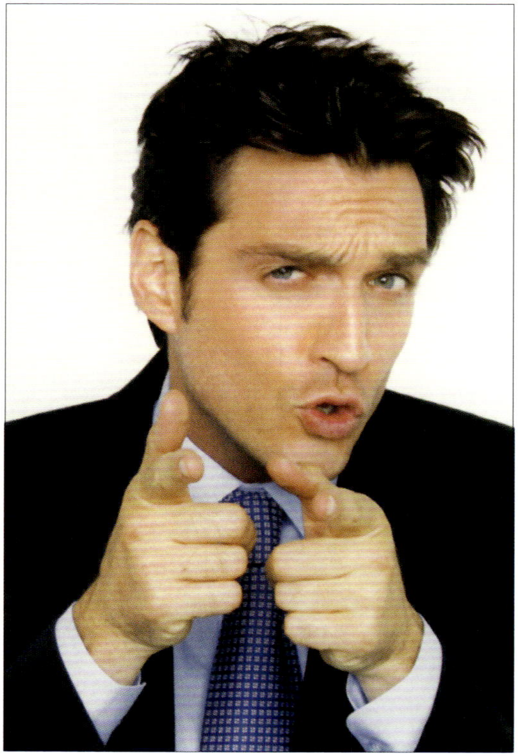

Wut und Zorn sind für die alten Chinesen ein Anzeichen, dass das Holz-Element gestört ist

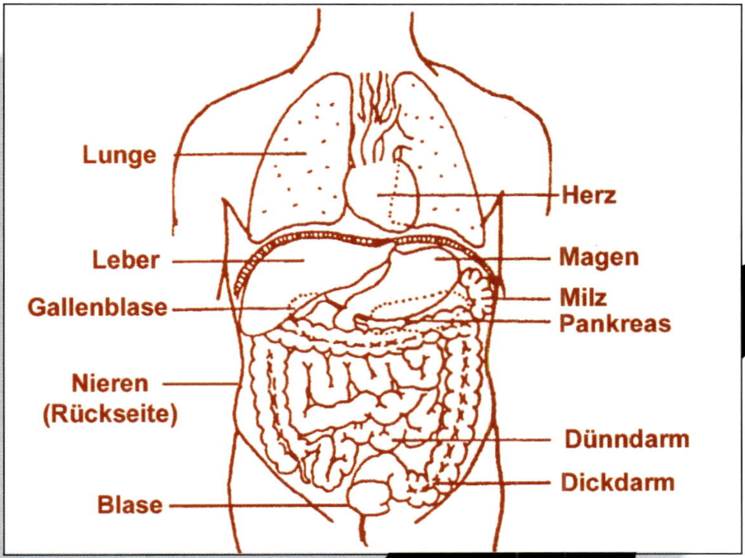

Der Mensch mit seinen inneren Organen

Feuer

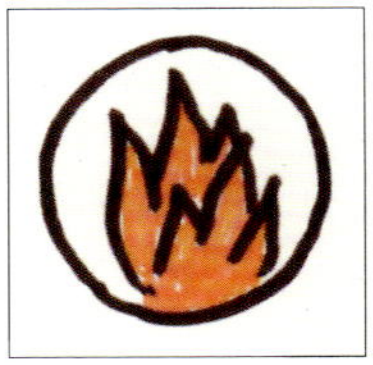

Das Herz ist der Motor des Körpers, durch den das Blut gepumpt wird und gehört zum Feuer-Element, genauso wie die Blutgefäße. Ist das Feuer-Element in Harmonie, pumpt das Herz mit normaler Schlagfolge und bewegt den roten Lebenssaft in angemessenem Tempo durch unsere Adern.
Zunge und Gesicht gelten als Sichtfenster auf Herz und Blut und werden deshalb ebenfalls dem Feuer-Element zugerechnet. Eine genaue Betrachtung der Zunge gibt wertvollen Aufschluss über den Zustand des Feuer-Elementes in unserem Körper. Ist das Feuer ausgeglichen, haben wir in der Regel ein helles, klares Gesicht mit gesunden roten Wangen und die Zunge erscheint rosafarben. Der Dünndarm ist das zweite Organ des Feuer-Elementes. Er empfängt, was der Magen nicht komplett aufgespalten hat und wandelt diese Materie in für den Körper brauchbare Nährstoffe um. Ist das Feuer im Ungleichgewicht kann das unter anderem zu Durchfällen führen.
Die dem Feuer zugeordnete Körperflüssigkeit ist der Schweiß. Wer vor allem nachts übermäßig schwitzt, sollte dem Ausgleich dieses Elementes mehr Aufmerksamkeit schenken. Die negative Emotion, die dem Feuer-Element zugeschrieben werden, ist der Hass, der unser Herz vergiften kann.

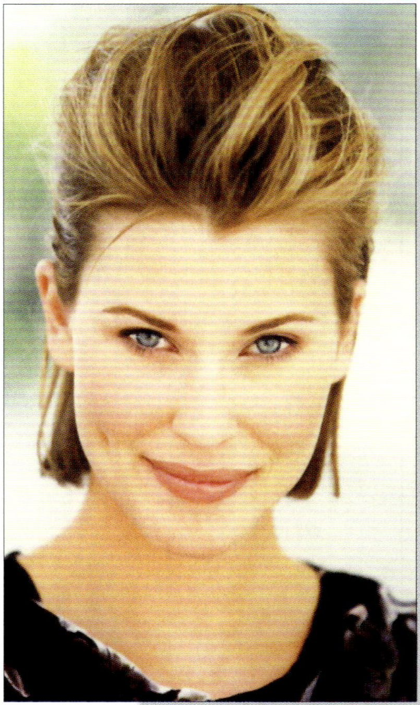

Ein helles, klares Gesicht mit gesunden roten Wangen deutet auf ein ausgeglichenes Feuer-Element hin

Erde

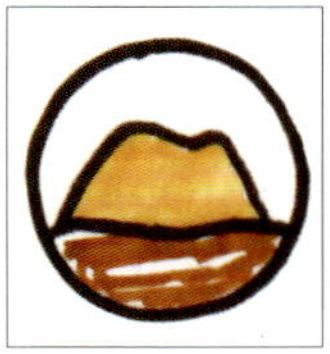

Die unscheinbare Milz ist unser wichtigstes Organ fur die Steuerung der Verdauung und wird dem Erd-Element zugeordnet. Eine Schwächung des Erd-Elementes führt deshalb auf Dauer zu Verdauungsbeschwerden, Durchfall, Übelkeit oder zur Ansammlung überflüssiger Pfunde. Unser Bewegungsapparat mit Muskeln und Gliedmaßen wird ebenfalls der Erde zugerechnet.

Ein ausgeglichenes Erd-Element im Körper kräftigt Muskeln und Glieder, ein schwaches Erd-Qi lässt die Muskelkraft schwinden. Auch auf Lippen und Mund wirkt sich die Stärke des Erd-Elementes aus, denn sie sind das Fenster der Erde nach außen. Ein gestörtes Erd-Element trübt deshalb den Geschmackssinn und lässt unsere Lippen unnatürlich rot und feucht erscheinen. Außerdem lässt sich ein Ungleichgewicht auch über die Beschaffenheit unseres Speichels ablesen, denn dies ist die Flüssigkeit, die man dem Erd-Element im Körper zuweist.

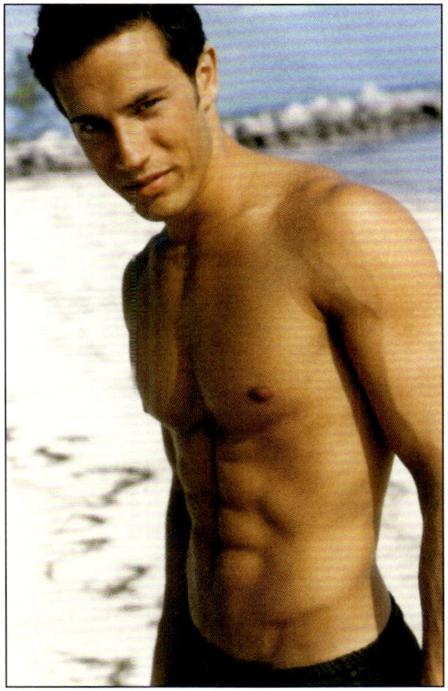

Kräftige Muskeln, ein starker Körper zeigen sich bei einem ausgewogenen Erd-Element

Der Magen, das zweite Organ des Funktionskreises Erde, ist für das Empfangen und Reifen der aufgenommenen Nahrung zuständig. Verliert das Erd-Element sein Gleichgewicht, können Disharmonien mit Symptomen wie Erbrechen und Übelkeit auftreten.

Sorge und Anspannung sind die Emotionen, die zum Erd-Element gehören. Machen wir uns zu viele Gedanken, äußert sich das häufig durch Magenverstimmungen oder Appetitlosigkeit.

Metall

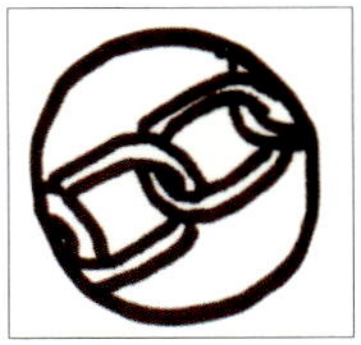

Die Lunge als Organ des Metall-Elementes ist vor allem für unsere Atmung verantwortlich. Ist das Metall im Körper gestört, sind die Atemfunktionen geschwächt und wir werden damit anfälliger für Erkrankungen wie Asthma, Bronchitis oder Allergien. Die Lungen verteilen außerdem das Abwehr-Qi im Organismus und stärken so das körpereigene Immunsystem. Die Lunge ist über den Yin-Meridian mit Nase, Kehlkopf und Rachen verbunden. Störungen im Metall-Element äußern sich häufig auch über Halsschmerzen, gereizte Stimmbänder, wässrigen Nasenausfluss, verstopfte Nase, Verlust des Geruchsvermögens oder Niesen. Auch übermäßige Verschleimung deutet darauf hin, dass das Metall im Körper aus dem Gleichgewicht geraten ist. Auch Haut und Körperbehaarung werden auf körperlicher Ebene dem Metall-Element zugezählt. Von ihrem Zustand kann man also ebenfalls auf ein Ungleichgewicht schließen.

Der Dickdarm ist das zweite Organ des Metall-Elements. Störungen können sich in diesem Organ unter anderem durch Unterbauchschmerzen, Entzündungen oder Verdauungsbeschwerden äußern.

Traurigkeit und Melancholie befallen uns besonders dann, wenn unser Metall- Element im Ungleichgewicht ist. Der Kummer liegt uns dann wie ein schweres Gewicht auf der Brust.

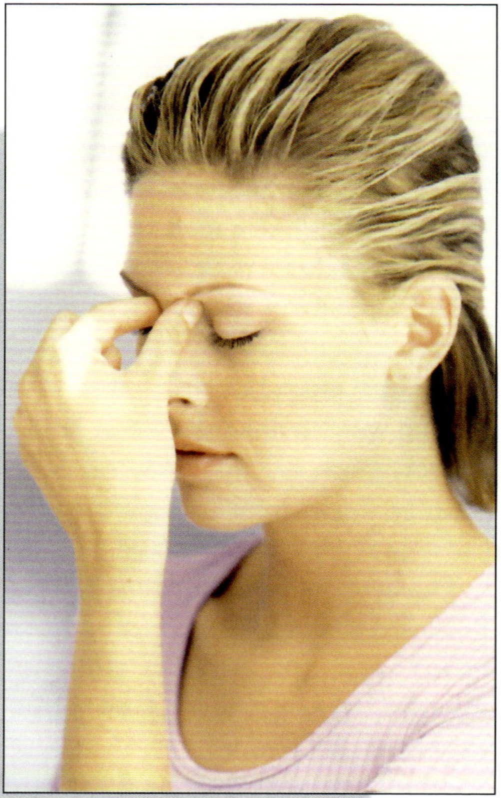

Ist das Metall im Körper aus dem Gleichgewicht geraten, kann dies die Atemwege beeinträchtigen

Wasser

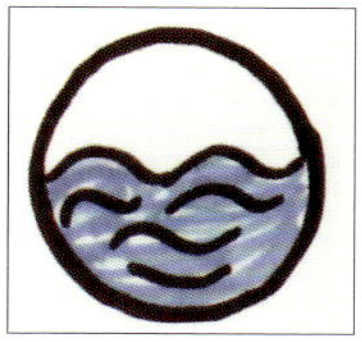

Den Nieren als Organ des Wasser-Elements schreibt die Fünf-Elemente-Lehre gleich mehrere wichtige Bedeutungen zu. Sie sind nicht nur lebenswichtige Ausscheidungsorgane, sondern haben darüber hinaus eine starke Verbindung auf unsere Fortpflanzungsorgane und alle Drüsen im Körper. Die Blase ist als zweites Organ des Wasser-Elementes eng mit den Nieren verbunden. Der Urin ist die Flüssigkeit, die diesem Element zugeordnet ist. Die von den Nieren gespeicherte Energie steht nicht nur für unsere Lebenskraft, sondern ist außerdem verantwortlich für unser Knochenwachstum. Schwache Knochen oder Erkrankungen wie Osteoporose können also genauso wie Zahnprobleme ein Indikator für ein schwaches Wasser-Element sein.

Schon die alten Chinesen wussten, dass sich das Wasser-Element nach außen über den Zustand unserer Ohren manifestiert. Ein gutes Gehör geht einher mit einem ausgeglichenen Wasser-Element. Schwerhörigkeit oder Ohrenklingeln (Tinnitus) zeigen ein Ungleichgewicht an. Auch unsere Genitalien werden wie die Sexualorgane dem Wasser-Element zugerechnet. Erkrankungen des Genital- und Harntraktes wie häufiger oder verminderter Harndrang, Inkontinenz, Frigidität oder Impotenz können ebenfalls Anzeichen für ein gestörtes Wasser-Element sein.

Auf emotionaler Ebene gehört die Angst zum Wasser-Element. Sie wird in den Nieren gespeichert und kann dort zahlreiche chronische Störungen verursachen.

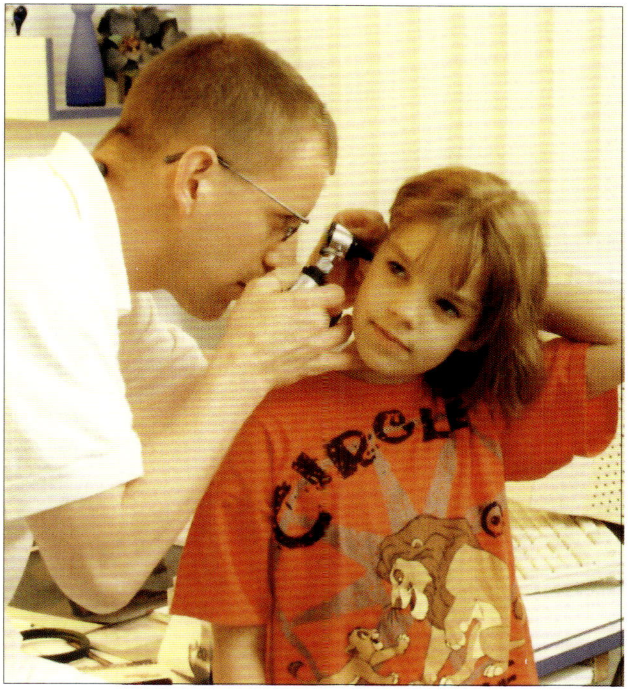

Das Wasser-Element zeigt sich nach außen über die Ohren

DIE FÜNF ELEMENTE UND IHRE ENTSPRECHUNGEN

	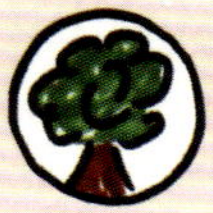 **Holz**	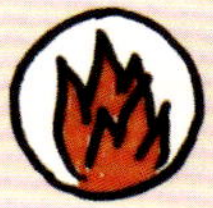 **Feuer**	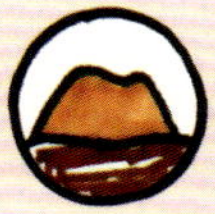 **Erde**	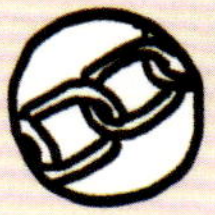 **Metall**	 **Wasser**
Alter	Kindheit	Jugend	Reife/Familiengründung	Rentenalter	Sterben/Tod
Jahreszeit	Frühling	Sommer	Zwischen den Jahreszeiten	Herbst	Winter
Tageszeit	Morgendämmerung	Vormittag/ Mittagszeit	Zwischen den Tageszeiten	Nachmittag	Nacht
Umwelteinfluss	Wind	Hitze	Feuchtigkeit	Trockenheit	Kälte
Entwicklungs- oder Projektstufen	Geburt Idee kreativer Einfall	Wachstum Planung/ Umsetzung	Reife Optimierung Stabilisierung	Ernte Bewertung	Einlagern Einkehr Ruhephase
Kraft	Schöpferkraft	Transformationskraft	Stabilisierende Kraft	Verfeinernde/ konzentrierende Kraft	Innere, passive Kraft
Charaktereigenschaften	Kreativ Spielerisch Naturverbunden Chaotisch Stur Egozentrisch Jähzornig Freiheitsliebend Visuell Intuitiv Sensibel Begeisterungsfähig	Lebhaft Leidenschaftlich Tatkräftig Aktiv Ungeduldig Emotional Intelligent Extrovertiert Egoistisch Reizbar Temperamentvoll Ehrlich Mutig	Beständig Treu Engstirnig Pragmatisch Konservativ Geduldig Rational Fürsorglich Analytisch Abwartend Aufopfernd Verträglich	Methodisch Vorausschauend Strukturiert Ordentlich Großzügig Ehrgeizig Fortschrittlich Strategisch Zäh Kühl Entschlossen Diszipliniert	Nachdenklich Unabhängig Kommunikativ Reiselustig Willensstark Weise Introvertiert Beweglich Tolerant Anpassungsfähig Spirituell

DIE FÜNF ELEMENTE UND IHRE ENTSPRECHUNGEN

	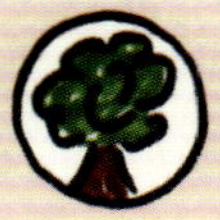 **Holz**	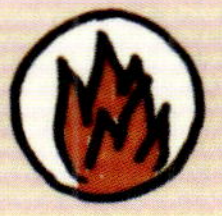 **Feuer**	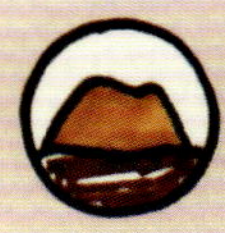 **Erde**	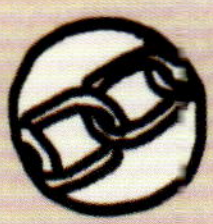 **Metall**	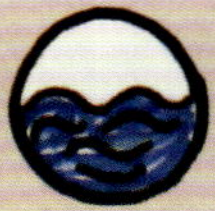 **Wasser**
Yin-Organ	Leber	Herz	Milz Bauchspei- cheldrüse	Lunge	Nieren
Yang-Organ	Gallenblase	Dünndarm	Magen	Dickdarm	Blase
Sinnesorgan	Augen (Sicht)	Zunge (Sprache)	Mund/Lippen (Geschmack)	Nase (Geruch)	Ohren (Gehör)
Gewebe	Sehnen Finger- und Fußnägel	Blutgefäße	Muskeln Fleisch	Haut und Körper- behaarung	Knochen und Kopf- behaarung
Emotion positiv	Großzügigkeit Weichherzig- keit	Freude Zärtlichkeit, Liebe	Fairness Aufrichtigkeit	Mut Tapferkeit	Güte Anmut
Emotion negativ	Wut Ungeduld	Haß Arroganz	Sorgen, Bedenken Anspannung	Trauer, Depression Melancholie	Angst, Panik Sehnsucht
Flüssigkeit	Tränen	Schweiß	Speichel	Schleim	Urin
Tugend	Geduld	Weisheit Konzentration	Geben	Tatkraft	Moralischen Grundsätzen treu bleiben

Kapitel 2

Der große Fünf-Elemente-Gesundheits-Check

Wo liegen Ihre Stärken?
Zu welchen Elementen gehören Ihre Schwachstellen?

- Bin ich ein Yin- oder Yang-Typ?
- Was ist mein Elemente-Typ?
- Sind die Elemente in meinem Körper in Harmonie?
- Wo liegen die Ungleichgewichte?
- Das Testergebnis zeigt, was zu tun ist

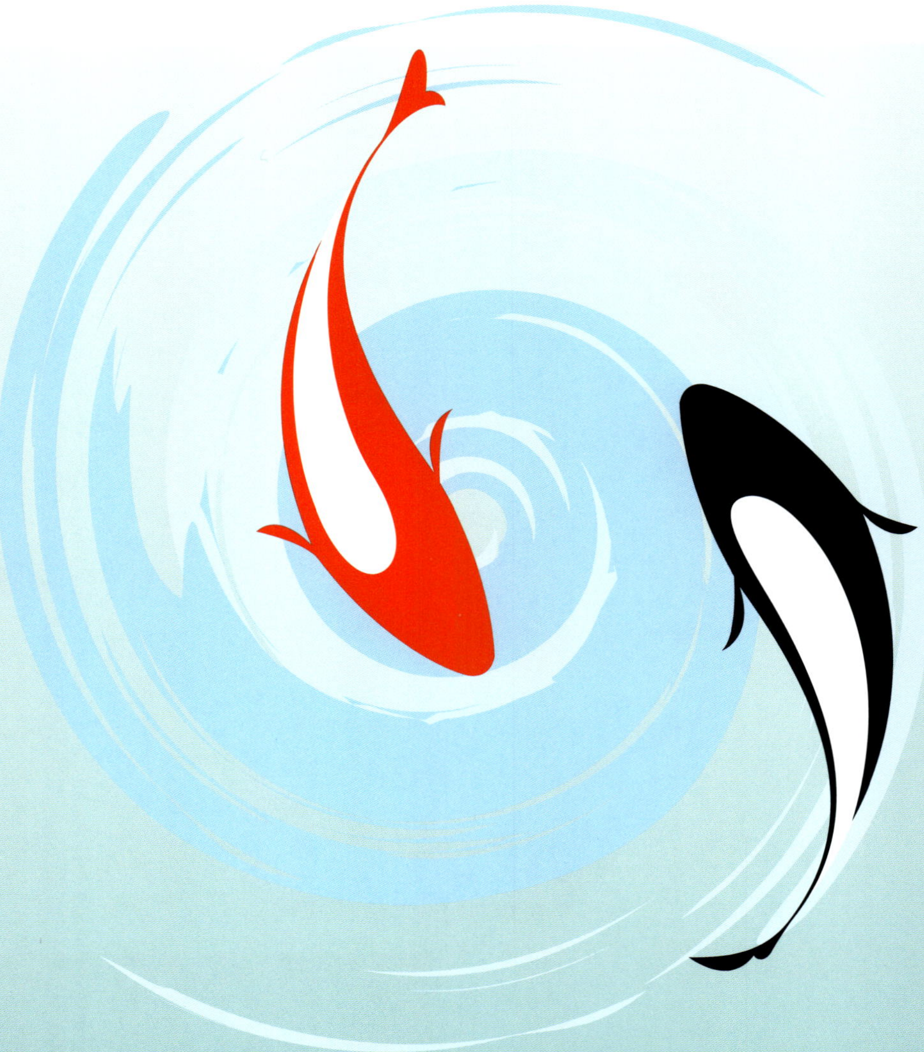

Bin ich ein Yin- oder Yang-Typ?

Nicht umsonst ist dieses Buch ein Praxisbuch, mit dem Sie ganz konkret arbeiten können. Was nützt die ganze Theorie, wenn Sie keine Möglichkeit haben, die Erkenntnisse in die Tat umzusetzen?
Damit Sie wirklich loslegen können, müssen Sie wissen, wo genau Ihre Ungleichgewichte liegen, um entsprechend reagieren zu können.
Die drei nachfolgenden Tests sind deshalb so etwas wie eine allgemeine Bestandsaufnahme. Im ersten Teil können Sie herausfinden, ob Sie eher ein Yin- oder Yang-Typ sind. Ein weiterer Test zeigt, welchem Elemente-Typ Sie von Ihrer äußeren Erscheinung her am ehesten zuzuordnen sind. Zum Schluss geht es darum, den aktuell bestehenden Ungleichgewichten auf die Spur zu kommen.
Das Besondere an der Fünf-Elemente-Lehre ist, dass man mit ihrer Hilfe Disharmonien in Körper, Geist und Seele auflösen kann. Dafür muss man zunächst herausfinden, welche Elemente im Körper besonderer Aufmerksamkeit bedürfen.

Wie Sie Yin und Yang in Harmonie bringen

Das Prinzip von Yin und Yang ist der wichtigste Grundpfeiler aller chinesischen Philosophien. Yin und Yang stehen für alle Gegensätze des Lebens in Bezug auf Himmel, Erde und den Menschen. Auch auf körperlicher und geistiger Ebene haben die beiden Grundkräfte ihre Entsprechungen, wie Sie bereits im vorangegangenen Kapitel dieses Buches erfahren konnten.
Ob Sie generell eher ein Yin- oder Yang-Typ sind, lässt sich deshalb recht gut anhand von körperlichen Symptomen oder typischen Wesenszügen bestimmen. Dabei müssen Sie sich jedoch klar machen, dass kaum ein Mensch hundertprozentig Yin oder Yang ist. In den meisten Fällen ist es so, dass je nach momentaner Lebenssituation einmal mehr die eine oder andere Seite überwiegt. Ihr persönliches Ziel sollte es sein, beiden Aspekten genügend Raum in Ihrem Leben einzuräumen. Wenn es Ihnen gelingt, Yin und Yang in der Waage zu halten, ist das bereits ein erster wichtiger Schritt zu Ihrem dauerhaften Wohlergehen auf allen Ebenen.
Der nachfolgende Test gibt eine recht gute Momentaufnahme über den aktuellen Zustand Ihres Yin/Yang-Gleichgewichtes. Kreuzen Sie einfach die Antworten an, die Ihrem momentanen Zustand am ehesten entsprechen. Anschließend zählen Sie die A- und B-Punkte zusammen und tragen die Anzahl unten ein. Die Auflösung gibt es gleich am Ende des kleinen Fragebogens.

YIN ODER YANG – WAS ÜBERWIEGT BEI IHNEN?

Frage	ja	nein
Ich friere leicht und brauche oft eine extra Jacke	A	B
Mir wird schnell zu warm und ich schwitze viel	B	A
Ohne Sport und regelmäßige Bewegung fühle ich mich unwohl	B	A
Ich setze mich lieber gemütlich aufs Sofa, anstatt mich sportlich zu betätigen	A	B
Ich bin ein temperamentvoller und aktiver Mensch und ergreife gerne die Initiative	B	A
Ich bin eher der ruhige und passive Typ, der wartet, dass man auf ihn zukommt	A	B
Meditation und Entspannungsübungen tun mir gut	A	B
Stillsitzen und an nichts denken macht mich nervös	B	A
Ich brauche mindestens eine warme Mahlzeit am Tag	A	B
Ich kann mich tagelang nur von Salat und Rohkost ernähren	B	A
Wenn ich krank werde, dann meist ohne Vorwarnung von einer Minute auf die andere	B	A
Krankheiten künden sich bei mir eher schleichend und lange im Voraus an	A	B
Wenn man mich verletzt, ziehe ich mich am liebsten ganz in mich zurück	A	B
Wenn man mich verletzt, werde ich wütend und wehre mich	B	A
Ich neige zu Feuchtigkeit im Körper (z. B. Schleimbildung, Wasseransammlungen, Übergewicht)	A	B
Haut und Schleimhäute sind bei mir eher trocken	B	A

Anzahl A **Anzahl** B

Mehr als 10 x A: Yin-Typ

Im Gegensatz zum Yang-Typ zieht der eher bequeme Yin-Typ Ruhe und Entspannung vor. Damit er aktiv wird, bedarf es in der Regel einiges an Überzeugungskunst. Ausgeglichenheit ist ihm wichtiger als hektische Aktivität um jeden Preis. Auch auf Kritik reagiert der Yin-Typ introvertiert: Er zieht sich dann beleidigt in eine Ecke zurück, anstatt seinen Unmut laut zu äußern. Zuweilen kann er auch nachtragend sein.
Menschen mit Yin-Betonung sind häufig recht kälteempfindlich. In ihrem Haus läuft die Heizung immer einige Wochen länger als anderswo. Und bei der Urlaubsplanung steht fast ausnahmslos der warme Süden auf dem Programm. Auch beim Essen braucht der Yin-Typ Wärme. Deftige Eintöpfe und warme Getreidemahlzeiten sind allemal mehr nach seinem Geschmack als ein Salatteller. Wird das Yin zu stark im Körper, macht sich das häufig durch Müdigkeit oder Erschöpfungszustände bemerkbar. Es treten verstärkt Kältegefühle im Körper auf (kalte Hände, Füße, Beine oder ein kalter Po). Krankheiten heilen nur langsam ab oder werden chronisch.

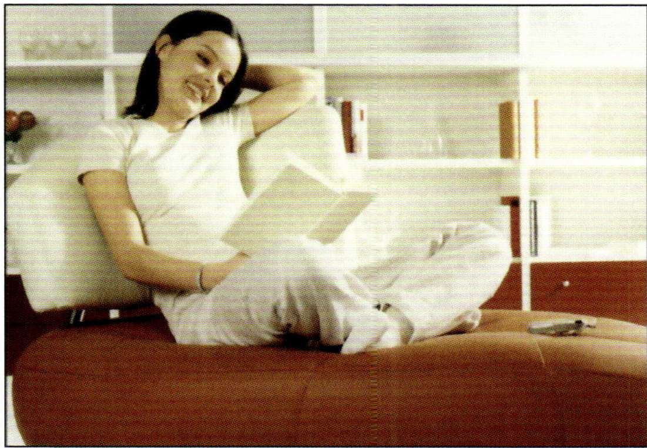

Menschen mit Yin-Betonung machen es sich lieber auf dem Sofa gemütlich, anstatt sich sportlich zu betätigen

Mehr als 10 x B: Yang-Typ

Yang-Typen sind meist extrovertierte Menschen, die ihr Umfeld ganz schön auf Trab halten können. Muße und Nichtstun sind nicht ihr Fall. Sie tanzen lieber auf vier Hochzeiten gleichzeitig, als alleine zu Hause zu sitzen. Yang-Typen sind ständig in Bewegung und wirken auf ihre Umgebung oft hyperaktiv und hektisch. Gefühlsausbrüche kommen schnell, sind heftig und meist nach kurzer Zeit schon wieder vergessen.
Menschen mit viel Yang brauchen eher Abkühlung als Hitze. Deshalb ziehen sie meist Obst und frisches Gemüse einem Eintopf vor und trinken lieber ein kühles Wasser als einen heißen Tee. In der Freizeit zieht es den aktiven Yang-Typ eher in den Wintersport als zum Sonnenbaden in die Karibik.

Menschen mit viel Yang brauchen eher Abkühlung als Hitze. Dies gilt auch für die Urlaubsplanung. So zieht es den aktiven Yang-Typ eher in den Wintersport als in die Karibik.

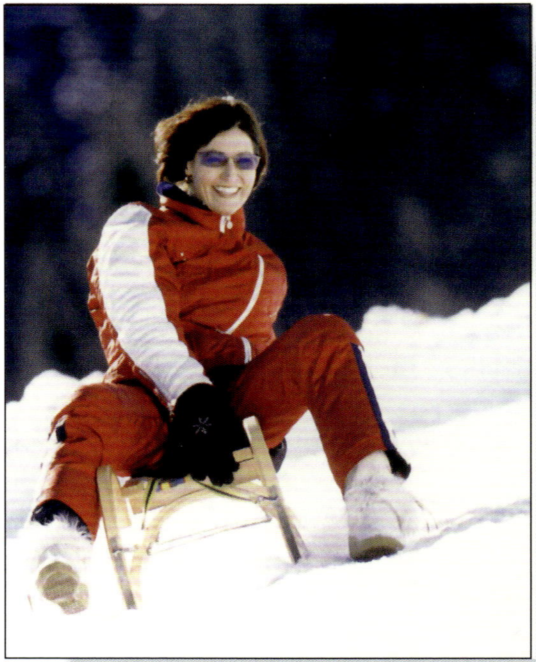

Nimmt das Yang Überhand, macht sich das meistens durch Trockenheit und Hitze im Körper bemerkbar. Ekzeme, schuppende Haut, trockener Husten, hoher Blutdruck oder eine unnatürlich rote Gesichtsfarbe weisen unter anderem auf ein Zuviel an Yang hin.

Etwa gleiche Anzahl A und B: Misch-Typ

Sind Yin und Yang in Harmonie, lässt sich das auch im Gesicht erkennen. Man fühlt sich einfach wohl und in seiner Mitte

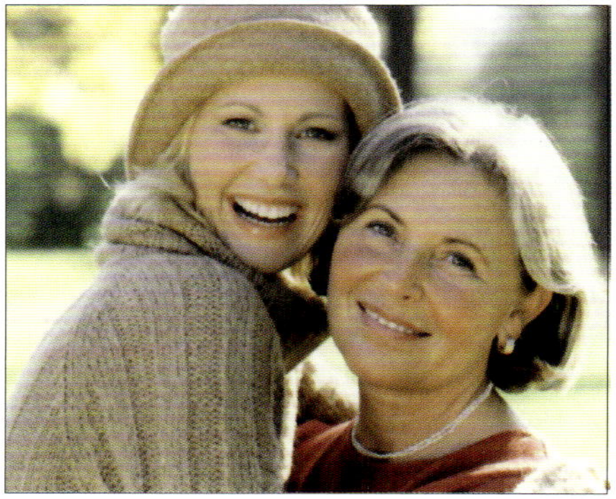

Eine ausgeglichene Punktzahl weist darauf hin, dass Yin und Yang bei Ihnen im Augenblick in Harmonie sind. Weder Yin noch Yang-Aspekte überwiegen zurzeit in Ihrer Konstellation. Damit das so bleibt, sollten Sie Ihren Körper gut beobachten und sofort regulierend eingreifen, wenn sich erste Ungleichgewichte andeuten.

Welcher Elemente-Typ bin ich?

Nun wissen Sie vielleicht, ob Sie eher ein Yang- oder Yin-Typ sind. Allein dadurch können Sie schon einiges für Ihre Gesundheit tun, indem Sie sich bemühen, die beiden Aspekte in der Waage zu halten. Genauso wichtig ist es zu wissen, welches der Fünf Elemente am ehesten Ihrem Typ entspricht. Sind Sie mehr der kreative Holz-Typ oder der bedächtige, aber zuverlässige Erd-Mensch? Im alten China wurde jeder Patient zunächst einmal nach seinem äußeren Erscheinungsbild beurteilt. Größe, Körperbau und Gesichtsfarbe geben nämlich oft schon wichtige Hinweise, welches Element in uns vorherrschend ist. Diese Aspekte lassen aber natürlich keine Schlussfolgerung auf das momentane Gleichgewicht der Fünf Elemente im Körper zu. Sie ermöglichen uns lediglich eine Bestimmung des Elemente-Typen nach den Äußerlichkeiten. Einen endgültigen Rückschluss auf aktuelle Krankheiten, körperliche Schwachstellen und Ungleichgewichte lässt der folgende Typ-Test nicht zu. Informativ ist er jedoch allemal, denn Sie können so vielleicht einiges über sich erfahren, was Ihnen bislang noch nicht bewusst war.

Die fünf folgenden Fragen pro Element befassen sich mit den äußeren Merkmalen, die die verschiedenen Elemente-Typen kennzeichnen. Kreuzen Sie einfach immer die Antwort an, die Ihrem Wesen und Ihrem Erscheinungsbild am nächsten kommt. Falls Sie sich bei einer Antwort nicht sicher sind, nehmen Sie einen Spiegel zur Hilfe oder fragen Sie Ihren Partner/in oder Ihren Freund/Freundin um eine zweite Meinung. Tragen Sie die Punktzahl pro Element dann in das dafür vorgesehene Feld ein.

Das Element mit der höchsten Punktzahl kennzeichnet Ihren persönlichen Elemente-Typ. Sollten zwei oder mehrere Elemente in etwa gleicher Ausprägung herauskommen, sind Sie ein Mischtyp, den man nicht eindeutig auf ein Element festlegen kann. Lesen Sie sich dann die nachfolgenden Anmerkungen zu allen gefundenen Elementen durch.

HOLZ

		Ja	Nein
1	Mein Gesicht hat eine eher schmale Form mit länglichen Zügen	5	0
2	Meine Gesichtsfarbe ist hellbraun	5	0
3	Ich bin eher lang und dünn	5	0
4	Ich wirke eher steif und habe kräftige Schulter	5	0
5	Meine Stimme klingt schneidend und klar	5	0
	Gesamtpunkte HOLZ		

FEUER

	Ja	Nein
1 Mein Gesicht hat eine eher spitze Form mit scharfen Zügen	5	o
2 Meine Gesichtsfarbe ist rötlich und frisch	5	o
3 Ich bin eher dünn, aber nicht unbedingt groß	5	o
4 Ich habe einen flexiblen, beweglichen Körper und breite Schultern.	5	o
5 Meine Stimme klingt rau	5	o
Gesamtpunkte FEUER		

ERDE

	Ja	Nein
1 Mein Gesicht ist eher groß und rund mit ebenen Zügen	5	o
2 Meine Gesichtsfarbe ist eher gelblich	5	o
3 Ich bin eher klein und rundlich	5	o
4 Ich habe einen recht ausgeprägten Bauch	5	o
5 Meine Stimme klingt leise und eher tief	5	o
Gesamtpunkte ERDE		

METALL

	Ja	Nein
1 Mein Gesicht ist eher eckig mit hoher Stirn und gleichmäßigen Zügen	5	o
2 Meine Gesichtsfarbe ist eher weißlich und hell	5	o
3 Ich bin eher muskulös und kräftig gebaut und habe einen starken Knochenbau	5	o
4 Ich habe einen recht flachen Bauch	5	o
5 Meine Stimme klingt hell und hoch	5	o
Gesamtpunkte METALL		

WASSER

	Ja	Nein
1 Mein Gesicht ist eher weich und rund mit fließenden Zügen	5	o
2 Meine Gesichtsfarbe ist blass und ein wenig glanzlos	5	o
3 Ich bin eher hager, aber nicht unbedingt dürr	5	o
4 Ich habe schmale Schultern	5	o
5 Meine Stimme klingt sanft und leise	5	o
Gesamtpunkte WASSER		

Element	**Punktzahl**
Holz	
Feuer	
Erde	
Metall	
Wasser	

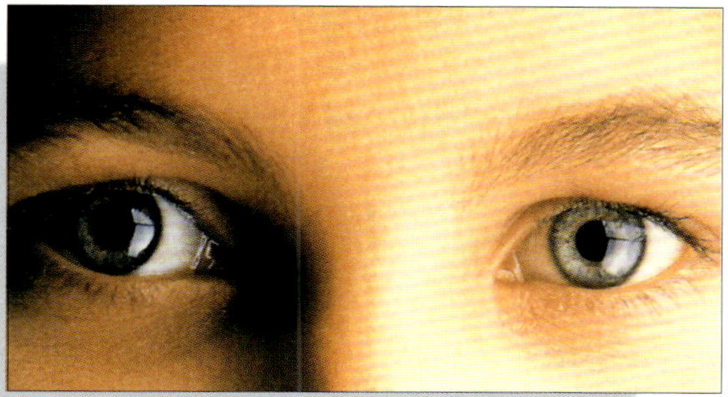

Der Holz-Typ neigt zu Sehproblemen und Nackenverspannungen

Der Holz-Typ

Diese Menschen haben in der Regel eine lange und dünne Körperform. Auch das Gesicht ist länglich und schmal. Der Teint ist eher bräunlich. Sie neigen zu schlechter Laune und manchmal auch zu Jähzorn, sind jedoch meistens ausgesprochen kreative und einfallsreiche Zeitgenossen. Der Holz-Typ reagiert oft zornig oder beleidigt, wenn man ihn einengen will. Gesundheitliche Probleme haben häufig mit dem Sehvermögen und den Augen zu tun, aber auch Leber und Galle sind anfällig für Erkrankungen. Der typische Holz-Mensch leidet häufig unter einer Steifigkeit in Rücken und Nacken und fühlt sich leicht müde und abgespannt. Der Elemente-Typ Holz sollte sich besonders pflegen, damit er bis ins hohe Alter fit und gesund bleibt.

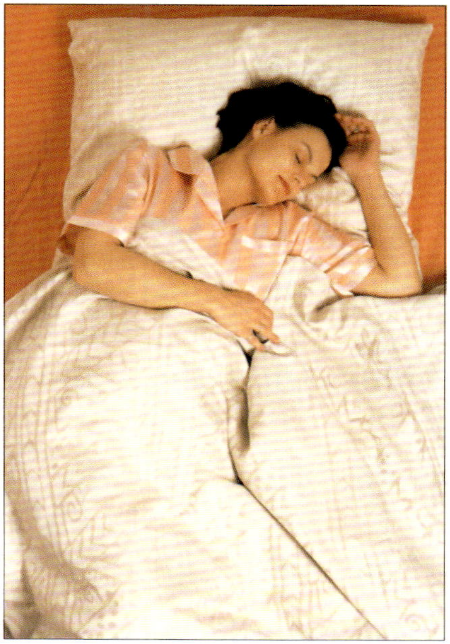

Feuer-Typen leiden nicht selten unter Schlafproblemen und Alpträumen

Der Feuer-Typ

Hierbei handelt es sich um meist schlanke Menschen mit einem spitzen, scharf geschnittenen Gesicht und einer frischen, rötlichen Gesichtsfarbe. Feuer-Typen leiden häufig unter Schlafproblemen und Alpträumen. Sie sind oft sehr aktive und ehrgeizige Menschen mit einem Hang zur Ruhelosigkeit. Der Feuer-Typ ist sehr geradeaus und hat ein großes Herz. Am Herzen ist er jedoch auch beson-

ders anfällig und neigt außerdem zu Bluthochdruck, Kreislauf- und Gefäßproblemen. Oft klagt er über Schulter- und Rückenschmerzen. Auch übermäßiger Schleim und ein Wundgefühl in den Armen können bei ihm verstärkt auftreten.
Wenn der Feuer-Typ seine Schwachstellen jedoch von Anfang an im Auge behält und aktiv an seiner Gesundheit arbeitet, hat er gute Chancen, ein hohes Alter zu erreichen.

Der Erd-Typ

Der Erd-Typ hat eher rundliche Körperformen und einen ausgeprägten Bauch. Sein Gesicht ist meistens groß und rund und weist eine gelbliche Farbe auf. Bei Menschen mit Erdbetonung handelt es sich um sehr zuverlässige Zeitgenossen, die sich allerdings manchmal recht unflexibel und konservativ zeigen können. Dafür ist dieser Typus extrem ausdauernd und hat viel Geduld mit seinen Mitmenschen. Er kümmert sich gerne und ausgiebig um Hilfsbedürftige und neigt dazu, sich ständig mehr Sorgen zu machen, als eigentlich nötig ist.
Das zeigt sich auf körperlicher Ebene vor allem durch Probleme mit Magen, Milz und im Verdauungssystem. Auch Essstörungen und Diabetes gehören zum typischen Krankheitsbild. Häufig leidet der Erd-Typ auch unter rheumatischen Beschwerden. Dennoch verspricht das Element Erde eine hohe Lebenserwartung.

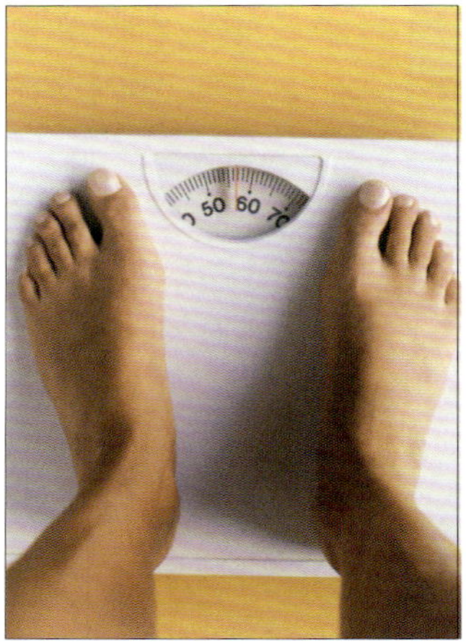

Pfunde, die trotz aller Bemühungen einfach nicht weichen wollen, können auf ein gestörtes Erd-Element hinweisen.

Der Metall-Typ

Der Körperbau dieses Typen ist eher muskulös mit einem festen Bauch. Das Gesicht ist eckig und gleichmäßig und hat oft eine helle, fast weiße Farbe. Metall-Typen können hervorragend strategisch denken und planen. Sie sind bekannt für einen rationalen und durchdachten Umgang mit Geld und Investitionen mit Kalkül. Der Metall-Typ ist ein echtes Organisationstalent und verfügt über ein großzügiges Wesen. Er ist besonders anfällig für jede Art von Atemwegserkrankungen und hat häufig eine schwache Immunabwehr. Eine der möglichen Folgen dieser Schwäche sind Allergien, die sich über Haut und Schleimhäute bemerkbar machen können. Typisch für diesen Typ sind trockene Haare und Haut und eine Neigung zu starker Faltenbildung.
Ihre Lebenserwartung entspricht in etwa der des Holz-Typen und auch sie sollten ihrem Körper beizeiten die Aufmerksamkeit schenken, die er verdient.

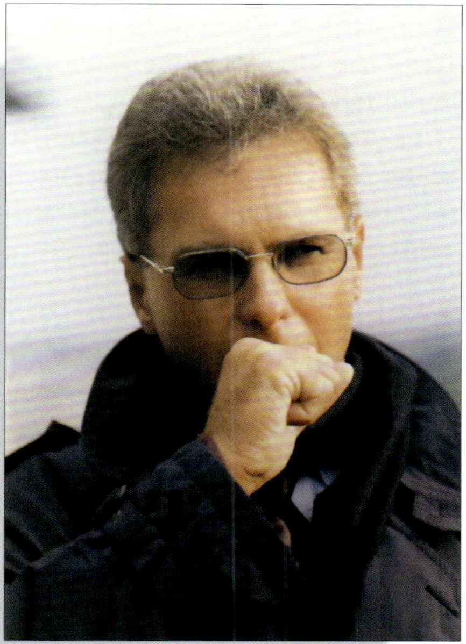

Menschen mit einer starken Metallbetonung haben oft keine starke Immunabwehr. Besondere Schwachstelle sind in der Regel die Atmungsorgane.

Menschen mit Wasserbetonung sollten gut auf ihren Wasserhaushalt achten, da sonst Nieren und Blase Schaden nehmen können.

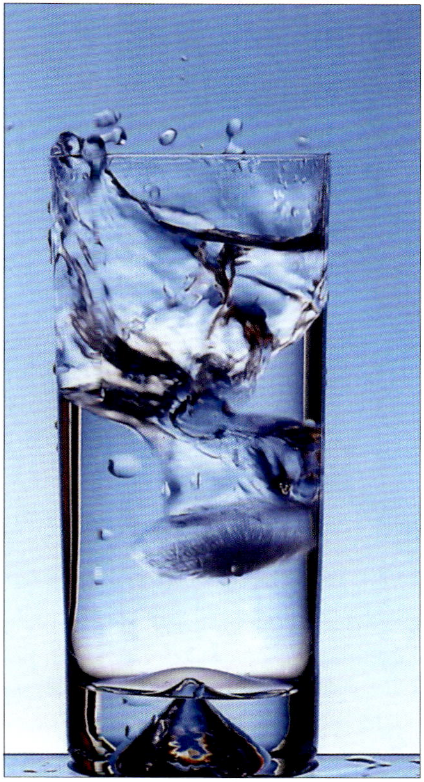

Der Wasser-Typ

Schmale Schultern und ein weiches und rundes Gesicht kennzeichnen diesen Elemente-Typ. Das Gesicht ist meist blass. Diese Menschen sind oft besonders nachdenkliche und introvertierte Zeitgenossen. Sie legen sich nicht gerne endgültig fest, sondern bleiben lieber „im Fluss“. Dadurch neigen sie zu einer gewissen Ruhelosigkeit. Anfällige Organe sind Blase und Nieren, aber auch um das Gehör steht es bei diesen Menschen häufig nicht zum Besten. Nicht selten liegen beim Wasser-Typ auch Störungen im Bereich der Sexualorgane vor wie zum Beispiel eine unregelmäßige Menstruation, Impotenz oder eine Unfähigkeit zur Empfängnis. Auch Osteoporose gehört zu den typischen Krankheitsbildern. Wenn die Nierenenergie jedoch gepflegt wird, hat dieser Typ eine sehr lange Lebenserwartung.

Der nachfolgende Test verrät mehr

Sicher gibt es eine Reihe von Lesern, die sich nicht eindeutig einem der fünf Typen zuordnen können, denn bei den wenigsten von uns treffen alle aufgeführten Eigenschaften zu. Vielleicht können Sie jedoch wenigstens eine Tendenz zu einem der fünf Elemente-Typen feststellen und erkennen sich in den Beschreibungen zumindest ein wenig wieder. Mit dem nachfolgenden Test über den aktuellen Zustand der Fünf Elemente in Ihrem Körper bekommen Sie ein noch vollständigeres Bild.

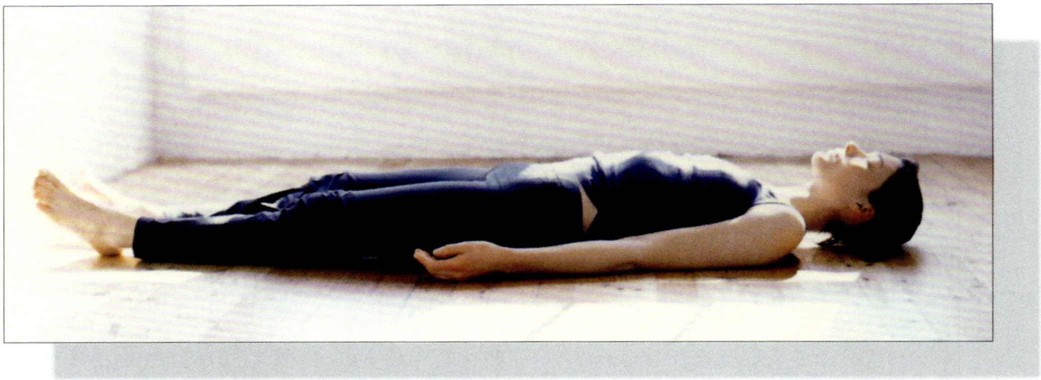

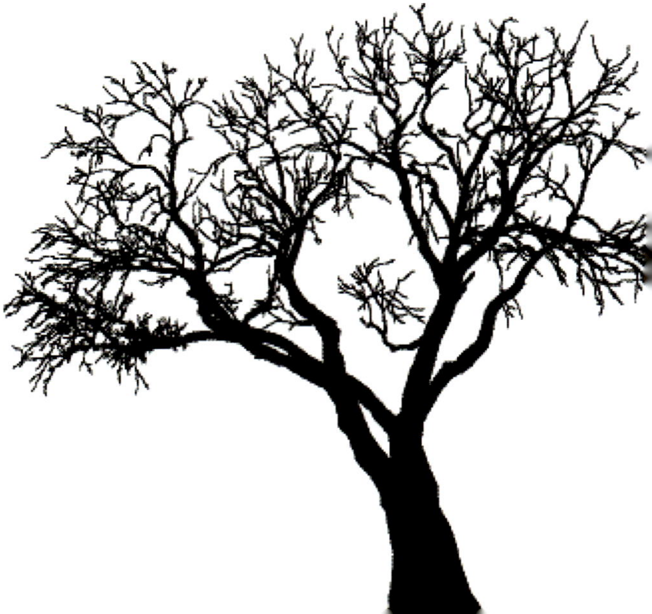

Sind die Fünf Elemente in meinem Körper in Harmonie? Wo liegen die Ungleichgewichte?

Jetzt kommen wir zum eigentlich entscheidenden Test, denn wenn Sie die Fünf Elemente in Ihrem Körper harmonisieren möchten, sollten Sie wissen, welche der Elemente gerade im Augenblick bei Ihnen gestört sind. Da jedes Element auch für bestimmte Bereiche und Organe im Körper steht, schlagen sich Stärken und Schwächen schnell in symptomatischen Krankheitsbildern nieder. Ein schwaches Metall-Element macht Sie unter Umständen anfällig für Erkrankungen der Atemwege, während ein Mensch mit ausgeprägtem Feuer-Element eventuell unter zu hohem Blutdruck oder Herzrhythmusschwäche neigt. Mit einem gestörten Erd-Element schlägt Ihnen Aufregung vielleicht regelmäßig auf den Magen. Ein labiles Wasser-Element macht Sie gegebenenfalls anfälliger für Blasenentzündungen oder Osteoporose und zuviel Holz bringt Ihre Galle zum Überlaufen ...

Wir sind ständig in Fluss und permanenten Veränderungen unterworfen. Wie wirken sich diese auf das persönliche Elemente-Gleichgewicht aus? Bitte beantworten Sie die nachfolgenden Fragen pro Element so ehrlich wie möglich. Am Ende jeder Elemente-Kategorie zählen Sie einfach wieder Ihre Punktzahl zusammen und lesen die entsprechende Auswertung.

Den Test können Sie übrigens beliebig oft wiederholen. So bekommen Sie immer wieder ein aktuelles Bild über Ihr Befinden.

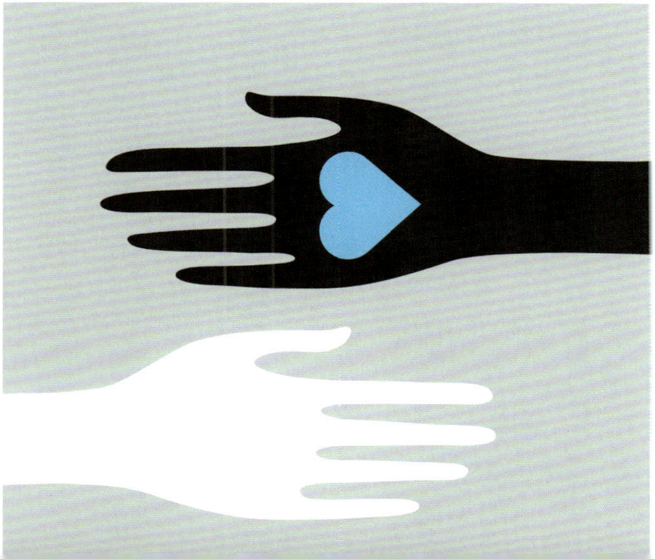

HOLZ

HOLZ	Ja	Ein wenig	Gar nicht
Ich habe Probleme mit den Augen (Sehschwäche, empfindliche Augen, Bindehautentzündungen o.ä.)	4	2	0
Ich leide unter Erkrankungen der Leber oder der Galle	4	2	0
Ich neige zu chronischen Kopfschmerzen/ Migräne	4	2	0
Ich leide unter Schlaflosigkeit und/oder habe häufig Alpträume	4	2	0
Ich neige zu Zysten- und/ oder Knotenbildung	4	2	0
Eine Krankheit setzt bei mir eher heftig, plötzlich und sehr dynamisch ein	4	2	0
Ich bin mir meiner Fähigkeiten sehr sicher und tue gewöhnlich, was ich für richtig halte, unabhängig davon, was andere denken	3	1	0
Ich rege mich leicht auf und/oder bin oft gereizt	3	1	0
Ich unterliege starken Stimmungsschwankungen	3	1	0
Ich habe eine extreme Vorliebe für oder eine extreme Abneigung gegen den sauren Geschmack	3	1	0
Ich bin ein kreativer Mensch mit einer guten Intuition	3	1	0
Gesamtpunkte HOLZ			

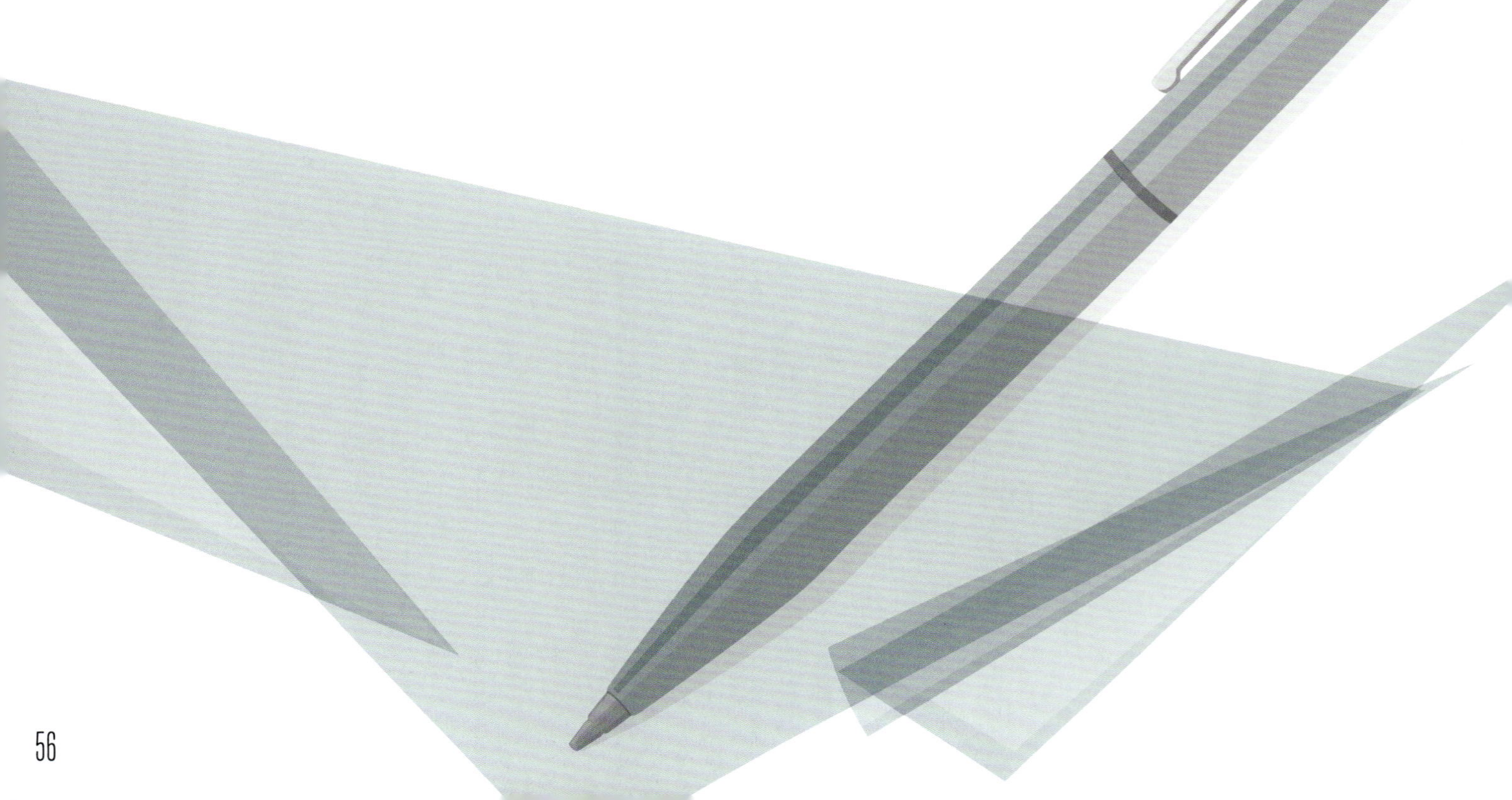

FEUER

HOLZ	Ja	Ein wenig	Gar nicht
Ich habe Probleme mit meinem Herzen oder meinem Kreislaufsystem	4	2	0
Ich neige zu Durchfall und heftigen Blähungen mit Druck auf das Zwerchfell	4	2	0
Ich wache manchmal nachts mit Herzklopfen, Schweißausbrüchen und innerer Unruhe auf	4	2	0
Ich leide häufig unter Schulter- und Rückenschmerzen	4	2	0
Ich neige zu Krampfadern, Hämorrhoiden und Thrombosen	4	2	0
Große Hitze verursacht mir Beschwerden und ich bin eher im Sommer als im Winter krank	4	2	0
Mein Gedächtnis lässt manchmal zu wünschen übrig	3	1	0
Meine Mitmenschen empfinden mich manchmal als überdreht und aufgekratzt	3	1	0
Ich fühle mich oft unruhig, hektisch und nervös	3	1	0
Ich habe eine extreme Vorliebe für oder eine extreme Abneigung gegen den bitteren Geschmack	3	1	0
Ich bin ein sehr offener Mensch	3	1	0
Gesamtpunkte FEUER			

ERDE

ERDE	Ja	Ein wenig	Gar nicht
Aufregung schlägt mir regelmäßig auf den Magen und/oder ich haben häufig Magen- oder Milzprobleme	4	2	0
Ich leide unter einer rheumatischen Erkrankung	4	2	0
Ich leide unter Übergewicht und die Pfunde wollen partout nicht purzeln	4	2	0
Mein Mundraum ist häufig entzündet (Soor, Aphthen, Zahnfleischprobleme, Lippenherpes etc.)	4	2	0
Ich habe oder hatte eine Essstörung (Magersucht, Bulimie, etc.) oder leide unter Diabetes	4	2	0
Ich neige zu Geschwüren oder Fasergeschwulsten	4	2	0
Es fällt mir schwer, um das zu bitten, was ich brauche	3	1	0
Über Probleme kann ich tage- und nächtelang nachgrübeln	3	1	0
Ich fühle mich oft schlapp, müde und ausgelaugt	3	1	0
Ich habe eine extreme Vorliebe für oder eine extreme Abneigung gegen den süßen Geschmack	3	1	0
Mir fehlt zuweilen das Gefühl der inneren Sicherheit und Stabilität	3	1	0
Gesamtpunkte ERDE			

METALL

METALL	Ja	Ein wenig	Gar nicht
Ich bin anfällig für Erkrankungen der Atemwege	4	2	0
Ich leide unter Asthma oder Pseudo-Krupp und/oder plage mich mit Allergien herum	4	2	0
Ich habe eine empfindliche Haut und/oder neige zu trockenen Ekzemen ohne Juckreiz, Schuppung der Haut oder Neurodermitis	4	2	0
Meine Immunabwehr ist nicht besonders stark	4	2	0
Ich neige zu Verstopfung und Pilzerkrankungen des Darmes	4	2	0
Ich habe viele Muttermale und/oder Warzen	4	2	0
Ich bin oft verschleimt, ohne wirklich erkältet zu sein	3	1	0
Ich kann mich nur schwer von Altem trennen	3	1	0
Ich fühle mich oft traurig und bedrückt oder neige zu Pessimismus	3	1	0
Ich habe eine extreme Vorliebe für oder eine extreme Abneigung gegen den scharfen Geschmack	3	1	0
Ich bin übertrieben ordentlich, fast schon pedantisch	3	1	0
Gesamtpunkte METALL			

WASSER

WASSER	Ja	Ein wenig	Gar nicht
Ich habe generell Probleme mit meinem Gehör	4	2	0
Ich habe oft mit Blasenentzündungen zu tun und/oder leide unter einer Nierenerkrankung	4	2	0
Ich neige zu Erkrankungen der Knochen wie Osteoporose, Entzündungen der Knochen, Knochenbrüche	4	2	0
Ich habe Probleme mit den Bandscheiben und/oder der unteren Wirbelsäule	4	2	0
Ich leide unter Drüsenerkrankungen und/oder sexuellen Funktionsstörungen	4	2	0
Wenn ich krank werde, dann meistens in den kalten Wintermonaten	4	2	0
Ich friere schnell und brauche immer einen Pulli mehr als andere	3	1	0
Alles Neue ist mir erst einmal unheimlich	3	1	0
Ich bin ein ängstlicher Mensch und/oder leide unter einer Phobie	3	1	0
Ich habe eine extreme Vorliebe für oder eine extreme Abneigung gegen den salzigen Geschmack	3	1	0
Ich bin ein eher nachdenklicher und introvertierter Mensch	3	1	0
Gesamtpunkte WASSER			

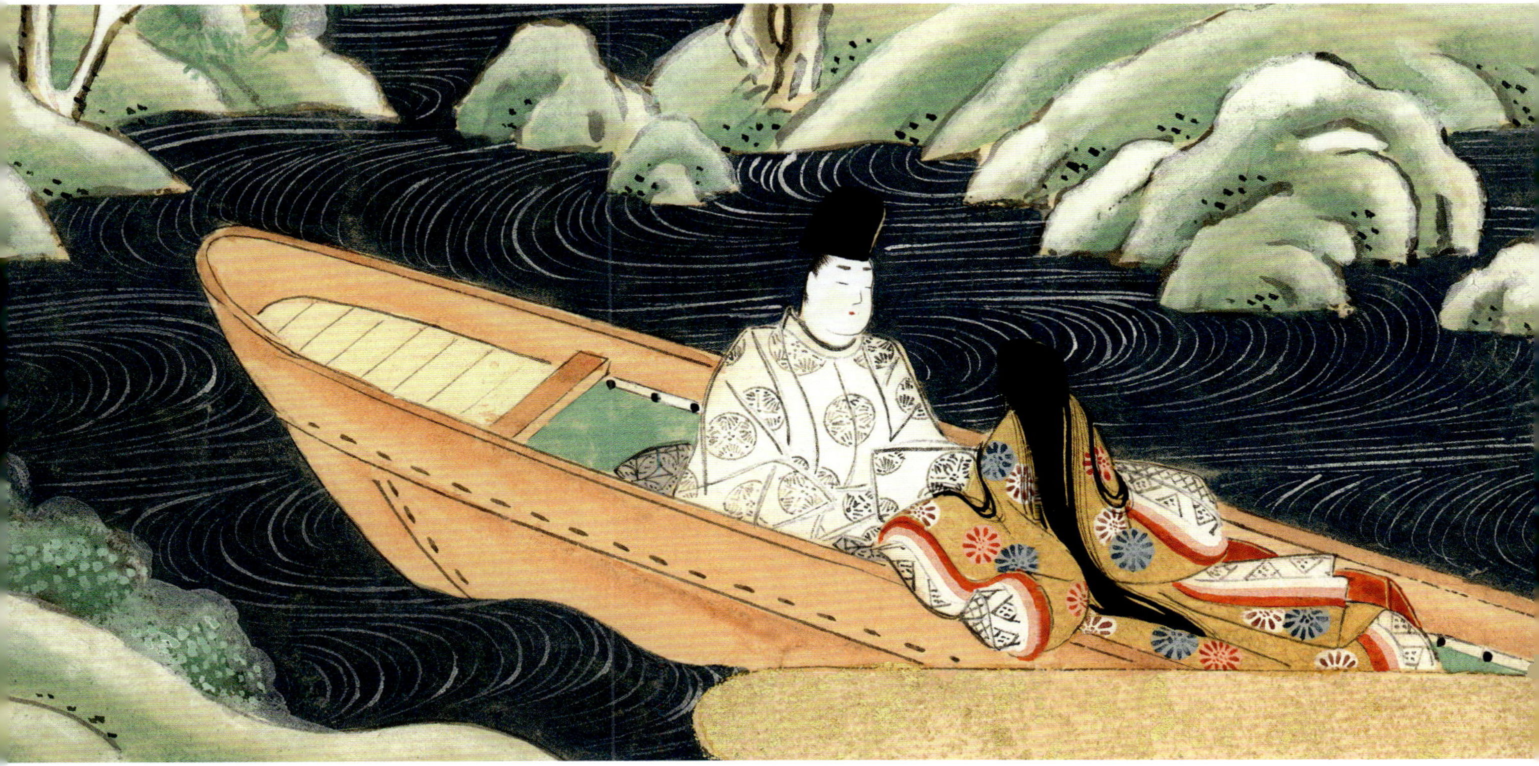

Auswertung

Wenn Sie in allen fünf Bereichen in etwa die gleiche niedrige Punktezahl erreicht haben, stehen die Fünf Elemente bei Ihnen in Harmonie zueinander und Sie können sich zu einer stabilen Gesundheit gratulieren. Stechen ein oder mehrere Elemente mit einer hohen Punktzahl aus dem Ergebnis heraus, bedürfen diese Ihrer besonderen Aufmerksamkeit.

Element	Punktzahl
Holz	
Feuer	
Erde	
Metall	
Wasser	

Alle Fünf Elemente unter 7 Punkte

Glückwunsch - Ihr Elemente-Zyklus ist im Gleichgewicht! Beobachten Sie Ihren Körper sorgfältig, damit Sie direkt einschreiten können, wenn sich eine Verschiebung bemerkbar macht.

0-7 Punkte

Dieses Element ist in Harmonie und wirkt weder angespannt noch geschwächt. Damit das so bleibt, sollten Sie versuchen, vor allem das vorhergehende und nachfolgende Element ebenfalls ins Gleichgewicht zu bringen. Nur so ist gewährleistet, dass das Element auf Dauer genug genährt wird und sich nicht stauen kann.

8-15 Punkte

Das Element ist phasenweise angespannt oder blockiert oder wird durch die Konstellation der übrigen Elemente geschwächt - allerdings in einem noch erträglichen Maße. Versuchen Sie, es möglichst schnell auszugleichen, denn sonst könnte der gesamte Zyklus aus dem Gleichgewicht geraten. Mit den Übungen aus Kapitel 5 und 6 sollte sich das Gleichgewicht recht gut wieder herstellen lassen.

Über 15 Punkte

Die Energie des entsprechenden Elementes ist regelmäßig angespannt, so dass es verstärkt zu symptomatischen Krankheitsbildern und regelmäßigem Unwohlsein kommen kann. Sollte das Ungleichgewicht schon länger bestehen, ist es sicher ratsam, fachlichen Rat und Hilfe bei einem TCM-Arzt oder Heilpraktiker einzuholen. Denken Sie daran, dass Sie Ihre Gewohnheiten und die Ernährung dauerhaft umstellen müssen, um eine wirkliche Besserung zu erreichen.

Alle Fünf Elemente über 15 Punkte

Es liegt ein generelles Ungleichgewicht der Fünf Elemente vor - und das offensichtlich schon seit längerer Zeit. Um den Ursachen für Ihre zahlreichen Beschwerden auf den Grund zu gehen, sollten Sie ungedingt einen Fachmann zu Rate ziehen. Mit Akupunktur, Kräutern und einer entsprechenden Heil-Diät können Sie Ihren Körper stärken und die Disharmonie nach und nach auflösen. Die Tipps und Tricks aus Kapitel 6 können Sie sicher auf Ihrem Weg der Besserung unterstützen.

Jeder kann selbst viel dafür tun, um seinen Elemente-Zyklus im Gleichgewicht zu halten

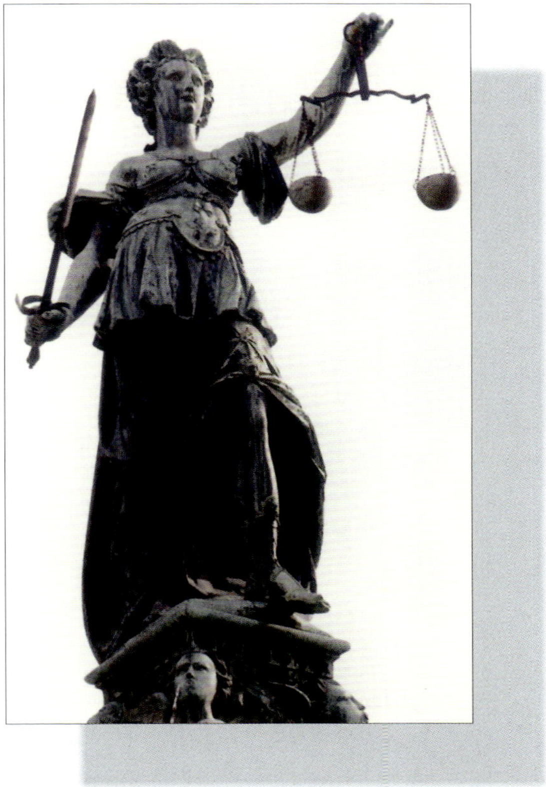

Kapitel 3

Gesund und vital mit den Fünf Elementen

Heil werden auf ganzheitlichem Weg

- Die Grundprinzipien der Traditionellen Chinesischen Medizin
- Die Fünf-Elemente-Organuhr
- Was macht uns krank?
- Die fünf Säulen der Gesundheit: Akupunktur, Kräuterheilkunde, Ernährung, Tuina-Massage und Akupressur, Körperübungen
- Mit mehr Selbstverantwortung zu mehr Lebensfreude

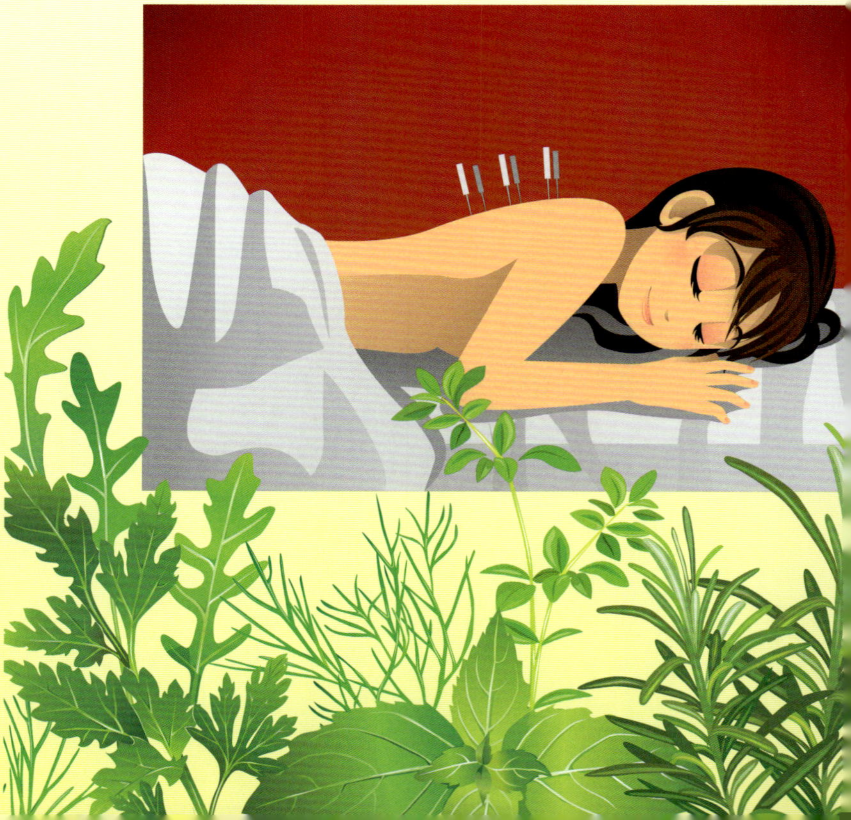

Die Grundprinzipien der Traditionellen Chinesischen Medizin

Schon im Altertum war es das Ziel der Medizin, den Menschen in seiner Ganzheit zu erfassen. Auch die westlichen Ärzte hatten bis vor etwa 150 Jahren dieses Ideal vor Augen. Dann begannen die Forscher jedoch, den menschlichen Organismus in immer kleinere Teile zu zerlegen und diese bis zur Zelle und ihren Bestandteilen zu untersuchen. Geist und Seele des Patienten blieben dabei auf der Strecke. Dafür wissen westliche Mediziner heute sehr genau, wie jedes einzelne Organ funktioniert. Erst in den letzten Jahren hat man in der modernen Schulmedizin wieder begonnen, sich zunehmend auf die ganzheitlichen Aspekte einer Erkrankung zu besinnen.
Die Traditionelle Chinesische Medizin kannte nie eine Trennung zwischen Körper, Geist und Seele. Nach ihrer Philosophie basiert eine Krankheit immer auf einem Ungleichgewicht auf körperlicher, geistiger oder seelischer Ebene. Deshalb werden in der chinesischen Medizin auch keine vordergründigen Symptome behandelt. Man versucht vielmehr, das eigentliche Übel bei der Wurzel zu packen. Nur wenn man den Ursachen der Disharmonie auf den Grund geht, lässt sich eine dauerhafte Heilung erreichen. Die naturwissenschaftlich begründete westliche Medizin dagegen konzentriert sich bei der Heilung fast ausschließlich auf Symptome. Kranksein äußert sich ihrer Lehre nach durch messbare körperliche Veränderungen, die korrigiert werden müssen. Bei fortgeschrittenen Leiden hat dieser Ansatz durchaus seine Berechtigung. Ohne die Hilfe der Schulmedizin wäre so mancher Schwerkranke sicher nicht zu retten. Ideal ist es deshalb, wenn westliche und östliche Medizin Hand in Hand praktiziert werden.

INFO !

Vorbeugen ist besser als nachsorgen

Ein erfolgreicher Arzt im alten China hatte in erster Linie nicht die Aufgabe, Krankheiten zu kurieren, sondern dafür zu sorgen, dass die ihm anvertrauten Menschen gesund und wohlauf blieben. Erkrankte einer seiner Patienten, wurde der Mediziner so lange nicht bezahlt, bis die vollständige Genesung erreicht war... Verständlich, dass die Ärzte damals vorbeugende Gesundheitskonzepte entwickelten und anwendeten - waren gesunde Patienten doch die beste Lebensversicherung und eine Garantie für ein gesichertes Einkommen!

Das Wissen, das heute im Osten und Westen über die Traditionelle Chinesische Medizin vorherrscht, basiert auf unzähligen überlieferten Schriften. Sie sind zum Teil über 2000 Jahre alt und gehören heute zu Chinas Nationalschatz. Das älteste überlieferte Lehrbuch ist das Huang Di Nei Jing - der Klassiker der Inneren Medizin des Gelben Kaisers. Es wurde etwa 300 Jahre vor unserer Zeitrechnung geschrieben und gilt auch heute noch als wichtige Grundlage für eine fundierte Ausbildung. Neben der Lehre von Yin und Yang und den Fünf Elementen findet man in diesem Lehrbuch auch das Naturgesetz des Taos dargestellt. Das Konzept der chinesischen Medizin unterscheidet sich von dem westlichen in ganz erheblichem Maße. Deshalb möchte ich Ihnen nachfolgend die wichtigsten Zusammenhänge erläutern.

Yin und Yang auf körperlicher Ebene

Das Grundprinzip von Yin und Yang haben Sie bereits im ersten Kapitel kennengelernt. Alles im Universum besteht aus Gegensätzen, die einander bedingen und ohne einander nicht sein können. Dieses Prinzip der Polarität finden wir auch in uns selbst wieder. Wir Menschen sind im Laufe unseres Lebens dem ständigen Wechsel zwischen Yin und Yang unterworfen und fühlen uns am wohlsten, wenn sich beide Kräfte die Balance halten. Vereinfacht ausgedrückt könnte man sagen, dass derjenige gesund ist, der diese beiden Kräfte im Gleichgewicht hält.

Ein chinesischer Arzt betrachtete Körper, Geist und Seele als Einheit

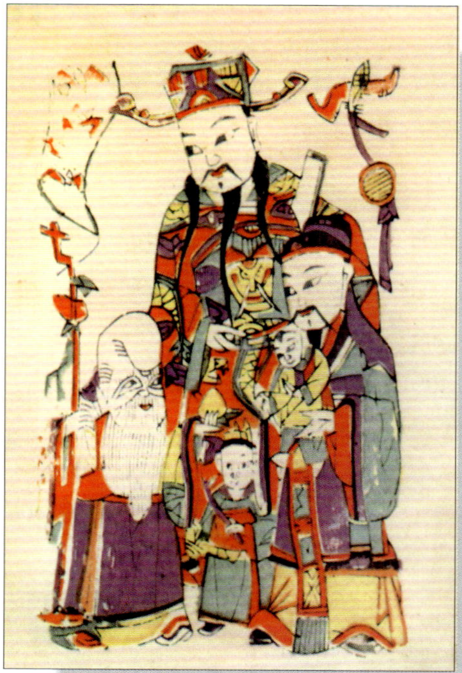

Liegen körperliche Beschwerden vor, kann man mit Hilfe der Tabelle auf der nächsten Seite bereits erste Rückschlüsse darauf ziehen, welcher der beiden Pole aus der Balance gekommen ist. Hohes Fieber (Hitze), entzündliche Ausschläge (Körperäußeres) oder heftige Kopfschmerzen lassen sich beispielsweise einem Zuviel an Yang zuschreiben. Krankheiten dagegen, die beispielsweise mit Schüttelfrost (Kälte), Energielosigkeit (Leere) oder niedrigem Blutdruck (Blut) einhergehen, haben eindeutig einen yinigen Charakter.

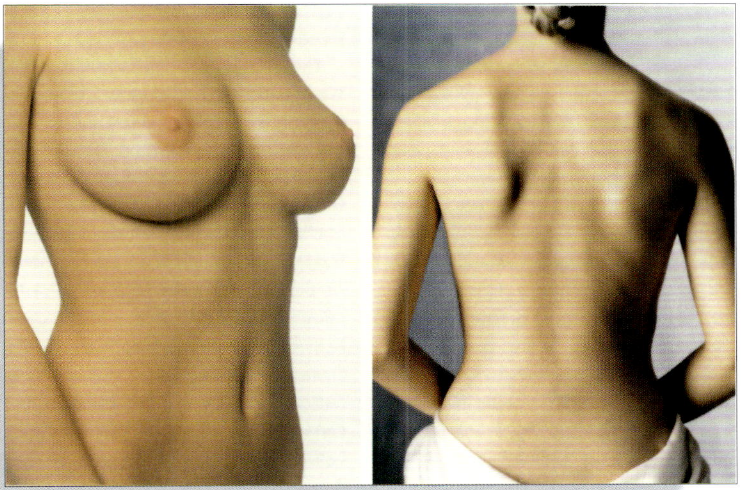

Unsere Körpervorderseite wird dem Yang zugerechnet, die Rückseite dem Yin

Ob Yin und Yang bei Ihnen im Gleichgewicht sind, können Sie im großen Gesundheitscheck des vorherigen Kapitels überprüfen. Ein Ungleichgewicht zwischen den beiden Polen kann sich auf vier verschiedene Arten äußern:

Zu viel Yin (Yin-Fülle)

Das bedeutet, dass Ihr Yang-Anteil im Bereich des Normalen, das Yin aber über dem normalen Wert liegt. Eine Yin-Fülle kann sich durch zuviel Feuchtigkeit im Körper äußern. Oder sie zeigt sich durch eine Verschleimung der Atemwege, durch ein schwaches Bindegewebe, Übergewicht, Trägheit oder Energielosigkeit.

Zu viel Yang (Yang-Fülle)

In diesem Fall ist das Yang im Überschuss vorhanden, während sich der Yin-Anteil auf normalem Niveau befindet. Eine Yang-Fülle zeigt sich auf körperlicher Ebene oft durch innere und äußere Hitze, eine ungesunde rote Gesichtsfarbe oder auch durch übertriebene Hektik und Unbeherrschtheit.

Zu wenig Yin (Yin-Mangel)

Hier ist das Yang im normalen Bereich, während es am Yin-Aspekt fehlt. Menschen mit zu wenig Yin neigen zu Trockenheit, die sich vor allem an Haut und Haaren zeigt. Sie sind nervös, leiden häufig unter Schlafstörungen und Nachtschweiß. Ein sich anbahnender Yin-Mangel macht sich in der Regel zunächst durch eine Überempfindlichkeit der Augen, durch Muskelkrämpfe und eine ungesunde Gesichtsblässe bemerkbar.

YIN UND YANG AUF KÖRPERLICHER EBENE

Yin	Yang
Körperinneres	Körperäußeres
Körpervorderseite	Körperrückseite
Speicherorgane	Hohlorgane
Blut, Körpersäfte	Energie, Geist
Leere	Fülle
Kälte	Hitze
Feuchtigkeit	Trockenheit
unten	oben
weich	hart
trübe	klar
verlangsamend	beschleunigend
nach unten sinkend	nach oben steigend
zusammenziehend	ausbreitend

Zu wenig Yang (Yang-Mangel)

Bei dieser letzten Variante fehlt der Yang- Aspekt, während die Yin-Anteile im harmonischen Bereich liegen. Zu wenig Yang macht sich zunächst durch Müdigkeit und Konzentrationsmangel bemerkbar. Verstärkt sich der Yang-Mangel, sind innere und äußere Kälte besonders an Händen und Füßen sowie eine geistige und körperliche Erschöpfung die Folge. Menschen mit zuwenig Yang leiden außerdem oft unter kalten Füßen, Knien, Hüften und Po.

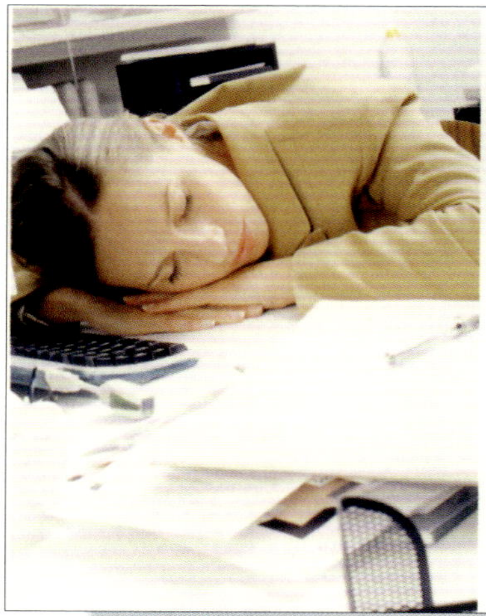

Energielosigkeit ist ein Kennzeichen für zuviel Yin

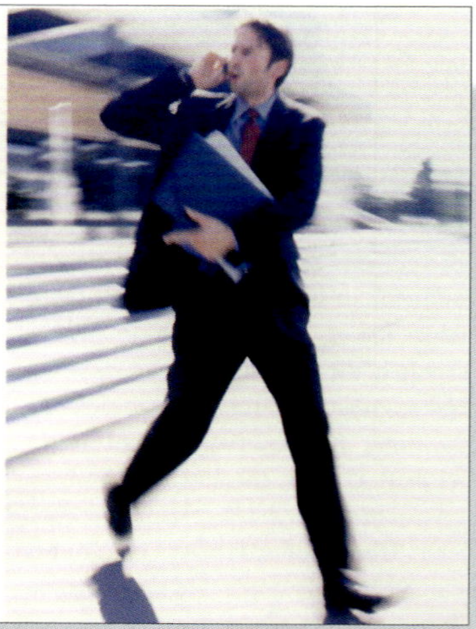

Menschen mit einer Yang-Fülle sind oft hektisch und leicht gereizt

Ein Yin-Mangel macht sich unter anderem durch Blässe bemerkbar

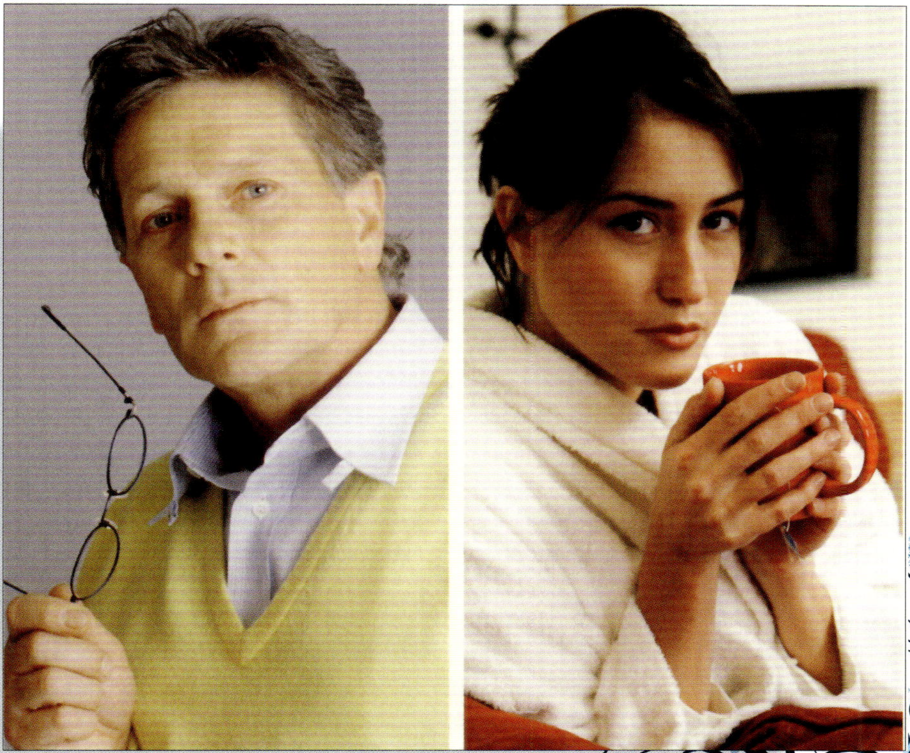

Ein Yang-Mangel bringt uns vor allem zum Frieren

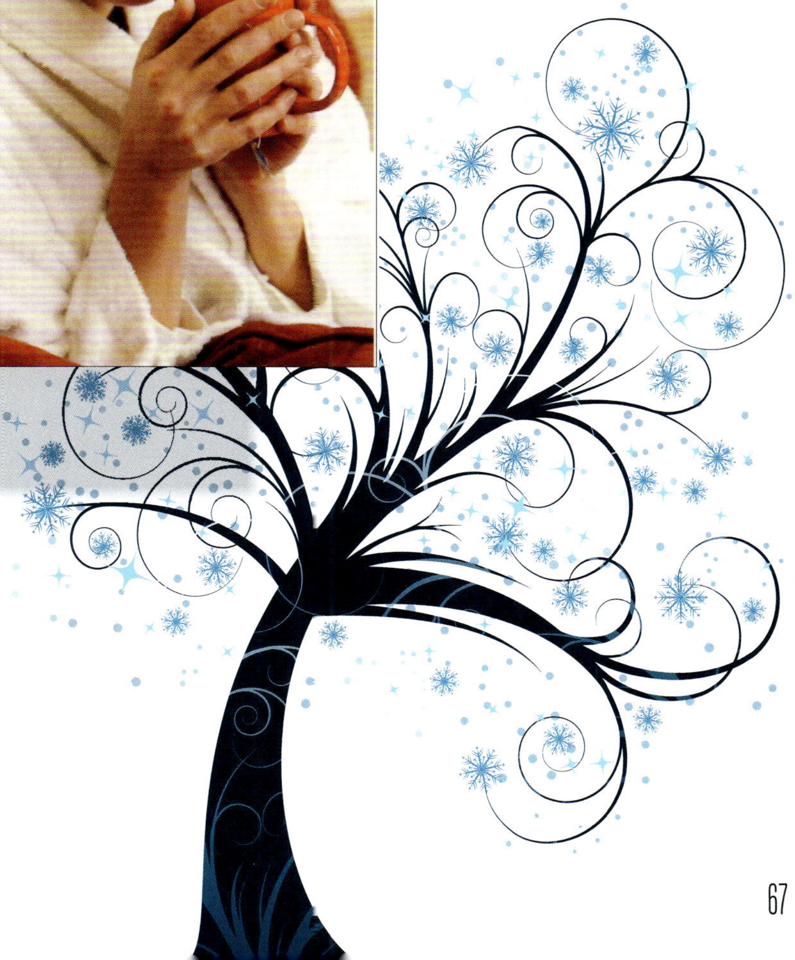

Wie man Yin und Yang harmonisieren kann

Um sein Yin und Yang wieder zu harmonisieren, ist zum Beispiel die Meditationsübung „Vereinigung von Yin und Yang“ zu empfehlen, die im 5. Kapitel „Körperübungen und Meditationen für ein gesundes und vitales Leben“ beschrieben wird. Eine Yang-Fülle kann mit der „Qi-Dusche“ recht gut ausgeglichen werden, da sie bei Überhitzung den Körper erfrischt. Einer Yin-Fülle kann generell mit mehr Bewegung zu Leibe gerückt werden. Bei einem Yin-Mangel eignen sich alle „ruhigeren“ Übungen, wie zum Beispiel „Stehen wie ein Baum“ oder einfach nur die Energie im Dan Tien sammeln. Wer über einen Yang-Mangel klagt, muss aktiver werden. Da helfen zum Beispiel Tai Chi, Kung Fu oder Karate.
Die genannten Übungen sind natürlich nur Hilfestellungen, die alleine einen Mangel oder eine Fülle nicht auflösen können. Sie sind Bestandteil eines umfassenden Gesamtkonzeptes, zu dem beispielsweise auch noch die Ernährung zählt. Die Übungen wirken aber auf jeden Fall ausgleichend.

INFO !

Wir sind Teil des großen Ganzen

Die Chinesen betrachten den menschlichen Körper als einen Mikrokosmos, in dem sich die Zusammenhänge des großen Kosmos widerspiegeln. Dieselben Kräfte, die das Universum und die Natur beherrschen, lenken auch den Menschen.

Das Qi im menschlichen Körper

Auch das Qi - die Lebenskraft - wurde bereits beschrieben. Ein chinesischer Arzt versteht den Menschen als ein energetisches Gefüge, in dem das Qi wie ein Fluss durch eine Landschaft fließt. Diese Flussläufe, durch die die Energie strömt, sind vorgegebene Leitbahnen, die so genannten Meridiane. In der Regel spüren wir das Fließen dieser Energie im Körper nicht. Es sei denn, wir schulen unsere Wahrnehmung durch entsprechende Übungen wie Qi Gong oder Meditation. Was wir allerdings sehr deutlich spüren, ist, wenn der Energiefluss im Körper ins Stocken gerät. Denn das äußert sich durch Unwohlsein oder Krankheit.
Das Qi übernimmt in unserem Körper viele verschiedene Funktionen. Es kontrolliert unter anderem unsere Bewegungen, schützt den Körper vor schädlichen Einflüssen von außen und wärmt unsere Extremitäten. Es ist für unsere Lebensdauer verantwortlich, prägt unsere Persönlichkeit und bestimmt unsere Emotionen. Es verhilft uns insgesamt zu einem aktiven Leben.

Doch wie gelangt das Qi in unseren Körper? Wo kommt es her? Nach den Erkenntnissen der chinesischen Medizin gibt es zwei verschiedene Formen der Lebenskraft: Das vorgeburtliche und das nachgeburtliche Qi.

Vorgeburtliches Qi

Jeder Mensch besitzt von Geburt an eine individuelle Menge an vorgeburtlichem Qi. Es ist in den Nieren gespeichert. Wie hoch dieser Anteil ist, hängt zum überwiegenden Teil vom genetischen Erbe unserer Vorfahren ab.
Im vorgeburtlichen Qi liegt unser gesundheitliches Potenzial begründet. Ebenso unsere Grundkonstitution mit unseren prinzipiellen Stärken und Schwächen. Die Menge des vorgeburtlichen Qi lässt sich nach allgemeiner Auffassung nicht erhöhen. Ist es aufgebraucht, stirbt der Mensch.

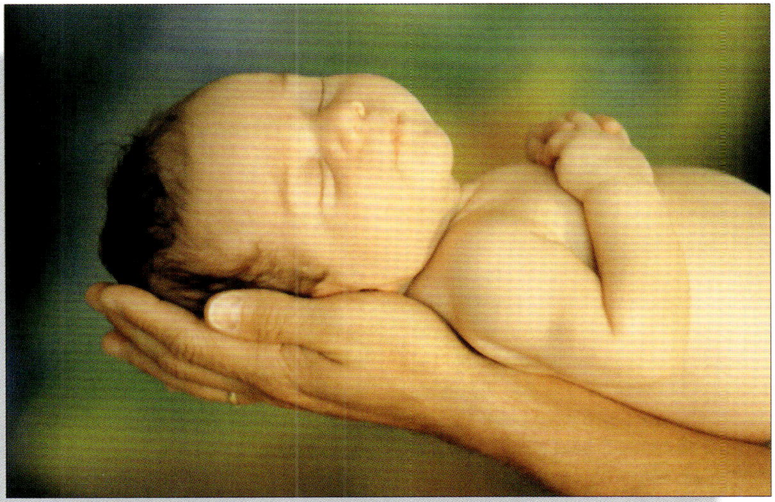

Von Geburt an bekommen wir eine bestimmte Menge an Qi mit

Nachgeburtliches Qi

Im Gegensatz dazu steht das nachgeburtliche Qi. Dieses können wir in unserem Körper stets aufs Neue ansammeln. Hauptsächlich über die Aufnahme von Nahrung und über die Atmung.
Für ein langes und gesundes Leben ist es also unerlässlich, dem Körper möglichst viel hochwertiges Qi in Form einer gesunden und ausgeglichenen Ernährung sowie frischer Luft zuzuführen.

Je mehr wir darauf achten, nachgeburtliches Qi zu generieren, desto weniger müssen wir von unseren begrenzten, vorgeburtlichen Reserven aufbrauchen. Und desto länger können wir ein gesundes und glückliches Leben führen. Wer seinen Körper durch eine dauerhaft schlechte Ernährung, durch Abgase, verpestete Luft, wenig Bewegung oder einen exzessiven Lebensstil belastet, erzeugt weniger frisches Qi, als der Körper braucht. Auf Dauer werden so die vorgeburtlichen Reserven angegriffen und die Lebenszeit verkürzt.

Wenn das Qi im Körper gestört ist

Man unterscheidet drei verschiedene Qi-Störungen:

1.Qi-Mangel

Längere Erkrankungen, extreme Verausgabung und Erschöpfung können zu einem Mangel an Qi führen. Typische Symptome sind Schwäche und Kurzatmigkeit, eine flache und tonlose Stimme, Appetitmangel, Verdauungsstörungen und eine hohe Anfälligkeit für Infekte. In solchen Fällen sind Maßnahmen zur Stärkung des körpereigenen Qi angesagt (siehe Kapitel 5).

Frisches Qi lässt sich beispielsweise aus guter Luft generieren

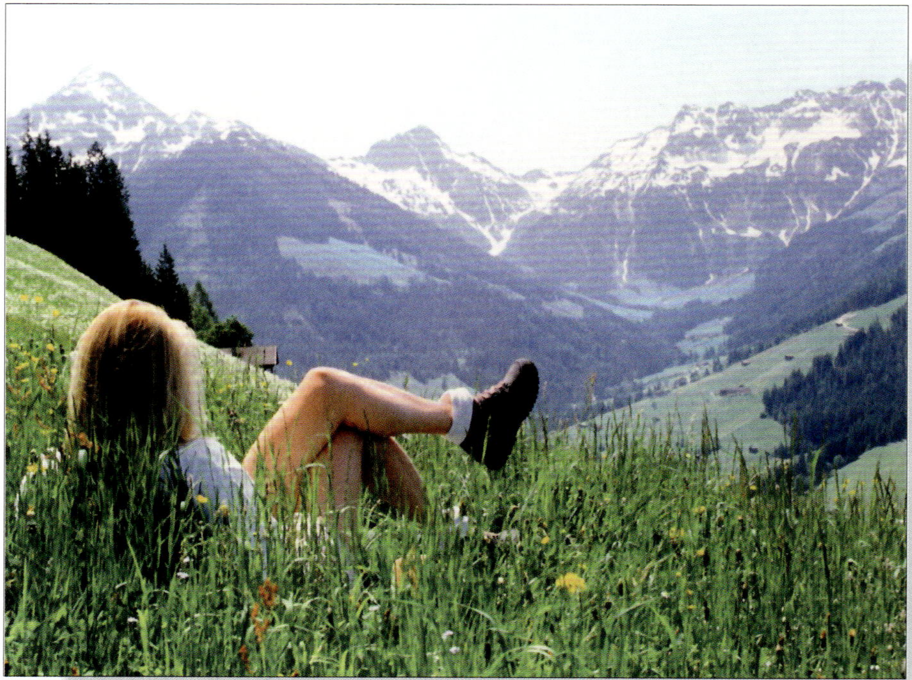

2. Qi-Stau

Hierbei kommt es zu einer Blockade im Körper, die das Qi an der freien Zirkulation hindert. Das kann sich auf alle Körperfunktionen negativ auswirken. Beschwerden wie Schulter- und Rückenschmerzen, ein aufgedunsener Bauch, ein wundes Gefühl in der Brust oder Verspannungen und Verhärtungen im Unterleib sind typische Anzeichen. Die Stauung sollte durch entsprechende Übungen aufgelöst werden.

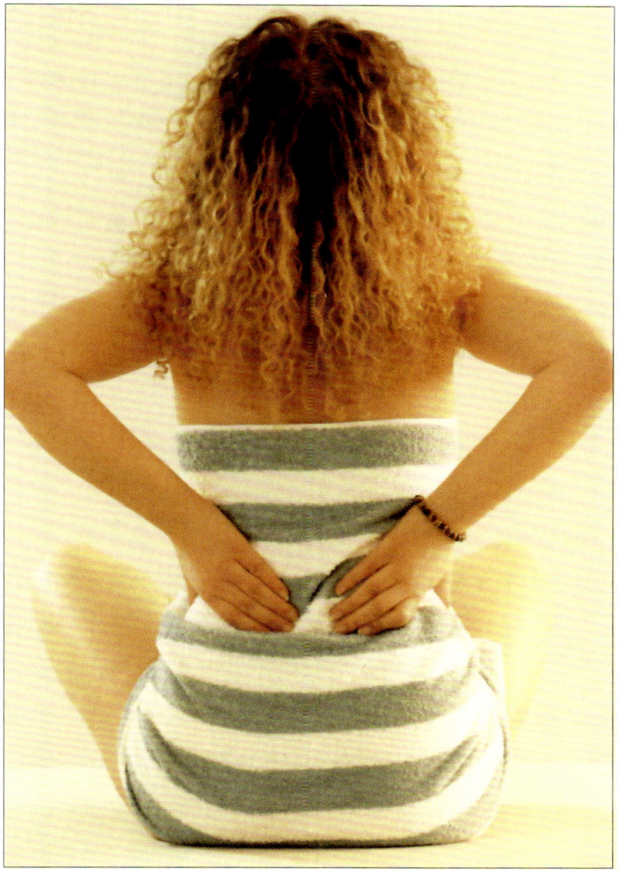

Gestautes Qi kann sich durch Rückenbeschwerden äußern

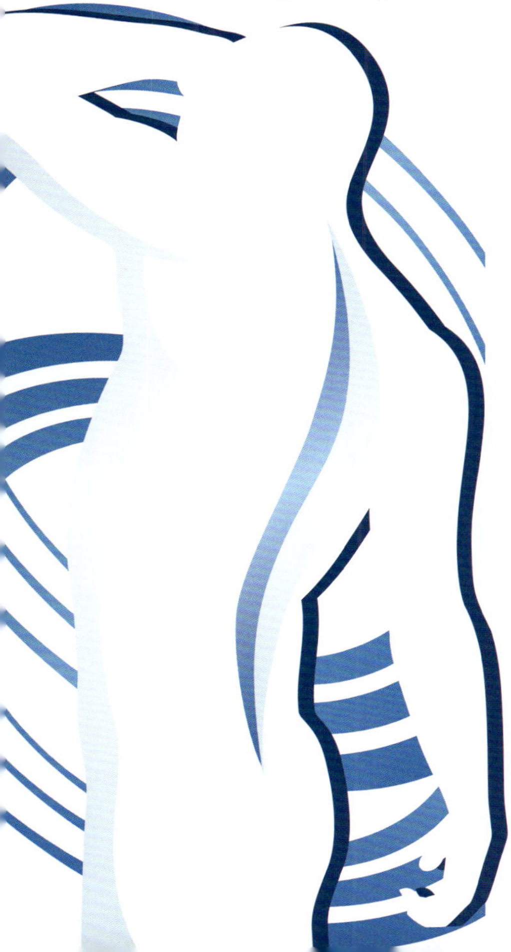

3. Qi-Umkehrung

In diesem Fall bewegt sich das Qi in die „falsche“ Richtung, was sich meistens im Bereich der Lunge und des Magens zeigt. Symptome wie Husten, Asthma, Übelkeit, Erbrechen und Bluthochdruck treten auf. Das körpereigene Qi muss geklärt und in die richtigen Bahnen gelenkt werden.

Die Energieleitbahnen und ihre Bedeutung

Die Meridiane, die Energieleitbahnen, haben die Aufgabe, die Lebensenergie im Körper zu verteilen. Man stellt sie sich am besten wie ein sehr feines Netz aus Wasser- und Landstraßen vor, die den ganzen Körper durchziehen und miteinander verbunden sind. Über diese Leitbahnen kann auf den Energiefluss eingewirkt werden. Sie lassen sich mit Hilfe von Akupressur, Massage oder Akupunktur stimulieren.

INFO !

Der Dreifache Erwärmer

Der Dreifach-Erwärmer ist der Durchgangsweg, über den Wasser, Nahrung und Säfte transportiert werden. Er ist in der TCM ein Organ, zu dem es in der westlichen Medizin keine anatomische Entsprechung gibt.

Die Chinesen unterscheiden zwischen 12 Hauptmeridianen, die den verschiedenen Yin- und Yang-Organen im Körper sowie dem Perikard (Herzbeutel) und dem Dreifachen Erwärmer zugeordnet sind. Jeder der Meridiane lässt sich darüber hinaus einem der Fünf Elemente zuordnen.

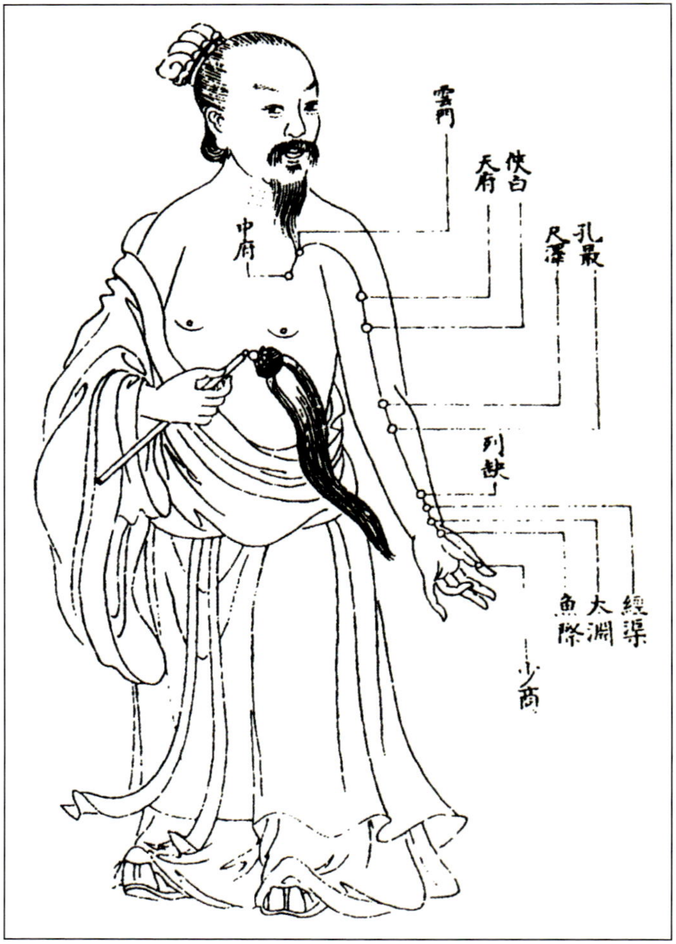

Das Qi fließt in Leitbahnen durch unseren Körper. Hier eine alte Darstellung des Lungenmeridians

Das Perikard

Unser Herz ist von der Spitze bis hin zu den großen Blutgefäßen in einen doppelwandigen Beutel eingepackt, den man Perikard nennt. Er besteht aus festem Bindegewebe und eingelagertem Fettgewebe und ist an der unteren Spitze mit dem Zwerchfell und an der Seite mit dem Brustfell verwachsen. Durch das Perikard wird das Herz von den anderen Organen des Brustraums getrennt und an seinem Platz gehalten.

Meridiane, die mit einem Yin-Organ verbunden sind, wie zum Beispiel mit dem Herz, nennt man Yin-Meridiane. Verläuft eine Leitbahn durch ein Yang-Organ wie den Magen, wird sie als Yang-Meridian bezeichnet.

DIE 12 HAUPTLEITBAHNEN UND DIE DAZUGEHÖRENDEN ELEMENTE

Yin-Meridian	Yang-Meridian	Element
Leber	Galle	Holz
Herz	Dünndarm	Feuer
Milz	Magen	Erde
Lunge	Dickdarm	Metall
Nieren	Blase	Wasser
Perikard (Herzbeutel)	Dreifacher Erwärmer	Feuer

Zu jedem Yin-Meridian gehört auch ein Yang-Meridian. Beide zusammen bilden eine energetisch verknüpfte Einheit, einen sogenannten Funktionskreis. Yin- und Yang-Meridian sind stets dem gleichen Element zugeordnet.
Die Yang-Meridiane verlaufen außen oder an der Rückseite des Körpers. Yin-Meridiane dagegen an den Körperinnenseiten oder vorne. Jeder Meridian verläuft teilweise an der Körperoberfläche und teilweise im Inneren des Körpers. Nur die Bereiche, die an der Oberfläche liegen, können mit Akupunktur direkt stimuliert werden.
Neben den 12 Hauptleitbahnen gibt es zusätzlich noch acht außerordentliche Meridiane, die „Gefäße“ genannt werden, sowie eine Reihe von netzartigen, verbindenden Meridianen. Die außerordentlichen Gefäße gelten als Speicher von Qi, Blut und Essenz und kontrollieren unter anderem die Wachstumsprozesse im Körper.

INFO !

Ren Mai und Du Mai - Lenker- und Kontrollgefäß

Das auf der Vorderseite des Körpers verlaufende „Gefäß" Ren-Mai und das den Rücken entlanglaufende Du-Mai nehmen unter den acht außerordentlichen Gefäßen eine Sonderstellung ein. Auf diesen beiden Leitbahnen liegt eine Reihe wichtiger, von den restlichen Meridianen unabhängiger Akupunkturpunkte. Sie bilden den „Kleinen Energiekreislauf", mit dessen Hilfe man das Qi gleichmäßig im Körper verteilen kann. Wie man diese alte taoistische Übung praktiziert, erfahren Sie im 5.Kapitel dieses Buches.

Diagnoseverfahren der Traditionellen Chinesischen Medizin

Wer schon einmal bei einem Arzt oder Heilpraktiker war, der nach den Grundsätzen der Traditionellen Chinesischen Medizin praktiziert, hat sich vielleicht ein wenig über die ungewöhnlichen Verfahren gewundert, die der Behandelnde zur Diagnosestellung heranzieht. Er wird weder Blut abnehmen, noch eine Stuhl- oder Urinprobe verlangen. Und er wird Sie garantiert nicht mit technischen Apparaturen durchleuchten. Ein erfahrener Therapeut wird Sie vielmehr genau beobachten und sich sehr viel Zeit dafür nehmen, so viele Details wie möglich aus Ihrem täglichen Leben zu erfahren. An den Diagnoseverfahren in der chinesischen Medizin hat sich seit ihren Ursprüngen vor mehr als 2000 Jahren im Prinzip nichts verändert. Und so wird eine Diagnose auch heute noch mit Hilfe der folgenden vier Methoden erstellt:

- Befragen
- Betrachten
- Befühlen, Betasten
- Hören und Riechen

Befragen

Ein guter TCM-Therapeut fragt Sie nicht nur nach Ihren akuten Beschwerden, sondern möchte darüber hinaus auch alles über zurückliegende Krankheiten, auffällige Familienerkrankungen und Ihr allgemeines Wohlbefinden wissen. Dazu gehören unter anderem auch Fragen zu Ihren Essgewohnheiten, zu Verdauung, Stuhlgang, Wasserlassen, Funktionstüchtigkeit Ihrer Sinnesorgane, Schlafverhalten, persönliches Temperaturempfinden und vieles mehr. So eine erste Befragung kann ein bis zwei Stunden in Anspruch nehmen, ist aber enorm wichtig für den erfolgreichen Verlauf der gesamten Behandlung.

Betrachten

Das genaue Betrachten von Hautfarbe, Gesicht und Körpermerkmalen geben dem Therapeuten wichtige Informationen über den Gesundheitszustand. Schon die Art, wie der Patient die Praxis betritt, verrät ihm einiges. Ist der Gang schleppend oder hastig, die Haltung aufrecht oder gebeugt, die Mimik lebhaft oder maskenhaft - jedes noch so kleine Detail wird in die Diagnosefindung mit einbezogen.
Wichtiges Hilfsmittel ist hier auch die Zungendiagnose. Unsere Zunge ist nämlich ein subtiles Spiegelbild unseres energetischen Zustandes. So zeigt die Zungenspitze den Zustand von Herz und Lunge an, am Zungenrand kann man erkennen, wie es um Leber und Gallenblase bestellt ist. Die Zungenmitte gibt über Magen und Milz Auskunft, die Zungenwurzel über die Nieren. Dabei wird der Zungenkörper immer nach Farbe, Form, Beweglichkeit und Stärke beurteilt und darüber hinaus der Zungenbelag nach Färbung, Ausdehnung, Feuchtigkeit, Klebrigkeit und Haftfestigkeit klassifiziert.

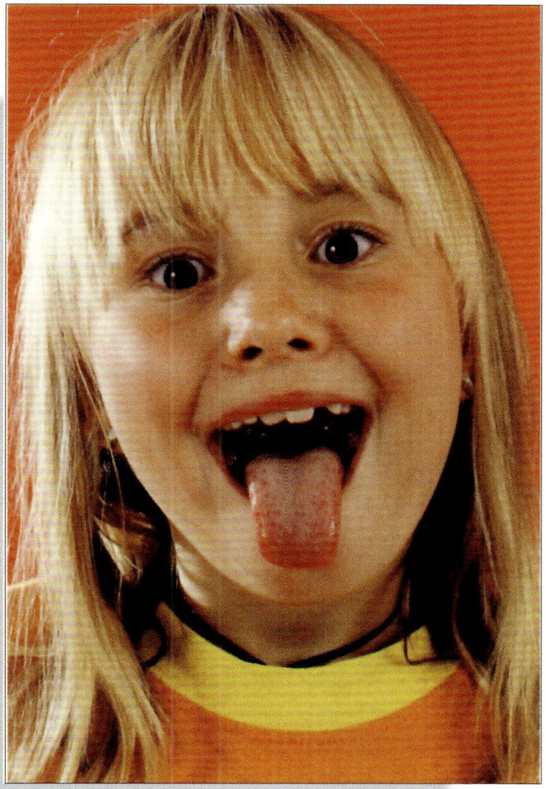

Die Zunge gibt Aufschluss über den Zustand unserer Organe

Befühlen, Betasten

Im nächsten Schritt folgt die wichtigste Diagnosemethode des Therapeuten: die Pulsdiagnose. In der chinesischen Medizin werden, anders als im Westen, viele verschiedene Pulsqualitäten unterschieden. Ein Puls kann sich oberflächlich oder tief, erschöpft, rau oder scharf gespannt anfühlen. Frequenz, Stärke und Ausdrucksform des Pulses geben Aufschluss über den inneren Zustand. Darüber hinaus wird der Puls in der chinesischen Medizin nicht an einer Stelle gemessen, sondern an beiden Handgelenken an je drei verschiedenen Stellen erfühlt. Diese sechs Punkte entsprechen den sechs Funktionskreisen Leber, Herz, Milz, Lunge, Niere und Perikard, die Sie ja bereits kennengelernt haben.

Der Puls wir an jedem Handgelenk an drei verschiedenen Stellen gemessen

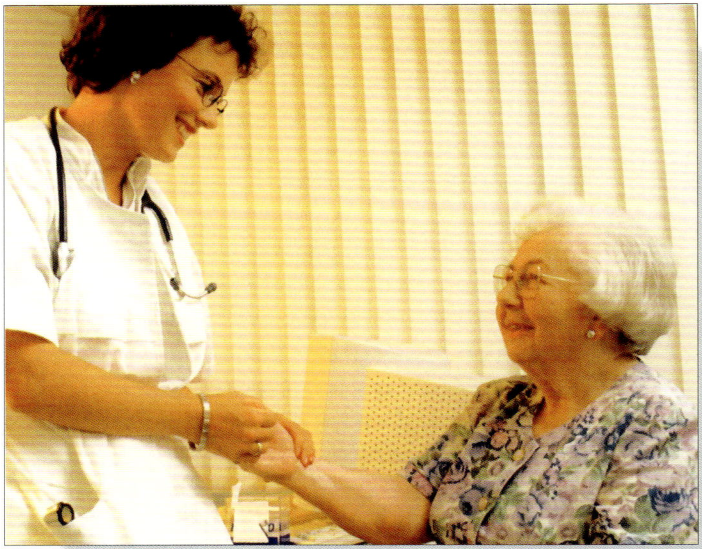

Mit Hilfe einer so detaillierten Erfassung der verschiedenen Pulsqualitäten kann der Behandelnde wichtige Rückschlüsse ziehen: Wie es um die Stärke einzelner Organe bestellt ist, in welchen Bereichen des Körpers sich das Qi staut oder wo eine Mangelsituation vorherrscht. Auch über den seelischen Zustand eines Patienten gibt die Pulsdiagnose Aufschluss. Der Puls eines gestressten Menschen fühlt sich ganz anders an, als der eines ausgeglichenen. Emotionen wie Freude, Wut, Sorge oder Angst lassen sich ebenfalls deutlich anhand der Pulsqualität erkennen.

Hören und Riechen

Beim Hören achtet der Behandelnde nicht nur auf den Klang der Stimme und das Sprechmuster seines Patienten. Er analysiert außerdem den Klang von Husten und Atmung, gegebenenfalls die Geräusche von Schluckauf, Rülpsen oder Würgen. Bei der Geruchsdiagnose konzentriert sich der Therapeut auf den Eigengeruch seines Patienten, der sich je nach Krankheit stark unterscheidet. Der Patient sollte daher unparfumiert in der Praxis erscheinen.
Die vier Diagnoseverfahren ergänzen einander in idealer Weise. Einen erfahrenen Therapeuten gelingt es so, ohne die Hilfe von Laboruntersuchungen oder technischem Gerät, zu einer umfassenden Einschätzung des Gesundheitzustandes seines Patienten zu gelangen. Er ist nun in der Lage, den Weg der Behandlung festzulegen. Durch die ausführliche Betrachtung all dieser Faktoren ist es oft möglich, erste Anzeichen für ein aufkommendes Leiden früh zu erkennen und einzugreifen, bevor die Krankheit sich im Körper manifestiert.

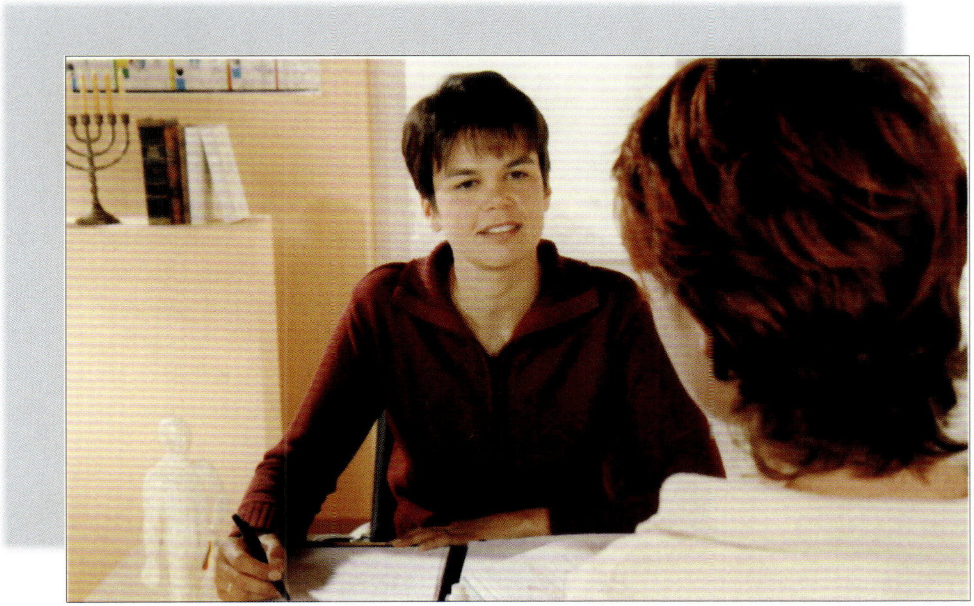

Stimme und Geruch des Patienten werden in die Diagnose mit einbezogen

Die Fünf-Elemente-Organuhr

Jeder Mensch hat seinen eigenen Rhythmus und reagiert auf die wechselnden Tages- und Jahreszeiten unterschiedlich. Im Winter haben wir ein anderes Schlafbedürfnis und ein anderes Arbeitstempo als im Sommer. Manche Menschen können am frühen Morgen konzentrierter arbeiten, andere laufen erst in den Abendstunden zur Höchstform auf. Im Westen ist dieser Mechanismus als Biorhythmus bekannt. Kann man seine Lebensgewohnheiten dauerhaft an seine „innere Uhr" anpassen, lebt man stressfreier und gesünder.

In der Chinesischen Medizin geht man davon aus, dass auch die einzelnen Funktionskreise mit den dazugehörigen Organen ihren eigenen Rhythmus haben. Aus langjährigen Beobachtungen haben die Ärzte im alten China die Leistungs- und Ruhephasen der einzelnen Funktionskreise in der sogenannten Organuhr festgelegt.

Jedes unserer Organe ist einem Element und einer Tageszeit zugeordnet

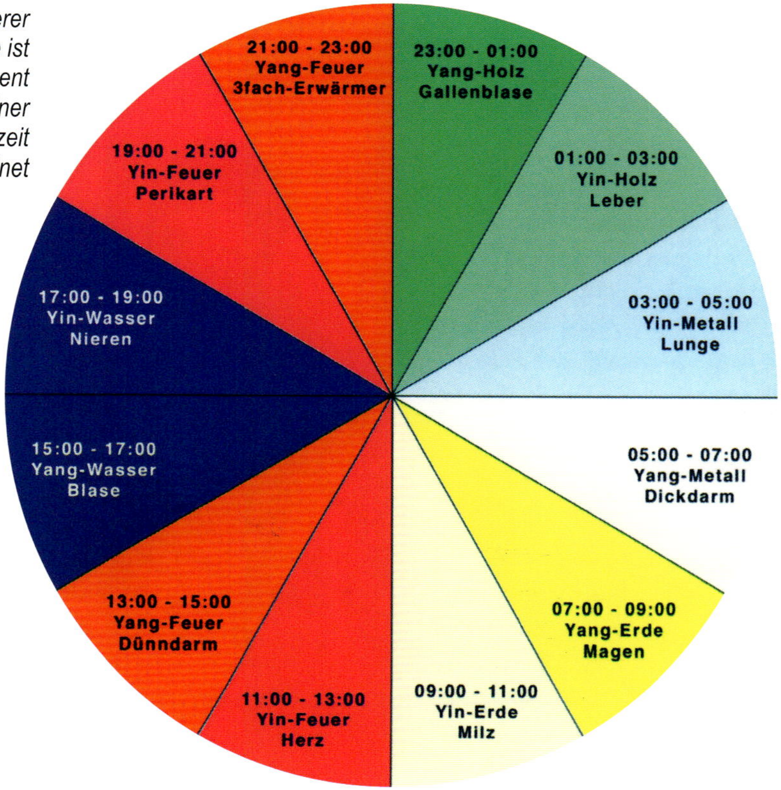

DIE ORGANUHR MIT DEN ZUGEHÖRIGEN ELEMENTEN UND ZEITEN

Organ	Element	Leistungsphase	Erholungsphase
Leber	Yin Holz	01:00 – 03:00	03:00 – 05:00
Lunge	Yin Metall	03:00 – 05:00	05:00 – 07:00
Dickdarm	Yang Metall	05:00 – 07:00	07:00 – 09:00
Magen	Yang Erde	07.00 – 09:00	09:00 – 11:00
Pankreas/Milz	Yin Erde	09:00 – 11:00	11:00 – 13:00
Herz	Yin Feuer	11:00 – 13:00	13:00 – 15:00
Dünndarm	Yang Feuer	13:00 – 15:00	15:00 – 17:00
Blase	Yang Wasser	15:00 – 17:00	17:00 – 19:00
Nieren	Yin Wasser	17:00 – 19:00	19:00 – 21:00
Perikard/Kreislauf	Yin Feuer	19:00 – 21:00	21:00 – 23:00
Dreifach-Erwärmer	Yang Feuer	21:00 – 23:00	23:00 – 01:00
Gallenblase	Yang Holz	23:00 – 01:00	01:00 – 03:00

Der Tag mit seinen 24 Stunden wird bei den Chinesen schon von jeher in Doppelstunden eingeteilt, beispielsweise auch in der Astrologie. So ist es denn auch logisch, dass die Organe und Meridiane im menschlichen Körper jeweils im Zweistunden-Rhythmus ihre Hoch- und Entspannungsphasen wechseln.

Für zwei Stunden pro Tag ist das Qi in jedem Organ maximal anwesend und jeweils 12 Stunden nach der Maximalzeit in der Minimalzeit. Jedes unserer Organe hat also eine Zeit, in der Maßnahmen zur Harmonisierung der Fünf Elemente und von Yin und Yang in unserem Körper besonders gut wirken. Genauso gibt es Zeiten, die für bestimmte Übungen und Tätigkeiten überhaupt nicht geeignet sind. Die aktive Organzeit ist die Leistungsphase. In dieser Zeit können die jeweiligen Organe belastet und gefordert werden.

INFO !

Unser Magen hat seine größte Leistungsphase zwischen 7.00 und 9.00 Uhr morgens. Kein Wunder also, dass in der chinesischen Ernährungslehre so viel Wert auf ein gutes und ausgewogenes Frühstück in dieser Zeit gelegt wird. Am Morgen kann der Magen nämlich die aufgenommene Nahrung viel besser verwerten als zu anderen Tageszeiten.

Was macht uns krank?

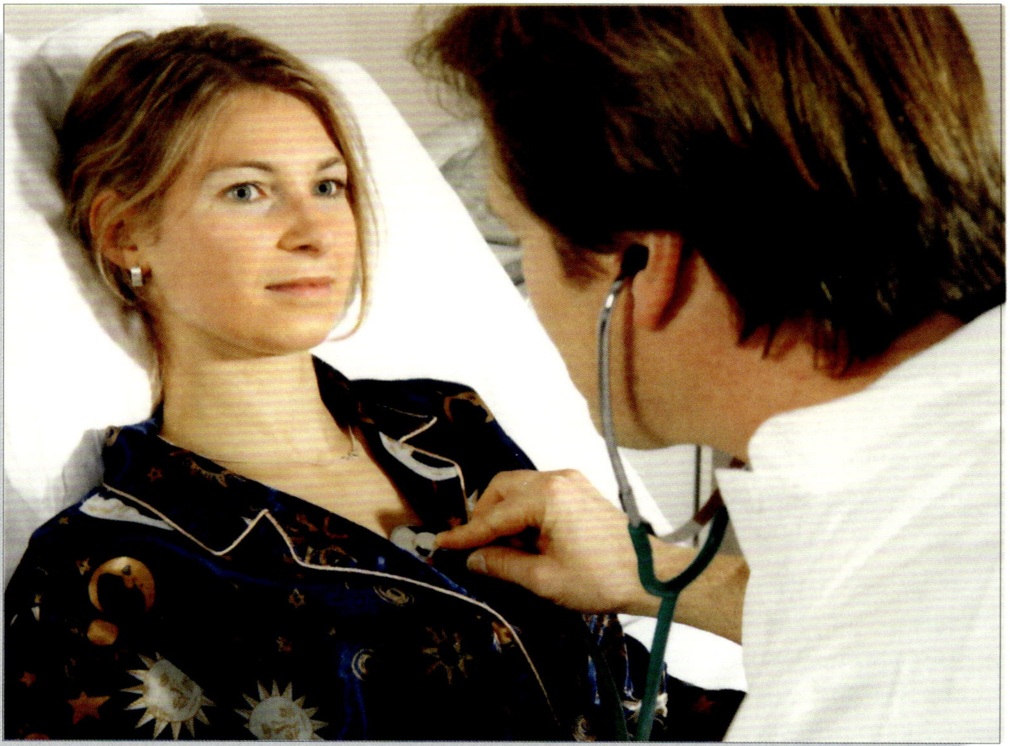

In der ganzheitlichen Medizin werden auch emotionale oder klimatische Faktoren als Ursachen einer Erkrankung in Betracht gezogen

In der Regel machen wir im Westen Viren, Bakterien oder andere Erreger dafür verantwortlich, wenn wir krank werden. In der ganzheitlichen Medizin werden mittlerweile auch Faktoren wie Stress oder andere Belastungen als Krankheitsursache mit in Betracht gezogen.

Die Chinesen sehen die Entstehung von Krankheiten von jeher als einen komplexen Prozess an, an dem meist mehrere unterschiedliche Faktoren beteiligt sind. Eine Krankheit kann nach dieser Sichtweise durch äußere, innere oder sonstige Ursachen entstehen.

Äußere Ursachen

Unter äußeren, krankmachenden Ursachen versteht man in der TCM vor allem klimatische Faktoren. Dazu zählen Wind, Hitze, Feuchtigkeit, Trockenheit und Kälte. Diese sind - wie sollte es anders sein - ebenfalls den Fünf Elementen zugeordnet. Je nach Element unterscheiden sich dann Krankheitsverlauf und die hauptsächlich betroffenen Organbereiche. Die klimatischen Faktoren können uns vor allem dann krank machen, wenn unsere Immunkraft, also unser Abwehr-Qi, schwach ist. Dann dringen sie über Nase, Mund und Haut in unseren Körper ein und bringen unser inneres Klima durcheinander.

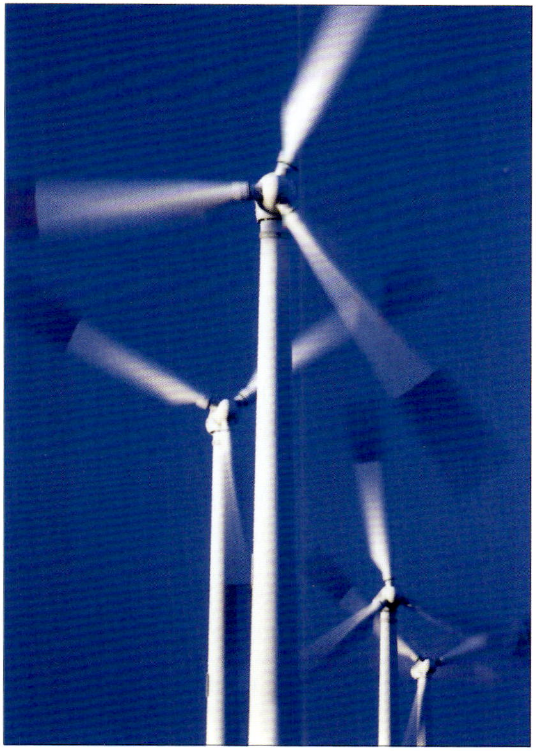

Der klimatische Faktor Wind gehört zum Holz-Element

Der Wind (Holz)

Der Wind ist dem Holz-Element zugeordnet. Vor allem plötzlich und schnell auftretende Symptome werden diesem klimatischen Faktor zugerechnet. Doch wie in der freien Natur kommt es auch bei unserem inneren Klima auf die Relation an: Eine leichte Brise empfinden wir als angenehm, ein tobender Sturm kann sowohl außen wie auch innen großen Schaden anrichten. Zu viel Wind im Körper hat eine austrocknende Wirkung und schwächt unser Yin und das Blut. Der Wind greift gerne die Oberfläche an. So äußert sich eine windbedingte Erkrankung oft durch eine trockene Haut oder tränende Augen. Neurodermitis ist eine typische „Winderkrankung" und wird deshalb als Störung des Holz-Elementes angesehen. In den Körper eindringender Wind verbindet sich im übrigen gerne mit anderen äußeren Faktoren. Eine fiebrige Erkältung würde man zum Beispiel als Wind-Hitze bezeichnen, während eine Grippe mit Schüttelfrost und innerer Kälte in der chinesischen Medizin als Wind-Kälte bezeichnet wird.

Extratipp

Wenn Sie empfindlich auf Zugluft oder Wind im Allgemeinen reagieren, ist Ihr Holz-Element unter Umständen geschwächt. Vermeiden Sie es, bei starkem Wind vor die Tür zu gehen und halten Sie sich fern von zugigen Ecken. Auch bei wärmeren Außentemperaturen sollten Sie sich keinesfalls länger im Durchzug aufhalten.

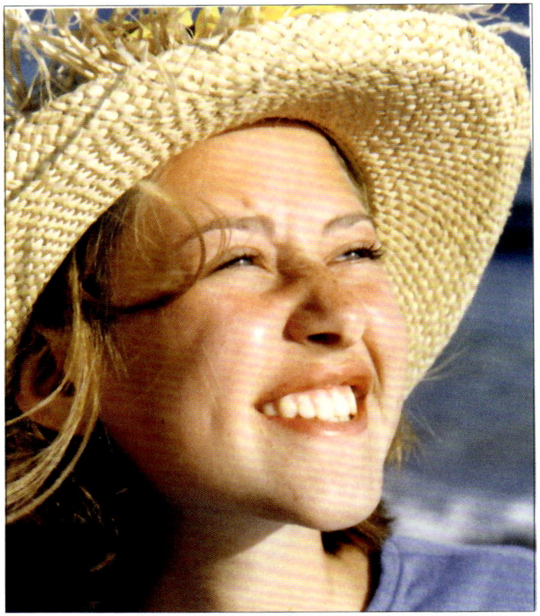

Menschen mit starker Feuer-Energie sollten zuviel Sonne meiden

Hitze (Feuer)

Der klimatische Faktor Hitze gehört zum Feuer-Element. Hitze tritt vor allem in den warmen Sommermonaten auf, kann sich aber - je nach Konstitution und Tätigkeit - auch das ganze Jahr über bemerkbar machen.
Dringt zuviel äußere Hitze in unseren Körper ein, schädigt dies vor allem das Yin. Beschwerden betreffen dann meistens die Yang-Regionen unseres Körpers wie den Kopf, der schmerzt und glüht oder das Gesicht, das sich auf unnatürliche Weise rötet. Sonnenbrand oder Sonnenstich sind unmittelbare Effekte äußerer Hitze. Kombiniert die Hitze sich mit äußerem Wind, kann es zu akuten Entzündungen vor allem im Bereich der Atemwege kommen.

Extratipp

Gehören Sie zu den Menschen, denen Hitze recht schnell zu schaffen macht? Dann sollten Sie Ihre ohnehin starke Feuer-Energie im Körper nicht unnötig anfachen. Vermeiden Sie direkte Sonnenbestrahlung besonders in der Mittagszeit und gehen Sie bei Sonnenschein niemals ohne Kopfbedeckung aus dem Haus.

Feuchtigkeit (Erde)

Mit dem Erd-Element verbinden wir den klimatischen Faktor Feuchtigkeit. Nebliges, diesiges und feuchtes Wetter macht vielen Menschen zu schaffen, vor allem weil die Feuchtigkeit vorzugsweise über die Leitbahnen und die Gelenke in den Körper eindringt. Einmal eingedrungene Feuchtigkeit lässt sich nicht so einfach wieder vertreiben. Das weiß jeder, der schon einmal versucht hat, einen feuchten Keller dauerhaft trockenzulegen. Deshalb schreibt die chinesische Medizin vielen chronischen Beschwerden die Feuchtigkeit als Ursache zu. Äußere Feuchtigkeit kann die Kraft von Magen und Milz angreifen und so verhindern, dass unsere Nahrung in vollem Maße transformiert werden kann, was auf Dauer zu Übergewicht oder Ablagerungen im Körper führen kann.

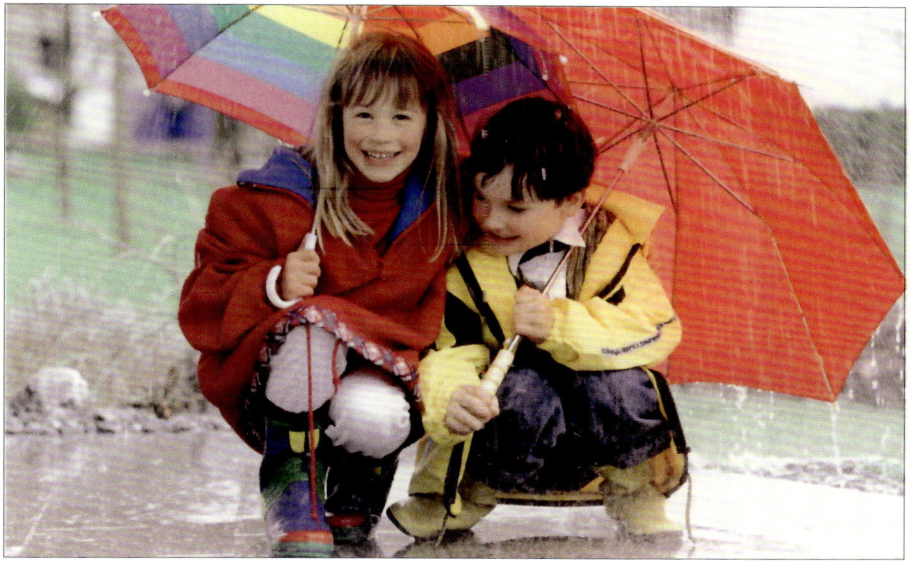

Ein gestörtes Erd-Element reagiert auf Feuchtigkeit besonders empfindlich

Extratipp

Besonders in der feuchten Herbstzeit bekommen Menschen mit einem gestörten Erd-Element diesen klimatischen Faktor zu spüren. Damit sich die Feuchtigkeit jetzt nicht durch schmerzende Gelenke oder Muskeln bemerkbar macht, sollten Sie sich immer besonders warm und trocken einpacken, wenn Sie aus dem Haus gehen.

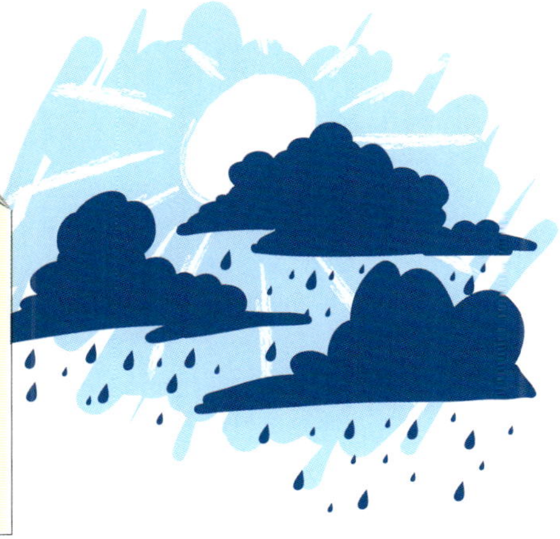

ÄUßERE KRANKHEITSURSACHEN UND IHR ZUGEHÖRIGES ELEMENT

Element	Klimatischer Faktor
Holz	Wind
Feuer	Hitze
Erde	Feuchtigkeit
Metall	Trockenheit
Wasser	Kälte

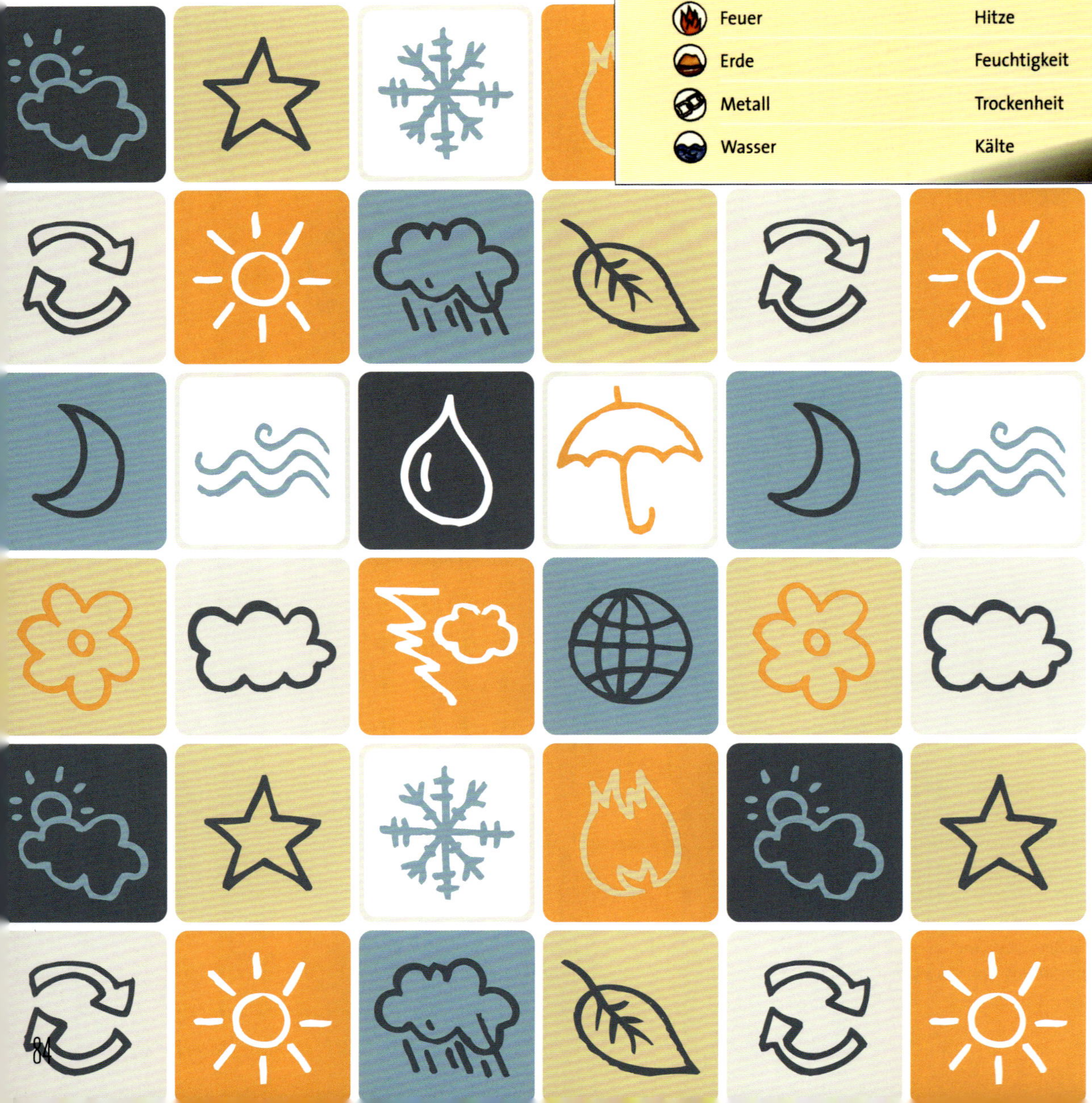

Trockenheit (Metall)

Das Metall-Element charakterisiert den klimatischen Faktor Trockenheit, der sich vor allem auf unsere Körpersäfte negativ auswirken kann und so ebenfalls das Yin schwächt. Zu trockene Luft, wie wir sie zum Beispiel in beheizten Räumen vorfinden, kann Beschwerden wie einen trockenen Hals, trockene Haut oder Nasenschleimhäuten führen und einen unangenehmen trockenen Husten verursachen.

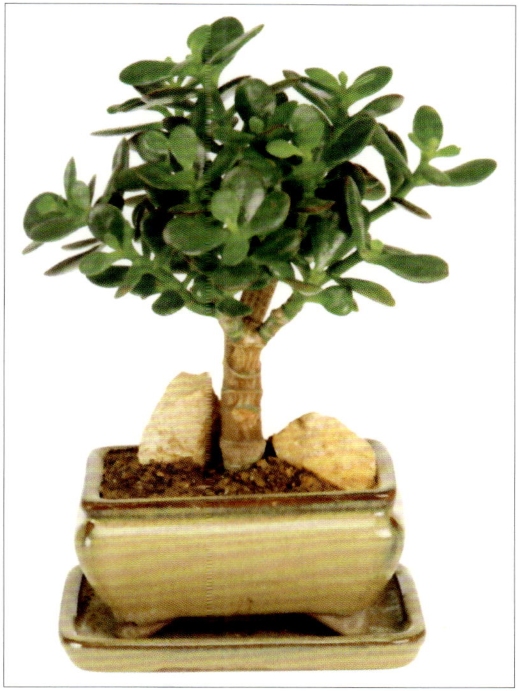

Zimmerpflanzen wirken trockener Raumluft entgegen

Extratipp

Für diesen klimatischen Faktor sind wir besonders im Herbst anfällig. Denn trockene Heizungsluft lässt Schleimhäute und Haut leiden. Mit einem sprudelnden Zimmerbrunnen oder großblättrigen Pflanzen können Sie das Raumklima positiv beeinflussen und Krankheiten und Unwohlsein vorbeugen.

Kälte (Wasser)

Zum Wasser-Element gehört der klimatische Faktor Kälte. Sie führt dazu, dass sich alle Prozesse verlangsamen. Im Körper wird der Qi-Fluss gebremst und so die Abwehr geschwächt. Äußere Kälte kann überall in unseren Organismus eindringen und verursacht inneres Frösteln, kalte Extremitäten oder schmerzende Gelenke.

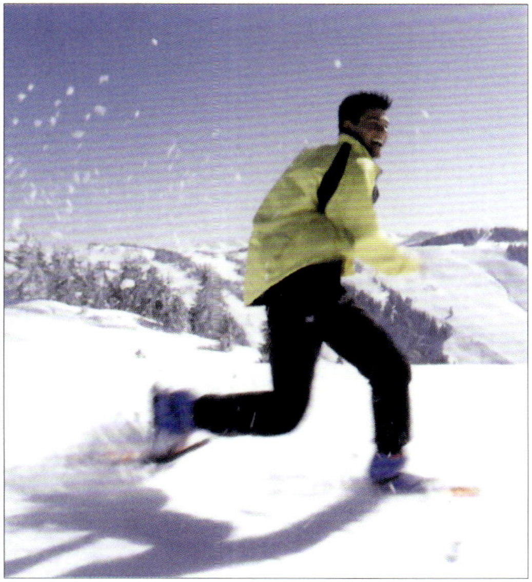

Kälte kann den Qi-Fluss bremsen und die Abwehr schwächen

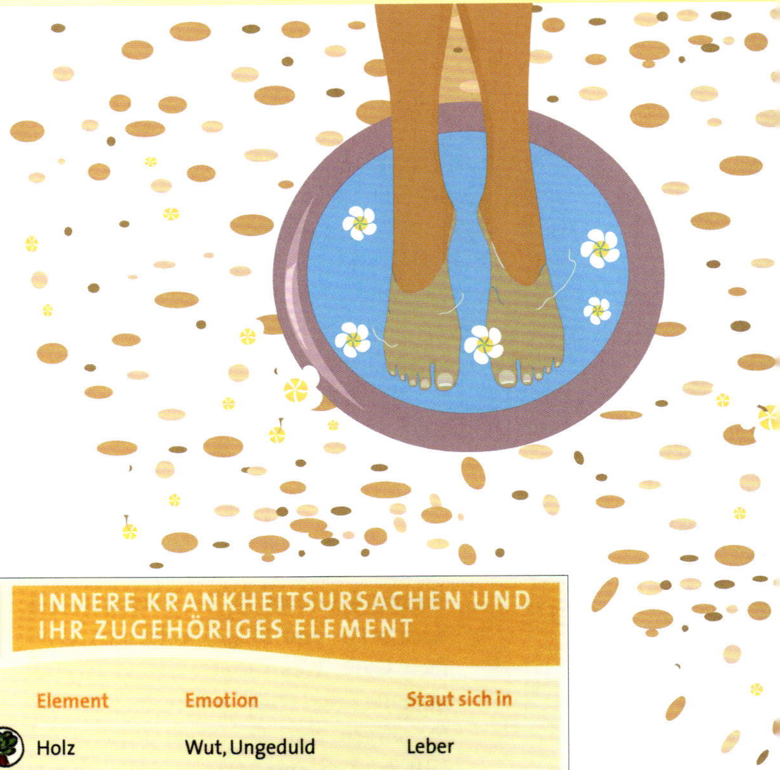

Extratipp

Wenn unser Körper durch und durch kalt wird, sind wir besonders anfällig für das Eindringen von Krankheitskeimen. Lassen Sie es deshalb erst gar nicht so weit kommen, sondern halten Sie sich warm. Besonders die Füße sollten möglichst niemals eiskalt sein.

Innere Ursachen

Wenn wir dauerhaft gesund bleiben wollen, sollten wir nach der Lehre der chinesischen Medizin unseren Gefühlen sehr viel mehr Aufmerksamkeit schenken. Schon die alten Taoisten wussten, dass sich negative Emotionen in den entsprechenden Organen ansammeln und dort das Gleichgewicht empfindlich stören können. Viele Therapeuten sehen in einem Ungleichgewicht der Emotionen die Hauptursache für jegliche Art von Erkrankung und Unwohlsein. Dabei ist die Stärke einer Emotion nicht unbedingt ausschlaggebend. Ein starkes Wutgefühl, dem Sie sofort und auf der Stelle Luft machen, richtet lange nicht so viel Schaden an wie ein unterschwelliger Groll, der über einen längeren Zeitraum aufgestaut wird.

INNERE KRANKHEITSURSACHEN UND IHR ZUGEHÖRIGES ELEMENT

Element	Emotion	Staut sich in
Holz	Wut, Ungeduld	Leber
Feuer	Freude, Hass	Herz
Erde	Sorgen, Anspannung	Milz
Metall	Trauer, Melancholie	Lunge
Wasser	Angst, Panik	Nieren

Man entwickelte deshalb schon vor mehreren tausend Jahren Übungen und Meditationen, mit deren Hilfe sich die gestauten Emotionen aus den Organen ausleiten lassen und die Harmonie wieder hergestellt werden kann. Im weiteren Verlauf dieses Buches stelle ich Ihnen einige dieser hilfreichen und recht einfachen Übungen ausführlich vor.

Wie die klimatischen Faktoren lassen sich auch die Emotionen den einzelnen Elementen und damit auch den entsprechenden Organen und Funktionskreisen zuordnen.

Wut/Ungeduld (Holz)

Die Emotion Wut hat viele Facetten. Ärger, Gereiztheit, Groll und auch Frustration bringen die alten Chinesen mit diesem Gefühl in Verbindung. Wut beeinflusst vor allem die Leber. Ein Stau über einen längeren Zeitraum hindert unser Leber-Qi daran, frei durch den Körper zu fließen. Die Energie staut sich mit Vorliebe im Kopf, was zu Benommenheit und Kopfschmerzen führen kann. Langfristig wird der Funktionskreis Holz so stark beeinträchtigt, dass es zu Bluthochdruck oder Milz- und Magenproblemen kommen kann. Wenn Ihnen also eine „Laus über die Leber läuft", sollten Sie lieber dafür sorgen, dass Sie Ihrem Ärger gleich Luft machen, anstatt ihn in sich hineinzufressen.

Übermäßige Gefühlsausbrüche können nach der TCM-Lehre beispielsweise zu Schlafstörungen führen

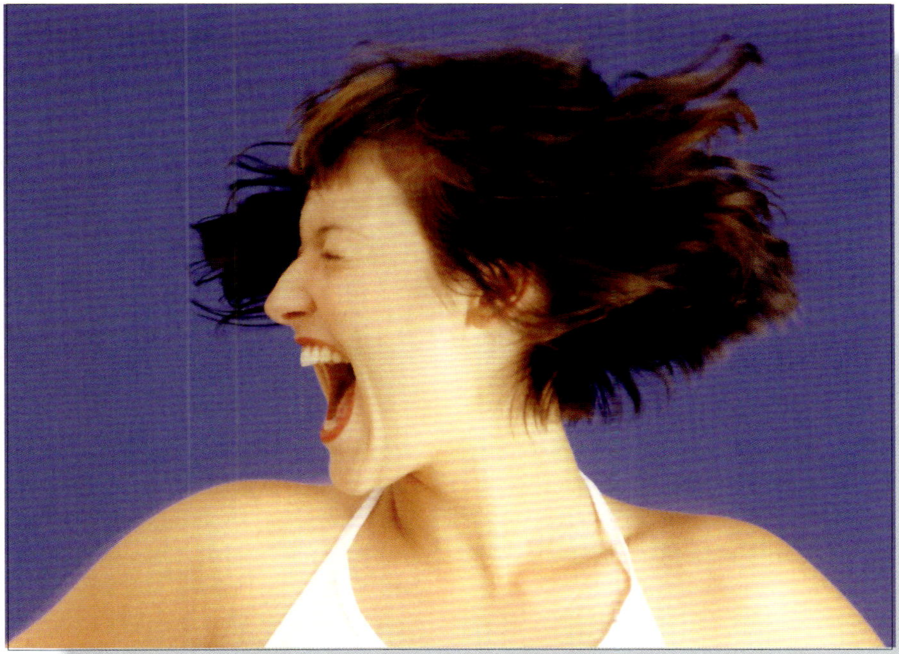

Hass/Freude (Feuer)

Übermäßiger Hass, aber auch übermäßige Freude können dazu führen, dass sich zuviel Hitze im Herzen ansammelt. Das kann sich unter anderem durch innere Unruhe, Herzrhythmus- oder Schlafstörungen bemerkbar machen.

Sorge/Anspannung (Erde)

Wer ständig über die gleichen Dinge nachgrübelt, dem schlägt dieses Gefühl über kurz oder lang auf den Magen. Für unsere Milz ist es besonders schädlich, wenn wir uns immer und immer wieder den Kopf über Dinge zerbrechen, die nicht zu ändern sind.
Zuviel Kopfarbeit kann ebenfalls auf Dauer das Milz-Qi schwächen und außerdem die Lungenenergie am freien Fließen hindern. So entstehen Symptome wie Müdigkeit, mangelndes Selbstwertgefühl, Lethargie und Konzentrationsstörungen.

Trauer/Melancholie (Metall)

Wer sich in seinen Kummer vergräbt oder in wochenlanger Melancholie versinkt, tut vor allem seiner Lunge nichts Gutes. Unaufgelöste Trauer schwächt die Abwehrkräfte und macht uns anfälliger für Erkrankungen der Atemwege wie Asthma, Bronchitis oder grippale Infekte. Auch das Gefühl der Traurigkeit will geteilt und nach außen gebracht werden. Atemübungen und tiefes Seufzen können helfen, diese Emotion aus dem Körper zu bringen.

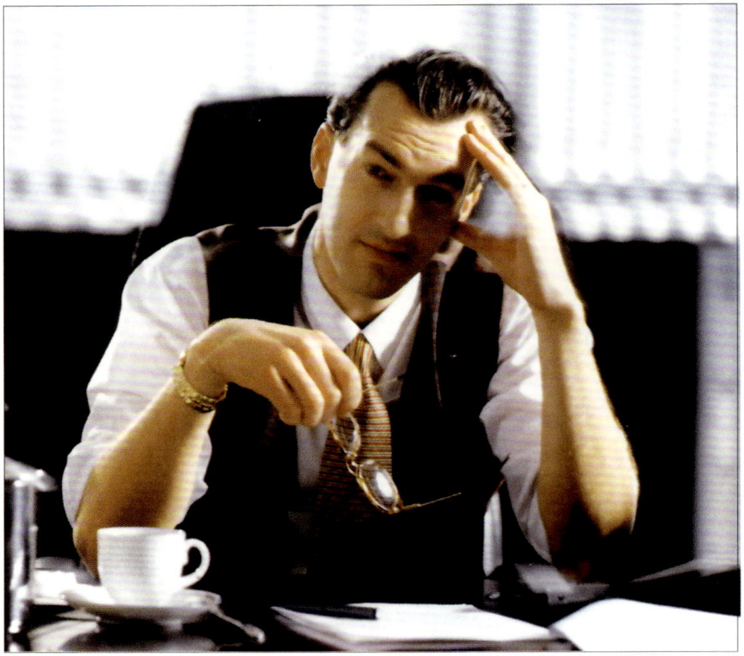

Wer zuviel grübelt, muss sich nicht wundern, wenn er an Müdigkeit oder Konzentrationsstörungen leidet

Angst/Panik (Wasser)

Angst ist eine vollkommen normale Gefühlsregung, die uns Menschen in brenzligen Situationen vor unbedachten Handlungen schützt. Wird sie jedoch chronisch, weil ihr Auslöser nicht unmittelbar angegangen wird, setzt sie sich mit Vorliebe in den Nieren fest. Damit schwächt sie gerade das Organ, das unter anderem als Hüter unserer Lebensenergie gilt. Ein gestörtes Nieren-Qi zeigt sich vor allem durch Erkrankungen der Harnwege. Es hat außerdem einen Einfluss auf unser Herz, denn ein schwaches Wasser-Element kann das Feuer des Herzens oft nicht ausreichend kontrollieren.

Sonstige Ursachen

Neben den inneren und äußeren Faktoren, die aus Sicht der chinesischen Medizin eine Krankheit hervorrufen können, gibt es noch eine Reihe von weiteren wichtigen, krankmachenden Aspekten:

Persönliche Konstitution

Jeder Mensch bekommt mit seiner Geburt sein ganz persönliches Maß an Qi mit auf den Lebensweg, das in den Nieren gespeichert wird. Der Zeitpunkt der Geburt legt darüber hinaus unseren persönlichen Elementezyklus fest und damit die grundsätzliche Stärke der einzelnen Elemente und der dazugehörenden Organe und Körperbereiche.
Menschen mit einer angeborenen schwachen Konstitution sind generell anfälliger für Ungleichgewichte und leiden oft unter chronischen Erkrankungen. Für sie ist es besonders wichtig, ihr spärliches vorgeburtliches Qi zu schützen und mit einer entsprechenden Ernährung und aufbauenden Übungen viel nachgeburtliches Qi zu kreieren.

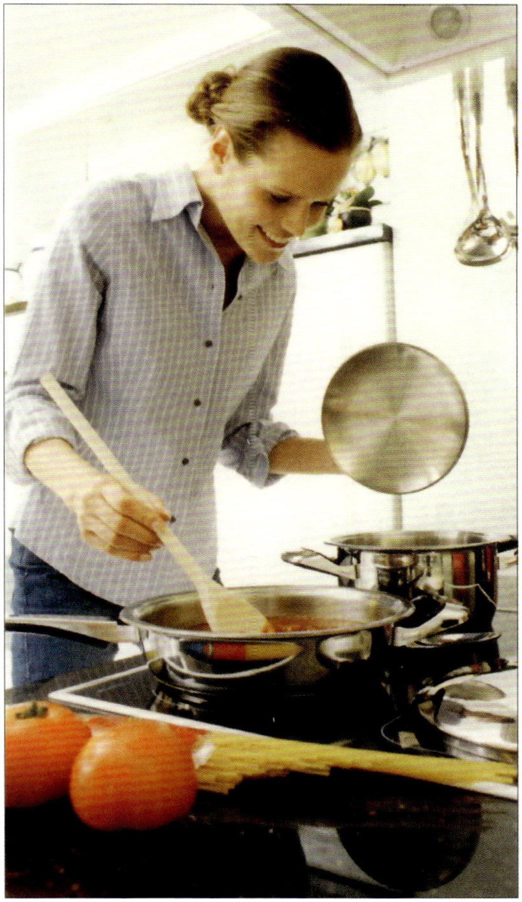

Die richtige Ernährung ist wichtig, damit wir gesund bleiben

Ernährung

Auch im Westen ist uns mittlerweile klar, dass eine ungesunde Ernährung die Ursache einer Vielzahl von Erkrankungen ist. Nach offiziellen Schätzungen sind mehr als die Hälfte der Kosten des deutschen Gesundheitswesens auf ernährungsbedingte Erkrankungen zurückzuführen.
Nach der fernöstlichen Philosophie sind Nahrung und Atmung die wichtigsten Energiequellen des Menschen, mit denen er seine angeborene Lebensenergie ergänzt.

Nahrungsmittelmittel schlechter Qualität mit hohem Anteil an raffinierten Fetten und Zucker wie Hamburger, Tiefkühlpizza, Pommes und Co. sind absolut nicht geeignet, unseren Körper mit Qi zu versorgen. Auch unregelmäßige und zu kurze Essenszeiten unter Anspannung und Zeitdruck sind häufig Grund für Erkrankungen.

INFO !

Mehr zum Thema persönliche Fünf-Elemente-Konstellation und Fünf-Elemente-Ernährung gibt es auf der Webseite der Autorin unter www.5-elemente.org.

Überanstrengung

Der moderne Mensch neigt leider dazu, sich mehr aufzubürden, als er in der Lage ist zu tragen. In der heutigen Leistungsgesellschaft wird quasi erwartet, dass wir ständig an unsere Grenzen gehen - und das sowohl mental wie auch körperlich. Dass dauerhafte Überanstrengung schädlich für unseren Organismus ist, weiß man im Osten wie im Westen. Aus Sicht der chinesischen Medizin führt ein ständiges Leben am Limit vor allem dazu, dass Yin und Yang aus dem Gleichgewicht geraten. Vor lauter beruflichem Stress und privater Hektik kommt die Zeit zum Entspannen und Erholen oft einfach zu kurz. Solange wir unserem Körper ausreichend Schlaf und eine vernünftige Ernährung gönnen und uns emotional ausgeglichen fühlen, steckt unser Organismus gelegentliche Überanstrengung in der Regel gut weg. Denn dann kann er in den Erholungsphasen genug frisches Qi bilden. Wer sich jedoch dauerhaft übernimmt, schädigt seinen Körper und legt den Grundstein für ernsthafte Erkrankungen.
Auch im Bereich der Sexualität sollten wir Überanstrengungen vermeiden. Übermäßiger Sexualverkehr, der vor allem dazu dient, Dampf abzulassen und negative Emotionen loszuwerden, schwächt nämlich vor allem bei Männern die Lebenskraft. Eine lebendige, liebevolle Sexualität stärkt dagegen den Organismus und erfüllt uns mit frischem Qi. (Genaueres zu diesem Thema im 4. Kapitel „Fünf Elemente und Sexualität").

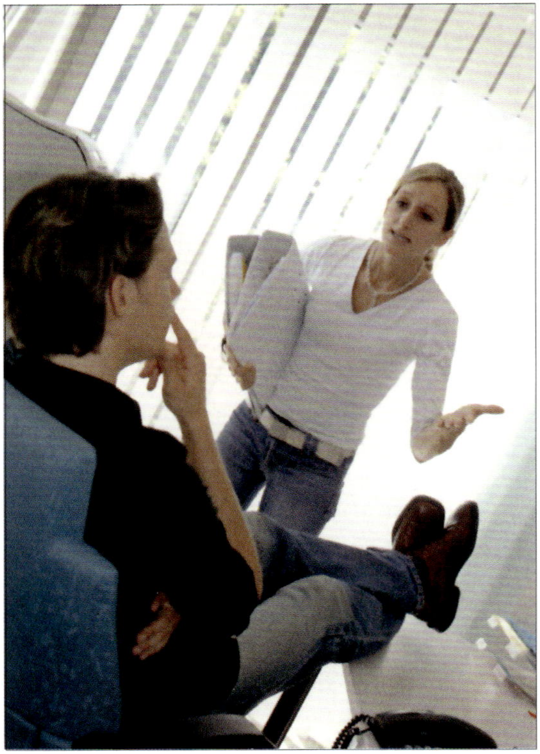

Permanente berufliche Überlastung untergräbt die Gesundheit

Extremsport als Ausgleich zu beruflichem Stress?
So mancher vielbeschäftigter Manager verschreibt sich dem Extremsport als Ausgleich zum stressigen Berufsalltag. Nach einem harten Arbeitstag wird schweißtreibendes Fitnesstraining betrieben. Vor dem Frühstück mal eben 10 Kilometer gejoggt und am Wochenende am Stadtmarathon oder Mountainbike-Rennen teilgenommen. Auch wenn die auf den exzessiven Sport folgende Erschöpfung als sehr angenehm empfunden wird - aus Sicht der chinesischen Medizin wird so nur kurzzeitig das Leber-Qi entspannt. Langfristig wird jedoch der Organismus mehr geschwächt als gestärkt. Moderate Übungen und Bewegungen wie wir sie aus dem Qi Gong oder Tai Chi kennen, sind deutlich besser dazu geeignet, Stress abzubauen.

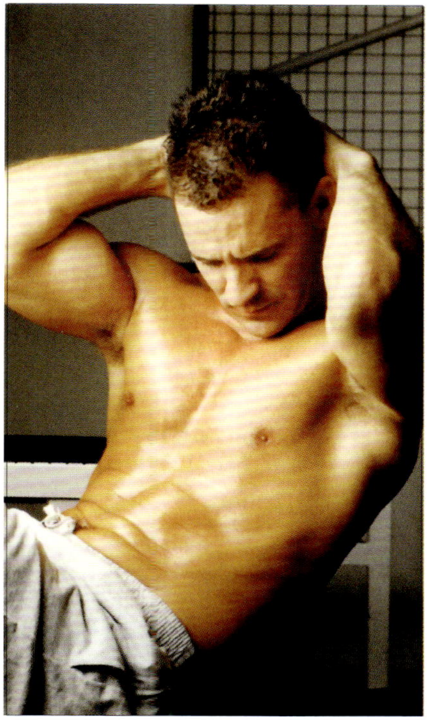

Auch beim Sport sollte man nicht ständig an die Leistungsgrenze gehen

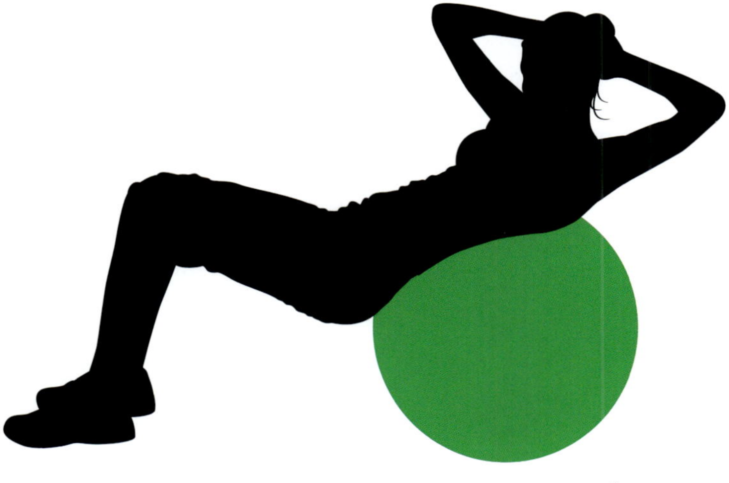

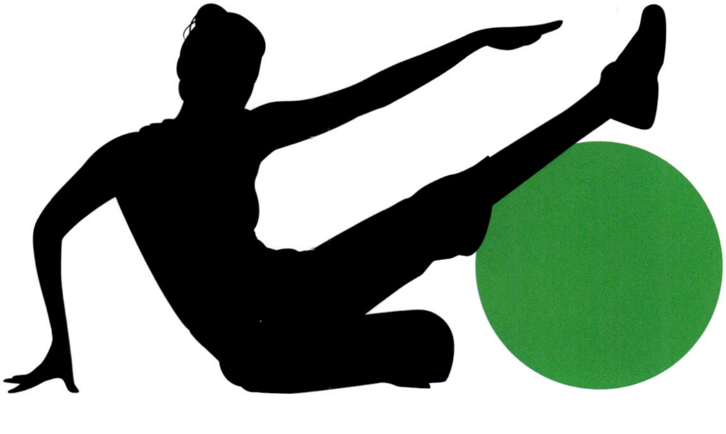

Moderate Übungen und Bewegungen sind deutlich besser

Die fünf Säulen der Gesundheit
• Akupunktur • Kräuterheilkunde • Ernährung • Akupressur und Tuina
• Qi Gong, Tai Chi und Meditation

Die Behandlung von körperlichen, geistigen und seelischen Ungleichgewichten umfasst in der chinesischen Medizin immer mehrere Vorgehensweisen. Mit der Gabe von Medikamenten ist es auf keinen Fall getan. Zwar verschreibt der Therapeut - je nach Diagnose - auch Kräuterrezepturen, aber er wird immer versuchen, die Disharmonie mit einer Kombination aus unterschiedlichen Methoden aufzulösen.
Die chinesische Medizin bedient sich dabei fünf verschiedener Therapierichtungen, den so genannten fünf Säulen. Das sind Akupunktur, Arzneimitteltherapie, Ernährung, manuelle Techniken und Körperübungen.

Säule 1: Die Akupunktur

Die Akupunktur ist sicher der Bereich der chinesischen Medizin, der im deutschsprachigen Raum am bekanntesten ist. Schon vor mehr als 2000 Jahren wurden den Patienten im alten China Metallnadeln an bestimmte Punkte gesetzt, um Blockaden zu lösen, den Qi-Fluss zu kräftigen oder um krankhaftes Qi aus dem Körper herauszuleiten.

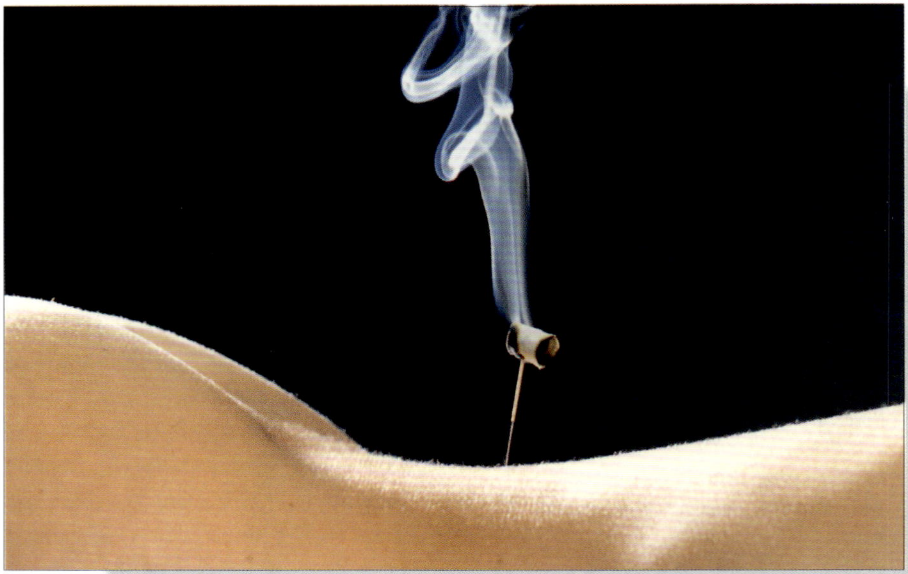

Mit der Moxa-Methode lässt sich so manches Leiden lindern. Diese Nadel wird mit Beifuß erwärmt

Um Krankheitszustände positiv zu beeinflussen, werden mit feinen Akupunkturnadeln Punkte, die auf den Meridianen liegen, in differenzierter Weise und Kombination gestochen. Durch die Nadelung oder Erwärmung dieser Punkte wird der Organismus dazu angeregt, sich selbst wieder ins Gleichgewicht zu bringen.
Die Akupunktur ist in Deutschland - im Gegensatz zu anderen Ländern Europas - wissenschaftlich noch nicht allgemein anerkannt. Sie wird allerdings aufgrund ihrer guten Ergebnisse vielerorts - vor allem im Bereich der Schmerztherapie - erfolgreich angewendet. Bei bestimmten Indikationen übernehmen inzwischen sogar einige Krankenkassen die Behandlungskosten.
Die Moxibustion ist eine Sonderform der Akupunktur, bei der kleine Kegel oder „Zigarren“ aus Beifuß über den Akupunkturnadeln verbrannt werden. Auf diese Weise werden die Nadeln erwärmt und der Effekt der Nadelung verstärkt.

Säule II: Die Arzneimitteltherapie (Kräuterheilkunde)

Diese Säule der chinesischen Medizin hat eine ebenso lange Tradition wie die Akupunktur - ist aber bei uns noch relativ unbekannt. Wie auch im Westen hat man in China im Laufe der Zeit die Wirkung von Pflanzen, Mineralien und Tierprodukten beobachtet und sie nach ihren spezifischen Wirkungen auf die Funktionskreise und Organe klassifiziert. Chinesische Kräuter wirken je nach Geschmacksrichtung und Thermik entweder kräftigend, beruhigend oder ausgleichend.

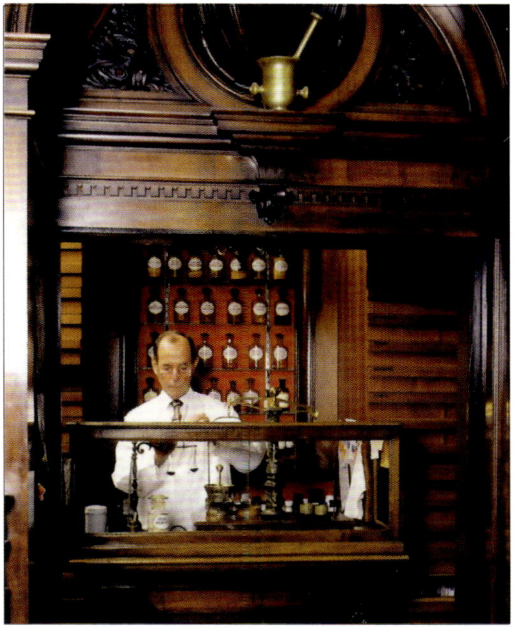

In der TCM werden für jeden Patienten individuelle Mischungen aus Pflanzen und Mineralien zusammengestellt

INFO !

Was zu beachten ist

Wer chinesische Kräutermischungen verwenden möchte, sollte sich unbedingt an einen erfahrenen Therapeuten wenden und immer nachfragen, aus welcher Quelle das Arzneimittel stammt. Frei verkäufliche, ungeprüfte Mischungen, wie man sie zuweilen über das Internet angeboten bekommt, sind zum einen nicht individuell abgestimmt und können zum anderen erhöhte Mengen an Pestiziden oder anderen Schadstoffen enthalten.

Die Chinesische Kräutermedizin verwendet vorwiegend Pflanzenteile (Wurzeln, Rinden, Blüten und Blätter) sowie Mineralien, die in der Regel miteinander kombiniert werden. Jeder Patient erhält ein individuell auf ihn und seine Kranheitssituation abgestimmtes Rezept. Traditionell werden chinesische Arzneimittel in Form von Tees oder Dekokten eingenommen. Für einen Dekokt werden die gemischten Arzneimittel 30 Minuten oder länger in Wasser abgekocht. Der Sud wird dann über einen längeren Zeitraum getrunken. Regelmäßige Untersuchungen dienen dazu, sicherzustellen, dass die gewählte Rezeptur wirksam bleibt. Im Bedarfsfall wird die Zusammenstellung der Rezeptur während der Behandlung dem aktuellen Zustand des Patienten angepasst. Die chinesischen Kräuterrezepturen eignen sich daher nicht zur Selbstbehandlung. Um die richtige Mischung für die jeweilige Krankheitssituation zu finden, ist der Rat eines ausgebildeten Therapeuten erforderlich.

Säule Ill: Die Ernährung

Die Beschäftigung der Ärzte mit Ernährung hat in China eine lange Tradition. Schon von frühester Zeit an war man sich überaus bewusst, welche Auswirkungen die Nahrung auf den menschlichen Körper hat. Nahrungsmittel gelten in der chinesischen Medizin als milde Therapeutika. Man bedient sich der Qi-Kraft eines Nahrungsmittels, um auf das Qi im menschlichen Organismus korrigierend einzuwirken.

In der Fünf-Elemente-Ernährung werden Lebensmittel genauso wie Arzneimittel aufgrund ihrer Wirkung auf die einzelnen Funktionskreise und Organe klassifiziert. Man betrachtet ihre Geschmacksrichtung, ihre Thermik sowie ihre energetische Wirkung. So wird jedes einzelne Nahrungsmittel einem der Fünf Elemente zugeordnet. Diese Einteilung macht man sich dann zunutze, wenn es darum geht, einzelne Organe oder Funktionskreise im Körper zu stärken oder auch um einen Stau zu beheben.

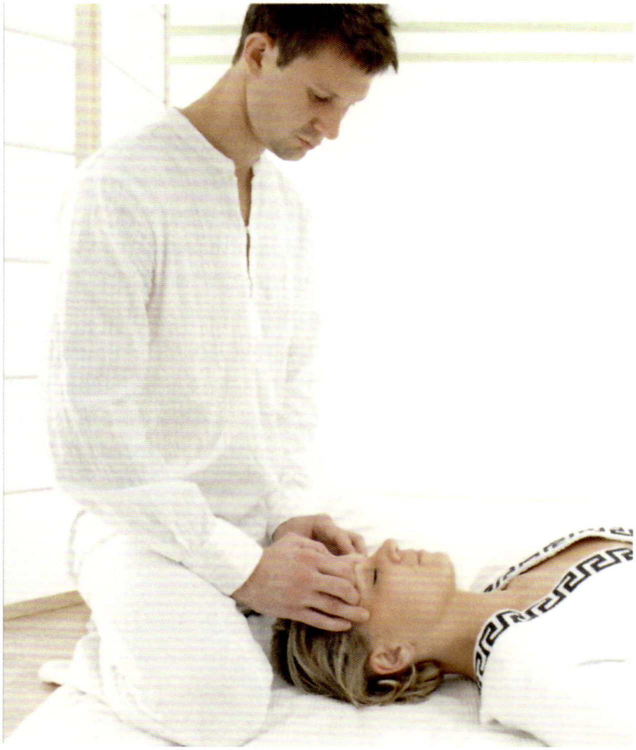

Tuina-Massage und Akupressur bringen das Qi zum fließen

INFO !

Tigerkrallen und Schlangenhaut

Immer wieder gibt es Meldungen über Zutaten, die von geschützten Tier-oder Pflanzenarten stammen und in der chinesischen Arzneimittelkunde verschrieben werden. Bei den hierzulande zusammengestellten Rezepturen kann man jedoch sicher sein, dass dem Artenschutz Rechnung getragen wird und geschützte Tiereund Pflanzen nicht mehr verwendet werden.

Säule IV: Die manuelle Therapie
Akupressur und Tuina Massage

Der Energiekreislauf kann auch manuell beeinflusst werden, in dem man die Akupunkturpunkte auf den Meridianen durch Tasten, Drücken, Reiben oder Massieren stimuliert. Diese Methode ist bei uns als Akupressur bekannt und eignet sich sehr gut zur Selbstbehandlung.

Akupressur, auch Druckpunktmassage genannt, ist also die gezielte Massage von Akupunkturpunkten. Die Massage erfolgt mit der Fingerkuppe des Zeigefingers oder mit dem Daumen. Sie soll dabei helfen, Qi-Blockaden zu lösen, so dass die Energie wieder frei im Körper zirkulieren kann.

Unter Tuina versteht man eine chinesische Heilmassage. Sie umfasst mehrere Praktiken: die muskuläre Massage, chiropraktische Manipulationen, aktive und passive Gelenkmobilisation sowie Akupressur entlang der Leitbahnen (Meridiane) und ihrer Punkte. Tuina kommt in der chinesischen Medizin vor allem bei Erkrankungen des Bewegungsapparates an Muskeln und Sehnen, Gelenken und Nervenbahnen in Betracht. Bei Beschwerden, die sich in Spannung, Härte, Steifheit, Schmerzen und Sensibilitätsstörungen äußern können.

Tuina wird aber auch erfolgreich bei inneren Krankheiten und bei gynäkologischen Störungen eingesetzt. Für Kinder wurde eine besonders sanfte Variante der Tuina-Methode entwickelt, die etwa bei fieberhaften Infekten, Durchfall oder Entwicklungsstörungen eine wirksame und nebenwirkungsfreie Behandlungsalternative zur Medikation bietet.

Säule V: Die Atem- und Bewegungstherapie
Qi Gong, Tai Chi & Meditation

Die letzte Säule der therapeutischen Verfahren in der chinesisehen Medizin ist den Atem- und Bewegunstherapien gewidmet. Sie haben zum Ziel, die Meridiane für den Energiefluss durchgängig zu halten. Durch das mentale Lenken der Energie im Körper kann man Krankheiten vorbeugen und bestehende Blockaden lösen.

Qi Gong

Die bedeutenste Form der Bewegungstherapie ist sicherlich das Qi Gong. In der Geschichte Chinas hat diese Praxis als Gesundheitsvorsorge immer eine große Rolle gespielt. Sie wurde aber auch für religiös-geistige Zwecke, insbesondere im Daoismus, Buddhismus und Konfuzianismus verwendet und in den Klöstern überliefert. Zu Qi Gong gehören Atemübungen, Körper- und Bewegungsübungen, Konzentrations- und Meditationsübungen - je nachdem, welcher Effekt erzielt werden soll oder welcher Qi-Gong-Stil praktiziert wird.
Die Übungen dienen generell dazu, das Qi im Körper zu harmonisieren, es in gleichmäßigem Fluss zu halten und auf diese Weise Krankheiten entgegenzuwirken. Der Übende versucht zunächst, das Qi wahrzunehmen, es zu aktivieren und mittels der Vorstellungskraft durch den Körper zu leiten. Das Qi kann im Körper in den Meridianen zum Kreisen gebracht oder an die von einer Erkrankung befallenen Stellen des Körpers gelenkt werden, um der Krankheit entgegenzuwirken. (Wie man das Qi im Körper kreisen lässt, erfahren Sie im 5. Kapitel.)
In China, wie auch hier bei uns im Westen, gibt es inzwischen Sanatorien und Kliniken, in denen Qi Gong meist in Kombination mit anderen Therapieverfahren bei chronisch erkrankten Patienten, bei Erkrankungen der Atemwege, des Herzkreislaufsystems, bei Gelenkbeschwerden oder selbst bei tumorösen Erkrankungen eingesetzt wird .

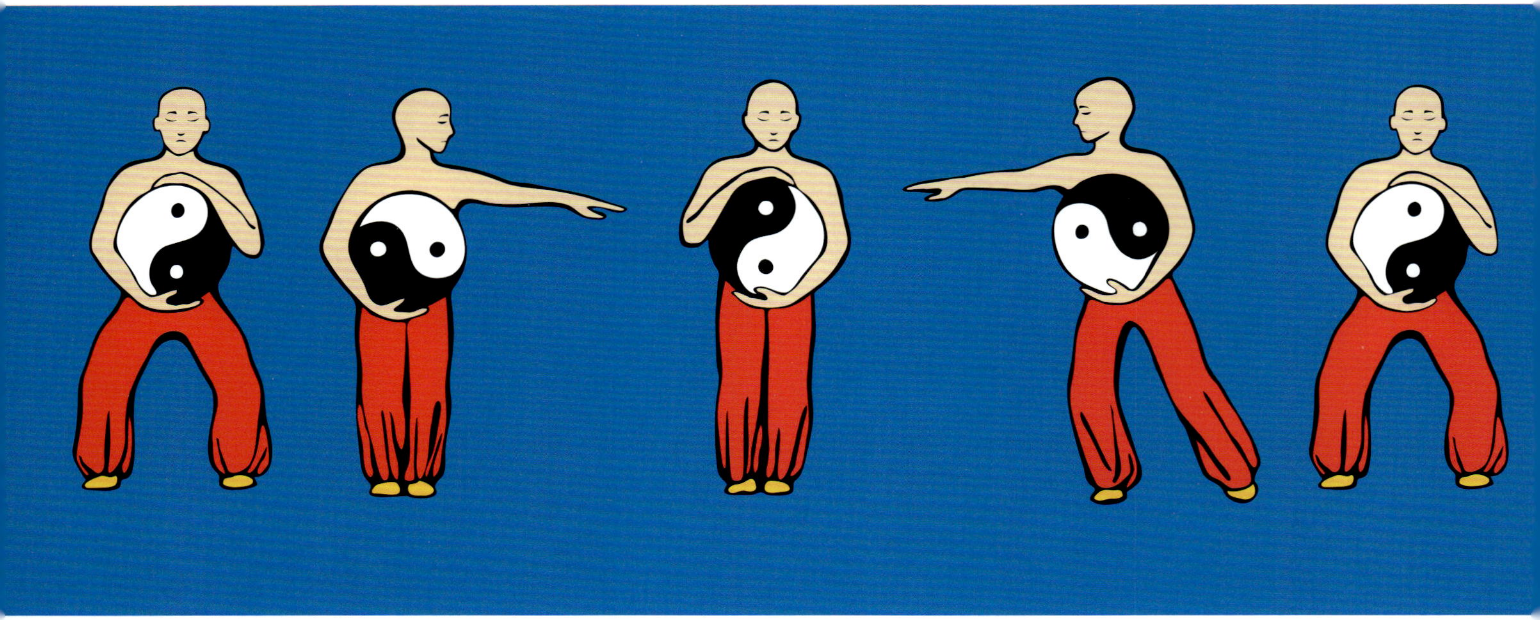

INFO !

Der Ursprung des Qi Gong

1973 wurden in dem chinesischen Dorf Mawangdui, nahe bei Changsha, in einem Grab aus der frühen Han Zeit mehrere Seidentücher gefunden. Sie waren teilweise mit historischen Texten bemalt. Ihr Alter datiert man auf etwa 2500 Jahre. Ein Fragment zeigt 44 Menschen bei Übungen zum Führen des Atems und zum Dehnen des Körpers. Sie sind nach Tierstellungen benannt oder den Krankheiten, denen sie entgegen wirken sollen. Obwohl aus jener frühen Epoche der chinesischen Kultur schon vorher mehrere Hinweise auf Qi-Gong-Praktiken überliefert waren, war dies der erste wirkliche Beweis, aus dem man eine nachvollziehbare Methode ableiten konnte.

TaiChi

TaiChi ist eine im Kaiserreich China entwickelte „innere“ Kampfkunst, die auch heute noch in stark vereinfachter Form in vielen chinesischen Parks in den Morgenstunden als „chinesisches Schattenboxen“ praktiziert wird. Über den Aspekt der Selbstverteidigung hinaus wird Tai Chi als allgemeines System der Bewegungslehre betrachtet, das einerseits der Gesundheit sehr förderlich ist, andererseits aber auch der Persönlichkeitsentwicklung und der Meditation dienen kann. In China preist man die Wunderwirkungen dieser Körperkunst, die dem regelmäßig Übenden „die Geschmeidigkeit eines Kindes, die Gesundheit eines Holzfällers und die Gelassenheit eines Weisen“ verspricht.

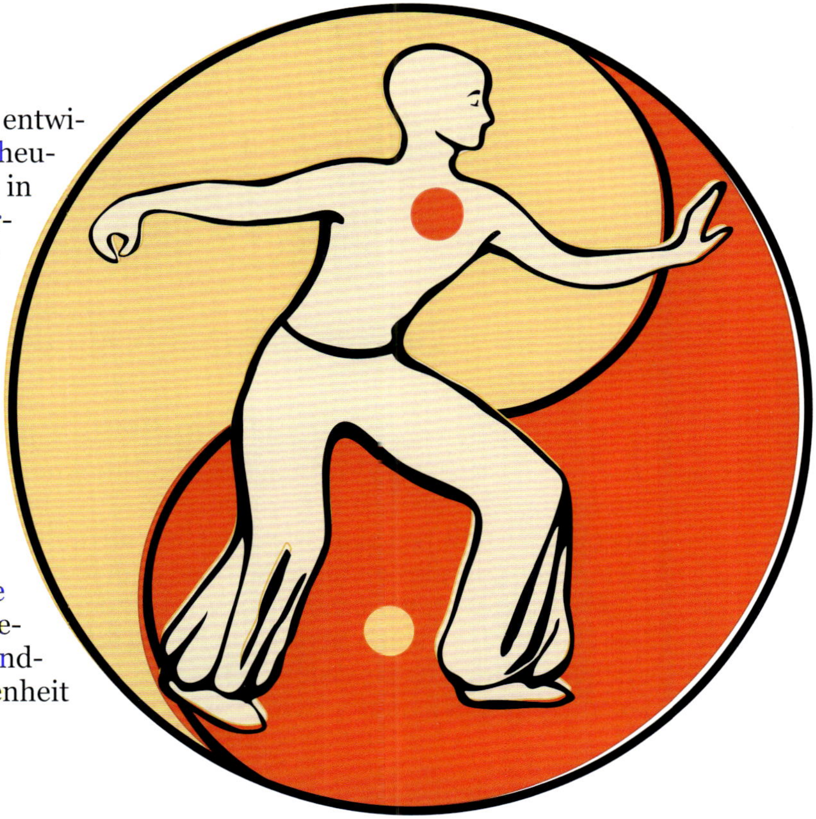

Mit mehr Selbstverantwortung zu mehr Lebensfreude

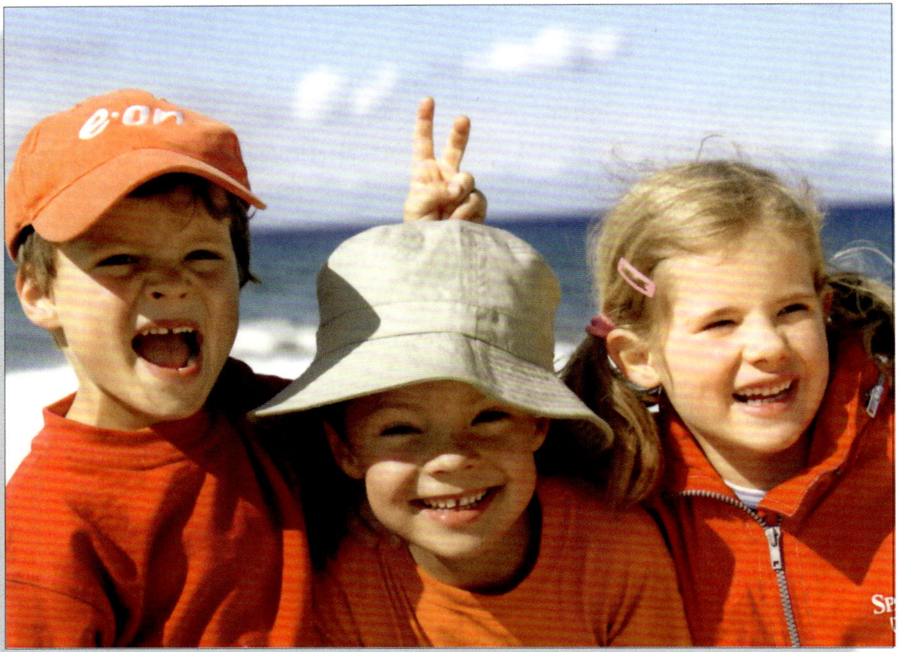

Von den Kindern können wir Lebensfreude lernen

Die richtige Lebensweise gilt in der TCM als die Grundlage für Gesundheit. Wie schon gesagt, hatte die Vorbeugung von Krankheiten im alten China einen weitaus höheren Stellenwert als deren Kurierung! Man beobachtete sehr genau, um Vorzeichen von Krankheiten, die beispielsweise erst im Alter auftreten, rechtzeitig zu erfassen. Einer geregelten, der Energie der Jahreszeit und dem jeweiligen Nahrungsangebot entsprechenden Lebensweise wurde allerhöchster Vorrang eingeräumt.
Der Harmoniegedanke ist dabei der Kern der Sache. Nur wenn es mir gelingt, in allen Bereichen meines Lebens in der Balance zu bleiben, kann ich dauerhaft glücklich und gesund leben. Die Asiaten unterscheiden drei Formen der Harmonie, die es zu erstreben gilt:

Die Harmonie mit der Natur

Bringen Sie Ihren Körper in Einklang mit den Gegebenheiten der Natur, so wie es unsere Vorfahren uns vorgemacht haben. Die moderne Zivilisation hat es leider mit sich gebracht, dass Jahres- und Tageszeiten und auch das Klima keinen besonderen Einfluss mehr auf unsere Lebensweise haben. Dabei ist es so wohltuend für unseren Organismus, wenn wir unsere Aktivitäten dem Lauf der Natur anpassen. Ernähren Sie sich also nach dem Angebot der Jahreszeiten und passen Sie Ihre Aktivitäten der Außentemperatur und der Tageszeit an!

Die innere Harmonie

Die Funktionskreise Holz, Feuer, Erde, Metall und Wasser mit den dazugehörenden Organen sollten in Einklang miteinander arbeiten. Beachten Sie die Leistungs- und Erholungsphasen der Organe (siehe dazu die Übersicht „Organuhr") und gleichen Sie Ungleichgewichte sofort aus. Praktizieren Sie dafür die notwendigen Übungen und Meditationen. Und achten Sie außerdem darauf, Ihren Körper mit gutem Qi zu versorgen.

Die geistige und körperliche Harmonie

Wenn Ihr Körper aus dem Gleichgewicht gerät, leidet auch der Geist. Reinigen Sie sich regelmäßig von negativen Emotionen und lassen Sie positive Gefühle wie Freude, Großzügigkeit, Aufrichtigkeit und Mut in Ihren Organismus strömen.

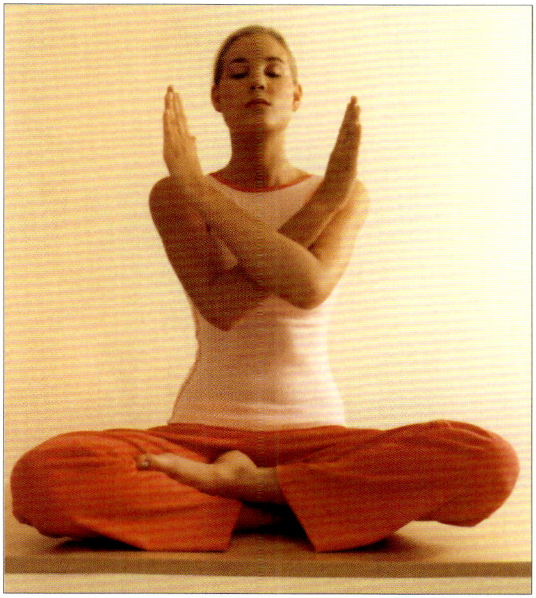

Damit Sie dauerhaft gesund und glücklich sein können, müssen Sie zunächst einmal Verantwortung für Ihr ganzes Wohlergehen übernehmen. Suchen Sie Ihr Heil nicht bei anderen Menschen, sondern in sich selbst. Niemand kennt unseren Körper, unseren Geist und unsere Seele besser als wir selbst. Wenn wir also lernen, in uns hineinzuhören und unserer Intuition zu folgen, steht dem Weg zu dauerhafter Gesundheit eigentlich nichts mehr im Wege.

Wir haben die Wahl - jeden Tag aufs Neue!

Kapitel 4

Sexualität und die Fünf Elemente

Praktische Tipps für ein erfülltes Liebesleben

- Das Tao der Sexualität
- Wie jeder die heilenden Aspekte der Sexualität für sich nutzen kann
- In sechs Schritten zu einem harmonischen Liebesleben
- Übungen für Sie
- Übungen für Ihn

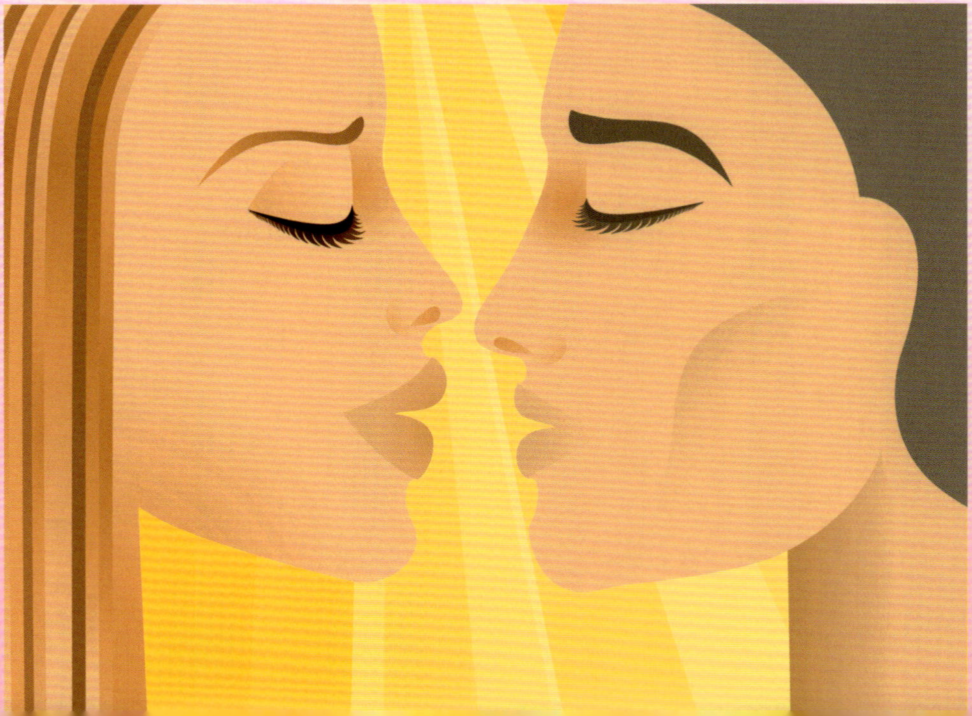

Das Tao der Sexualität

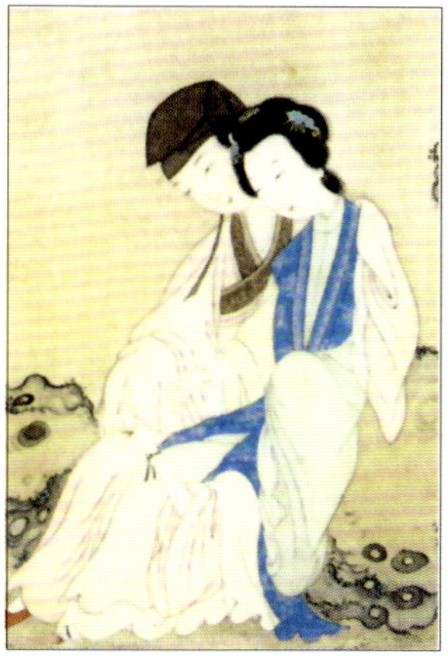

Nach der Fünf-Elemente-Lehre stehen Nieren, Blase und die Sexualorgane in einem unmittelbaren Zusammenhang zueinander. Sie werden alle dem Wasser-Element zugeordnet. Die Nieren beherbergen nach der Auffassung der Chinesen die Lebenskraft und können durch eine exzessive Sexualität dauerhaft geschädigt werden. Wer jedoch in der Lage ist, seine Sexualität zu kultivieren und die so entstehende Energie zur eigenen Stärkung zu nutzen, besaß nach Ansicht der alten Chinesen den Schlüssel zur ewigen Jugend.
Schon vor vielen tausend Jahren haben taoistische Meister erkannt, dass die Sexualkraft eine der Hauptquellen für das Qi im menschlichen Körper ist.
Das sexuelle Verlangen ist die stärkste Kraft, die in unserem Körper wirkt, denn sie kann neues Leben erschaffen. Sie ist die Basis für Kreativität, künstlerisches Schaffen, Vitalität und Spiritualität. Viele taoistische Praktiken befassten sich deshalb mit der Bewahrung und Verfeinerung dieser Energie. So ist es nicht verwunderlich, dass viele taoistische Meister und Meisterinnen am Kaiserhof hohes Ansehen genossen. Kaiserinnen und Kaiser konsultierten sie meist im Geheimen, um von ihnen in die taoistischen Sexualpraktiken eingeweiht zu werden. Dabei ging es den Herrschern nicht nur darum, sich einen größeren sexuellen Genuss zu verschaffen. Man wollte vielmehr nichts unversucht lassen, um ein langes und gesundes Leben zu erlangen.

Viele taoistische Praktiken befassten sich im alten China mit der Bewahrung und Verfeinerung der Sexualkraft

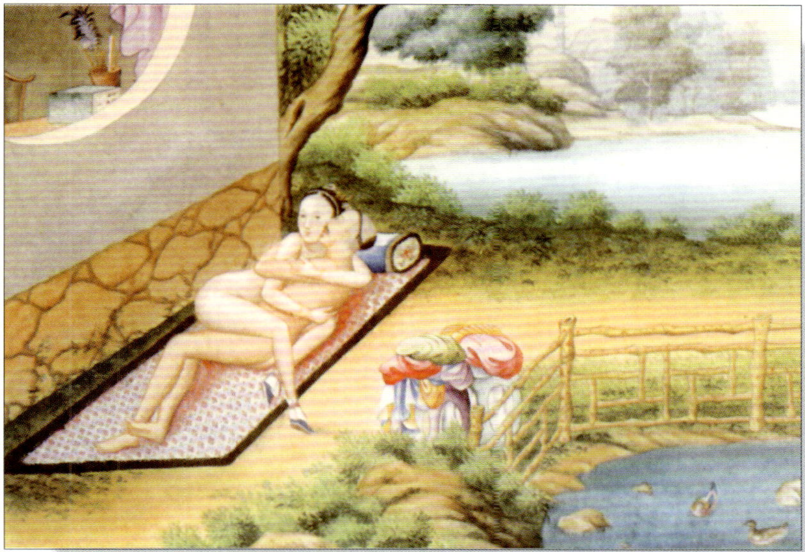

Nach Auffassung der chinesischen Medizin beherbergen die Nieren unsere Lebenskraft - unser vorgeburtliches Qi, das wir als Erbe mitbekommen haben. Mit Hilfe der schöpferischen Sexualenergie ist es nach Ansicht vieler taoistischer Meister möglich, die Kraft der Nieren zu stärken, die Nierenessenz zu bewahren und so dem Alterungsprozess entgegen zu wirken. Wie bei allem kommt es aber auch hier auf das Maß an. Eine zu exzessiv gelebte Sexualität bewirkt nämlich das genaue Gegenteil. Die Nieren werden geschwächt, unsere Reserven nicht geschützt. So geht unsere Lebenskraft verloren.

Wie man die heilenden Aspekte der Sexualität für sich nutzen kann

Zunächst einmal ist es wichtig, sowohl den Yin- als auch den Yang-Kräften genügend Raum zu geben. Das männliche Prinzip (Yang/Feuer) sollte das weibliche (Yin/Wasser) nicht bekämpfen oder unterdrücken. Eine gesunde Sexualität braucht beide Seiten, denn nur wenn Yin und Yang sich ergänzen, ergeben sie zusammen ein harmonisches Ganzes. Natürlich steht der Mann dem Yang Prinzip näher. Yang ist extrovertiert, Ziel gerichtet, rational und kurzlebig. Die männliche Sexualität wird meist mehr von Gedanken bestimmt als durch Gefühle gelenkt. Ganz anders bei den Frauen: Bei ihnen entspringt Sexualität aus dem Inneren, ist von sanftem Yin geprägt und sehr gefühlsbetont. Wenn sich eine Frau sexuell auf einen Mann einlassen will, muss sie ihr Inneres öffnen und sich hingeben. So wie die weibliche Eizelle den männlichen Samen aufnimmt, so nehmen Frauen beim Sex die Gefühle und Schwingungen des Partners in sich auf. Für einen Mann ist der Liebesakt dagegen immer auch eine Möglichkeit, sich von Anspannungen zu befreien.

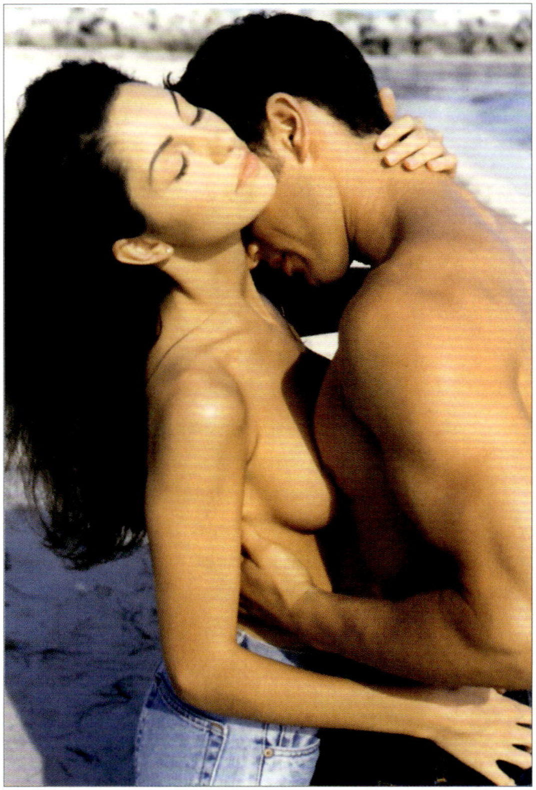

Männer werden dem aktiven Yang-Prinzip zugerechnet, bei Frauen überwiegt in der Regel das passive Yin

RICHTLINIEN AUS EINEM ETWA 1500 JAHRE ALTEN RATGEBER ZUR EJAKULATIONSHÄUFIGKEIT BEI MÄNNERN

Alter in Jahren	Gute Konstitution	Eher schwache Konstitution
15–20	2 x täglich	1 x täglich
30	1 x täglich	Alle 2 Tage
40	Alle 3 Tage	Alle 4 Tage
50	Alle 5 Tage	Alle 10 Tage
60	Alle 10 Tage	Alle 20 Tage
70	Alle 30 Tage	Gar nicht

Die meisten Männer machen es sich vielleicht nicht bewusst, aber neben der Verdauung schwächt ein Samenerguss den männlichen Organismus am meisten! Jede Ejakulation schwächt die Lebenskraft des Mannes, weshalb es in der chinesischen Medizin sogar so etwas wie Richtlinien gibt, wie häufig ein Mann zum Samenerguss kommen darf, ohne sein Wohlbefinden dauerhaft zu schädigen. Deshalb haben die Taoisten versucht, Wege zu finden, die Energie der Ejakulation nicht einfach zu verschleudern, sondern sie im Körper zu behalten und in die richtigen Bahnen zu lenken. Dazu muss der Mann allerdings mit der Vorstellung brechen, dass ein Orgasmus mit einem Samenerguss gleichzusetzen ist. Bei der Ejakulation entlädt sich nämlich die während des Liebesaktes aufgebaute Energie nach außen und geht dem Körper verloren. Danach braucht der Mann eine Regenerationsphase, bevor sich erneut diese sexuelle Energie aufbauen kann. Viel gesünder und befriedigender ist es, die Energie des Orgasmus zu nutzen und damit den eigenen Körper zu nähren. Das führt nicht nur zu einer Stärkung des gesamten Organismus, sondern steigert außerdem das männliche sexuelle Empfinden.

Auch wenn Frauen durch zuviel Sex keine Schädigung ihrer Lebenskraft erfahren, ist es auch für sie sinnvoll, die Orgasmus-Energie im Körper zu halten und damit die Organe und Funktionskreise zu nähren. Auf diese Weise wird ein innerer Selbstheilungs- und Verjüngungsprozess eingeleitet, der die gesamte Vitalität im Organismus aktiviert und alle Zellen mit frischer Lebensenergie durchflutet.

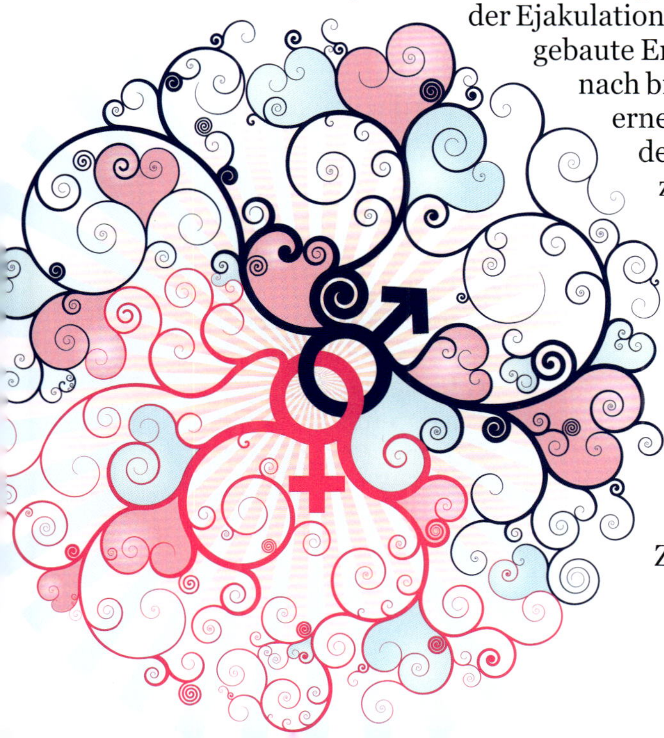

In sechs Schritten zu einem erfüllten Liebesleben

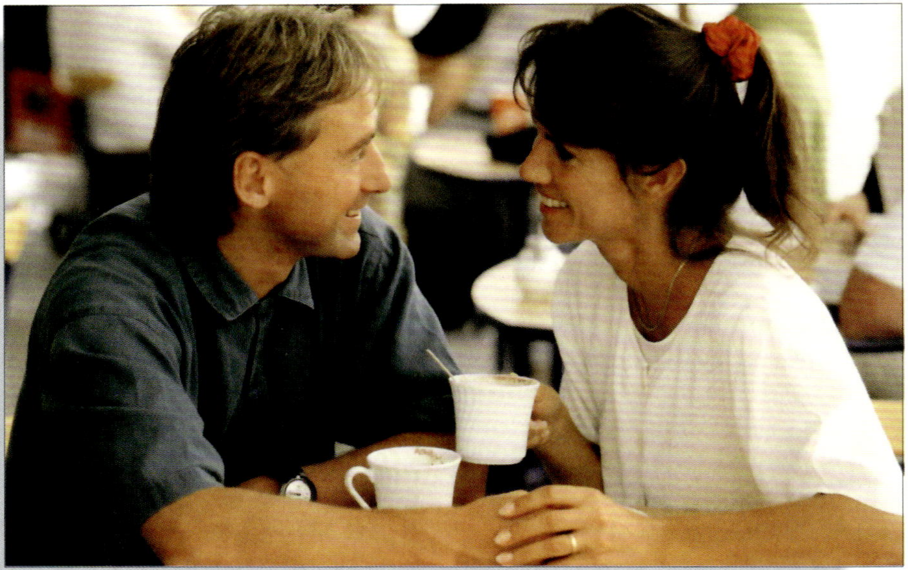

Wer offen über seine Bedürfnisse spricht, kann seine Sexualität viel mehr genießen

Mit den folgenden sechs Tipps können Sie Ihre Sexualität nicht nur tiefer genießen, sondern stärken auch gleichzeitig Körper, Geist und Seele. Und Sie lernen, besser auf Ihren Partner oder Ihre Partnerin einzugehen, um mit ihr gemeinsam eine harmonische Sexualität zu genießen.

Schritt 1:

Reden Sie miteinander!

Die Kommunikation mit dem Partner ist enorm wichtig. Häufig sind Frauen wie Männer der Meinung, ohne Samenerguss am Ende fehle etwas oder der Liebesakt sei nicht befriedigend für beide. Sprechen Sie das Thema doch einfach mal an! Auch wenn es Männern wie Frauen oft schwer fällt, über die eigene Sexualität zu sprechen - vor allem, wenn sie schon lange mit dem Partner zusammen sind und das Thema seit Jahren nicht mehr berührt wurde. Wenn Sie etwas Neues probieren möchten, sollten Sie nicht denken, dass Ihr Partner das schon spüren wird. Viel besser ist es, vorher darüber zu sprechen und die Mei-

nung des anderen zu hören, damit Sie neue Wege gemeinsam genießen können.
Jeder Lebensabschnitt bringt Veränderungen mit sich und von Zeit zu Zeit überholen sich langjährige Gewohnheiten. Lernen Sie sich und Ihren Partner immer wieder neu kennen, dann wird es garantiert nicht langweilig. Auch wenn Sie am Anfang einer Beziehung stehen, ist es wichtig, die Bedürfnisse des anderen zu erforschen. Wer von Anfang an offen über das Thema Sexualität miteinander spricht, schafft die besten Voraussetzungen für ein Liebesleben, das beide erfüllt.

Schritt 2:

Schaffen Sie harmonische Bereiche für die Liebe!

Das Schlafzimmer ist in der Regel der Hauptbereich für sexuelle Aktivitäten. Wer beruflichen oder privaten Streit mit ins Schlafzimmer nimmt, verbindet diesen Platz mit negativen Gefühlen. Streiten Sie nicht im Bett! Konflikte sollten wirklich nicht an diesem Ort ausgetragen werden! Das schadet nicht nur dem erholsamen Schlaf, sondern auch der sexuellen Beziehung. Tragen Sie Ihre Konflikte besser an einem anderen Ort aus und nehmen Sie negative Emotionen möglichst nicht mit ins Bett.
Schaffen Sie sich im Schlafzimmer eine Atmosphäre, die einen geschützten Rahmen für Ihre intimen Stunden bietet. Der spontanen Lust sollte nicht das Wasser abgegraben werden, weil es keinen schönen Platz in Ihrem Zuhause gibt, an dem Sie sich einander hingeben können. So, wie wir versuchen, den meisten Aktivitäten in unserem Haus einen festen Raum zu geben (Küche zum Kochen, Esszimmer zum Essen), sollte es auch einen Platz für die Liebe geben.

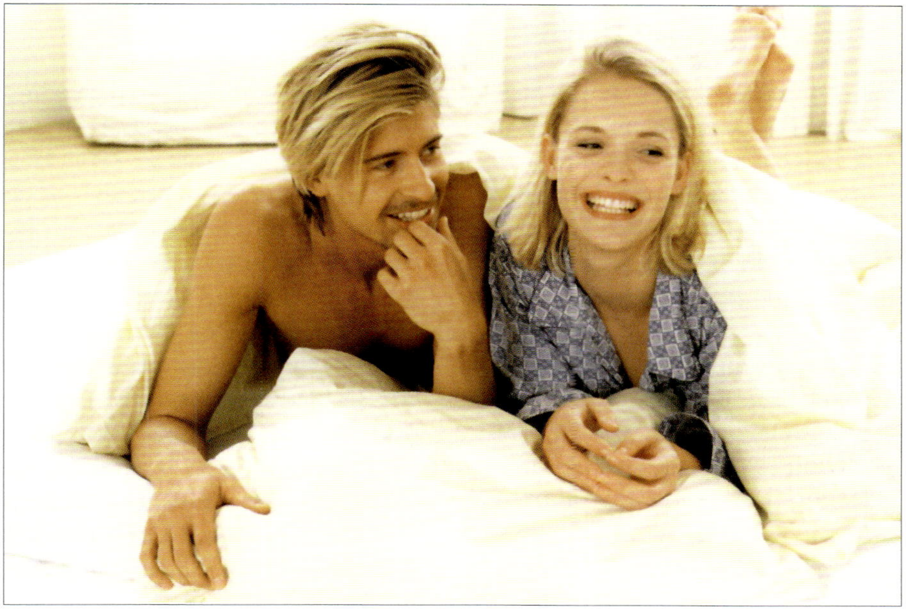

Schaffen Sie einen harmonischen Raum für Ihre Sexualität

Schritt 3:

Reinigen Sie sich vor dem Liebesakt von negativen emotionalen Schwingungen

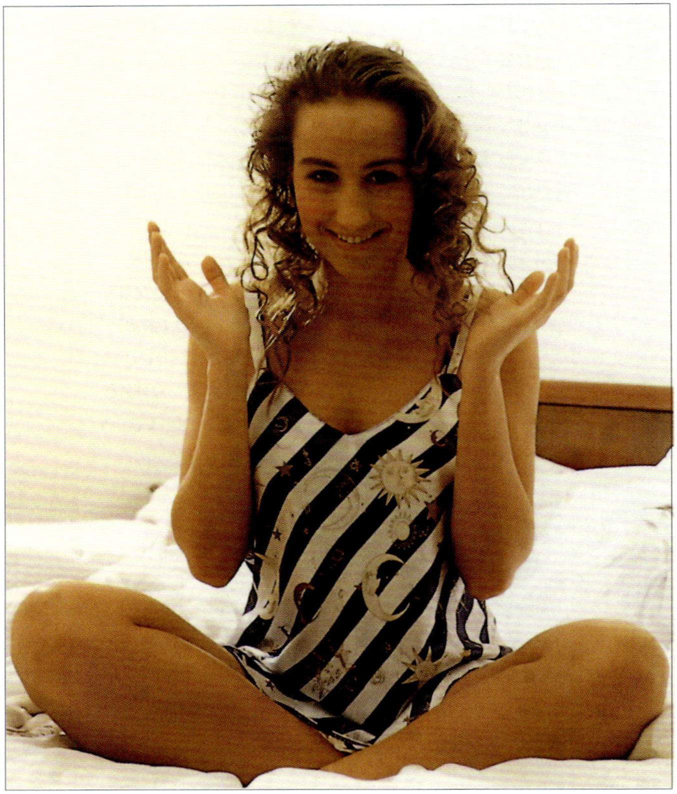

Machen Sie sich frei von negativen Emotionen, bevor Sie mit Ihrem Partner zusammen sein wollen

Die Sexualenergie ist die Essenz aus allen Energien unseres Körpers. Organe, Nervensystem, Drüsen, Gehirn und Knochen geben ihre Kraft in die weiblichen Eizellen und den männlichen Samen, damit neues Leben entstehen kann. Sind Herz, Leber und Nieren mit negativen Emotionen belastet, fließen diese ungefiltert in unsere Fortpflanzungsorgane.
Es ist deshalb keine gute Idee, Streitereien in der Partnerschaft über die Sexualität zu lösen. Besonders Männer neigen oft dazu, Sex zum Stressabbau zu nutzen. Sie glauben, mit einer Ejakulation können sie Anspannung und schlechte Gefühle aus Kopf und Körper fegen. Das funktioniert leider nur kurzzeitig. Auch wenn der Körper sich nach dem Samenerguss entspannt, bleiben doch die negativen Emotionen im Körper und setzen sich in unseren Organen fest. Auf Dauer kann das eine Reihe von Krankheiten verursachen, die unsere Lebensqualität erheblich schmälern.
Auch für die Partnerin ist es nicht gut, wenn der Liebesakt zum Abbau von Spannungen ausgenutzt wird. Frauen nehmen die negativen Emotionen des Partners beim Sex in ihr Innerstes auf. Wenn sie nicht in der Lage sind, diese Energien zu transformieren, können sie auf Dauer Schaden nehmen. Auf körperlicher Ebene kann sich das unter anderem durch Menstruationsprobleme, Myome oder Schmerzen beim Geschlechtsverkehr äußern.
Viel besser ist es also, sich regelmäßig bewusst von negativen Gefühlen zu befreien und sie erst gar nicht mit ins Schlafzimmer zu nehmen. Die Taoisten nutzen dafür die sechs heilenden Laute, die im Kapitel 5 ausführlich vorgestellt werden.

Schritt 4:

Bringen Sie die Energie im Körper zum Fließen!

Mit den Basisübungen aus dem heilenden Tao der Sexualität können Sie lernen, die Energien in Ihrem Körper auszugleichen. Dazu müssen Sie zunächst wahrnehmen können, wie das Qi durch Ihren Körper fließt, denn nur so können Sie es kontrollieren. Eine Sensibilität für den Energiefluss im Körper kann man unter anderem beim Qi Gong oder Tai Chi entwickeln. Sehr hilfreich ist auch der kleine Energiekreislauf, mit dessen Hilfe Sie das Qi durch die Energiebahnen Ihres Körpers lenken und Ihren ganzen Körper vitalisieren können. Der kleine Energiekreislauf ist im nächsten Kapitel auf Seite 125 ausführlich erklärt. Genauso wie im kleinen Energiekreislauf lassen Sie beim Liebesakt die Sexual-Energie aus dem Lendenbereich bewusst über das Steißbein die Wirbelsäule emporsteigen bis zur Verbindung zwischen Nacken und Schädel. Von dort aus fließt sie weiter über den Scheitelpunkt nach unten über das dritte Auge, Herz, Solar Plexus und wieder zurück zum Ausgangspunkt. Damit die Energie durchgehend fließen kann, ist es wichtig, die Zungenspitze während des Praktizierens an den Gaumen zu drücken. Der kleine Energiekreislauf verlangt einige Übung, damit er seine Wirksamkeit voll entfalten kann.

Schritt 5:

Achten Sie auf Ihre Ernährung!

Wussten Sie, dass sich Ihre Ernährung ebenfalls auf Ihr Sexualleben auswirkt? Mal ganz abgesehen von den zahlreichen Nahrungsmitteln, denen aphrodisierende Wirkung nachgesagt wird, hat die tägliche Nahrung einen recht großen Einfluss auf unsere Sexualkraft. Die wenigsten Männer wissen, dass ihre Fähigkeit, die Ejakulation zu kontrollieren und den Liebesakt zu verlängern, in engem Zusammenhang damit steht, was sie am Abend zuvor gegessen haben.

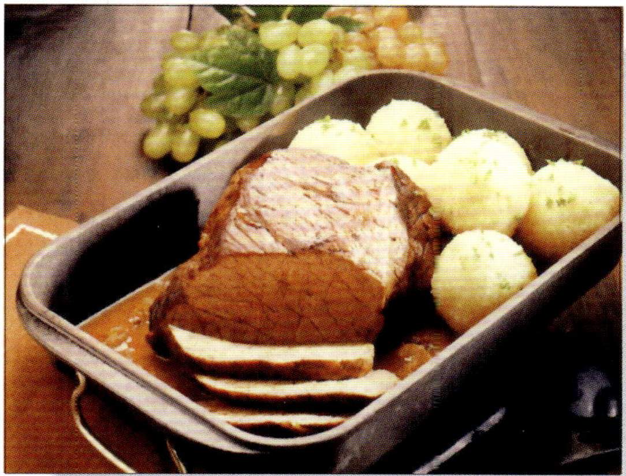

Große Fleischmengen sind einer gesunden Sexualität nicht förderlich

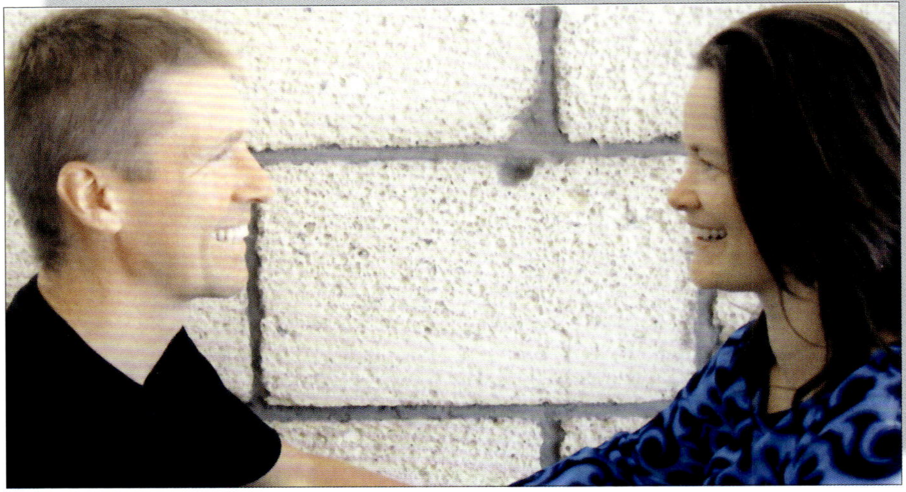

Anschauen erlaubt! Entdecken Sie die Sympathie füreinander jeden Tag aufs Neue

Eine ganze Menge typisch weiblicher Probleme wie PMS, Regelschmerzen oder Kraftlosigkeit ließen sich beseitigen, wenn „frau" vor ihren „kritischen Tagen" weniger Kaffee, Fett und tierische Eiweiße zu sich nehmen würde. Ein Speiseplan, der übermäßig viel konzentrierte Nahrungsmittel wie tierisches Eiweiß enthält, erschwert das Wiederaufbereiten der Sexualenergie, denn sie schränkt unsere Sensibilität und die Blutzirkulation ein.

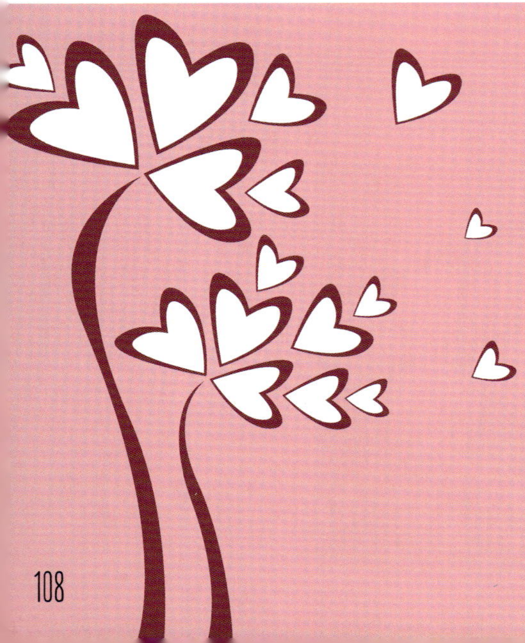

Extratipp

Den Partner mit neuen Augen sehen...

Folgende kleine Übung kann Ihnen dabei helfen, Ihren Partner besser wahrzunehmen:

Setzen Sie sich gegenüber und blicken Sie sich gegenseitig in die Augen. Atmen Sie dabei mehrere Male tief in Ihr Herz. Jetzt achten Sie auf die Kleinigkeiten, die Sie besonders an Ihrem Partner mögen und schenken Sie diesen Gedanken viel Liebe.

Bleiben Sie aufmerksam und berühren Sie sich nicht, sondern blicken Sie sich eine Zeit lang nur an, ohne etwas zu sagen. Wenn Sie das Gefühl haben, Ihren Partner in aller Ganzheit erfahren zu haben, sprechen Sie über Ihre Empfindungen. Das fällt am Anfang nicht ganz leicht, bringt uns aber auf eine emotionale Ebene, die uns auch in einer langen Beziehung wieder an die Dinge erinnert, die wir an unserem Partner schätzen und die möglicherweise schon selbstverständlich geworden sind.

Wer seinen Körper mit der Verarbeitung von minderwertiger Nahrung überbelastet, hat natürlich weniger Kraft für andere Dinge. Mit einer ausgewogenen Ernährung, die das Gleichgewicht von Yin und Yang und den Fünf Elementen berücksichtigt, lässt sich so manche sexuelle Unlustphase rasch beenden.

Schritt 6:

Hören Sie auf Ihre innere Stimme!

Bei allen Übungen sollten Sie das Wichtigste nie vergessen: Jeder Mensch ist einzigartig. So gibt es auch beim Thema Sex keine universelle Lösung, die für jeden gleich ist. Finden Sie Ihren ganz persönlichen Zugang zur Sexualität und stehen Sie offen zu Ihren Vorlieben. Nur so können Sie auf Dauer den Zugang zu einem erfüllten Liebesleben finden.

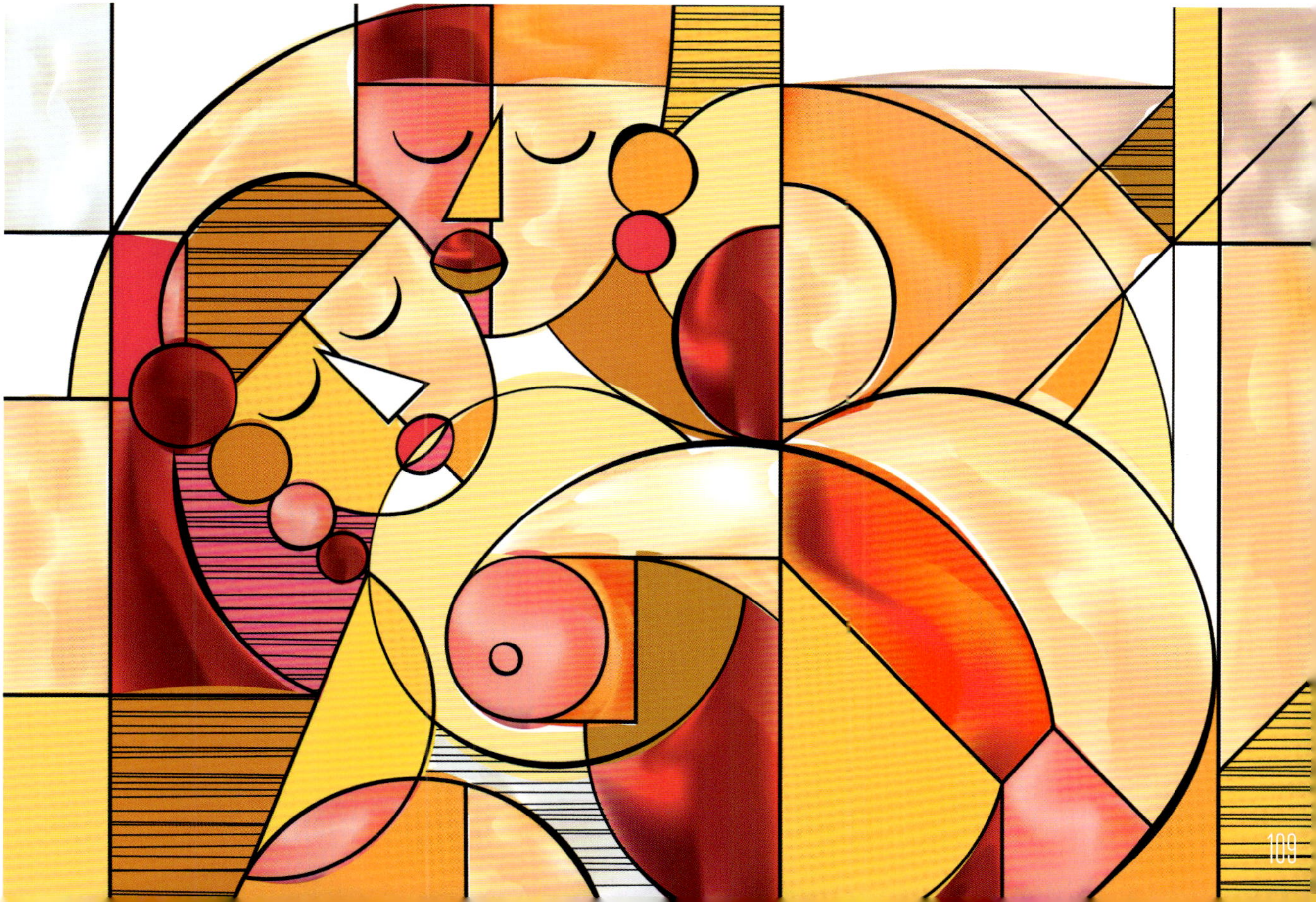

Tipps für Sie

Das Tao der weiblichen Sexualität hält eine ganze Reihe von wirksamen Übungen bereit, mit denen Frauen ihre sexuelle Energie steigern und zum Wohle von Körper, Geist und Seele einsetzen können.
Dabei geht es zunächst darum, dass „frau“ in einen Dialog mit ihren Sexualorganen tritt und so ihre Bedürfnisse erkennt und befriedigen kann. Mit gezielten Massage- und Meditationstechniken sowie Stärkungsübungen werden Brüste, Gebärmutter, Vagina und Eierstöcke energetisiert, Blockaden gelöst und seelische Verletzungen geheilt.
Nachfolgend möchte ich einige dieser Techniken kurz vorstellen. Wer das heilende Tao der Frau grundlegend kennen lernen möchte, besucht am besten einen entsprechenden Kurs und besorgt sich ausführlichere Literatur zum Thema.

Brustmassage

Eine leicht zu praktizierende Übung, die man schnell und einfach zum Beispiel in das morgendliche Badezimmerritual integrieren kann, ist die Brustmassage. Dazu brauchen Sie ein paar Tropfen Körperöl oder Bodylotion und etwa fünf Minuten Zeit. Stellen Sie sich entspannt in die Reiterposition und lassen Sie beide Hände auf dem Dan Tien (etwa zwei Finger breit unter dem Bauchnabel) ruhen. Atmen Sie ein paar Mal tief ein und aus und leiten Sie die Energie beim Ausatmen bewusst in Ihre Hände.
Wenn diese angenehm warm sind oder leicht zu kribbeln anfangen, legen Sie sie auf Ihre Brüste. Stellen Sie sich nun vor, wie das Qi aus Ihren Händen in Ihre Brüste fließt. Massieren Sie Ihre Brüste mit kreisenden Bewegungen nach außen und nach innen - so lange und so kräftig, wie es Ihnen angenehm ist. Wenn Sie diese Massage dann noch mit einem warmen Lächeln für sich selbst verbinden, können Sie strahlend in den Tag starten.

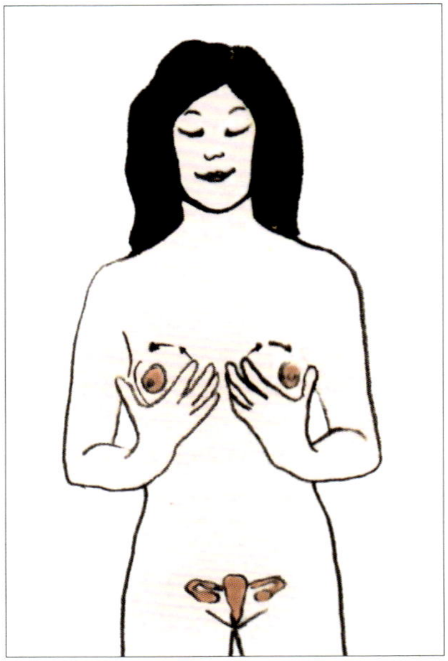

Mit der Brustmassage können Frauen ihre Sexualenergie aktivieren

Wer diese Übung täglich ausführt, bekommt den Effekt sehr schnell zu spüren. Weniger Beschwerden und Blutverlust beim Menstruationszyklus oder eine Harmonisierung des Hormonspiegels bei Frauen in der Menopause sind nur einige wohltuende Effekte der Brustmassage.

Heilmeditation zur Stärkung der Gebärmutter

Diese Meditation bringt Sie in Verbindung mit Ihrer Gebärmutter und reinigt sie von belastenden Energien.

> **Extratipp**
>
> Die Heilmeditation zur Stärkung der Gebärmutter können Sie auch dann praktizieren, wenn Ihnen Ihre Fortpflanzungsorgane bereits entfernt wurden. Auch wenn sie physisch nicht mehr vorhanden sind, bleibt das Energiemuster im Körper erhalten und der Übungseffekt ist derselbe.

Setzen oder legen Sie sich entspannt hin, die Hände ruhen sanft auf Ihrer Gebärmutter. Schließen Sie die Augen, atmen Sie tief und sanft ein und aus. Spüren Sie sich mit jedem Atemzug mehr in Ihre Gebärmutter hinein, bis Sie ein Gefühl dafür entwickeln, wie es Ihrem Uterus geht. Schenken Sie Ihrer Gebärmutter Ihr strahlendstes und liebevollstes Lächeln. Beim Einatmen füllen Sie sie mit Licht und Qi und erleuchten jeden noch so dunklen Winkel. Beim Ausatmen leiten Sie alle belastenden Dinge und Schmerzen über Ihre Beine in die Erde ab. Wiederholen Sie diese Übung, bis Sie das Gefühl haben, Ihr Jadepalast erstrahlt von innen heraus.

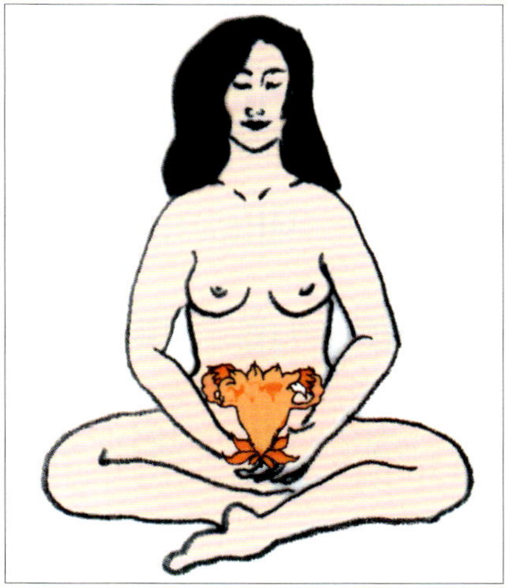

Auf meditative Weise lässt sich Einfluss auf das Wohlbefinden der Gebärmutter nehmen

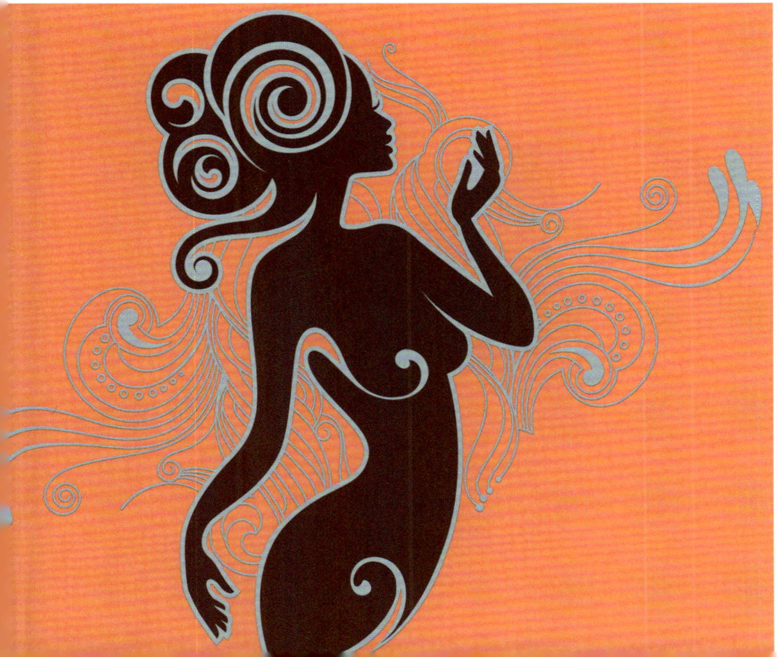

Die Jadeei-Übung

Bei den alten Chinesen haben die Übungen mit einem Energieei aus Jade eine lange Tradition. Die kleinen unbehandelten Mineraleier wurden in die Vagina eingeführt und dort mit Hilfe der Muskelkraft hinauf und hinunter bewegt. Auch heute kann „frau" so wunderbar die Scheidenmuskulatur trainieren und die Sensibilität in diesem Bereich enorm steigern. Positive Gesundheitseffekte der „Eierübung" sind eine Stärkung der Beckenboden- und Schließmuskulatur. Außerdem lassen sich so wirkungsvoll Organsenkungen und Inkontinenz vorbeugen. Die Eier, mit denen heute in den meisten taoistischen Kursen geübt wird, verfügen alle über eine Bohrung, durch die man einfach einen Rückholfaden zieht, so dass das Ei sanft und ohne Probleme nach dem Üben wieder entfernt werden kann.

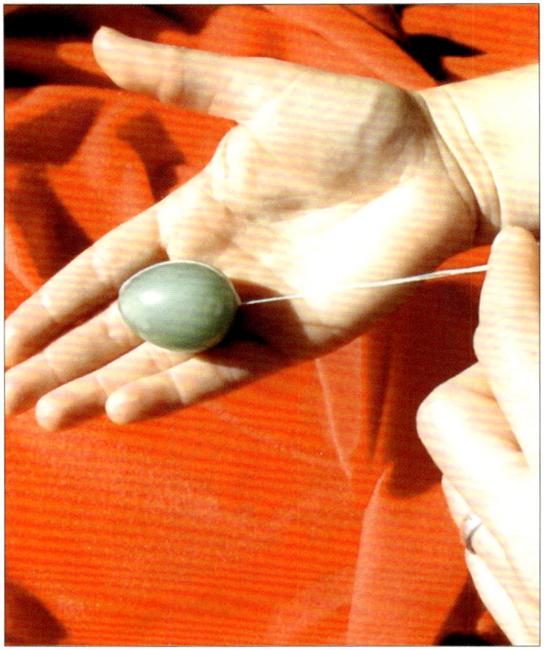

Mit einem Jadeei kann der Uterus belebt werden

INFO !

Mineraleier aus grüner oder weißer Jade eignen sich sehr gut für die Übungen. Denn Jade besitzt eine entspannende und heilende Energie, die sich beim Üben auf den gesamten Organismus überträgt.

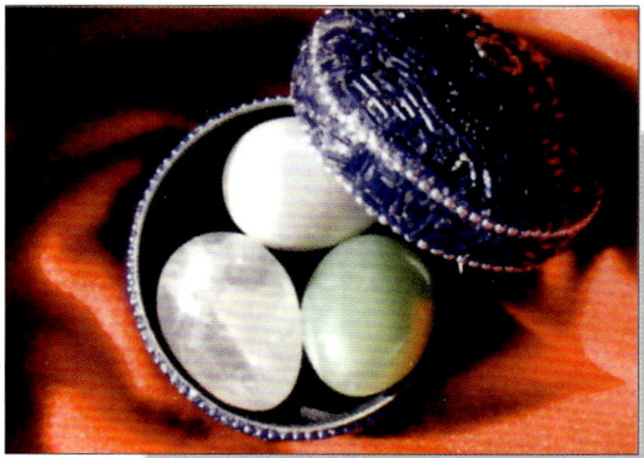

Energieeier gibt es in unterschiedlichen Materialien und Größen

Tipps für Ihn

Die alten Taoisten bezeichneten die sexuelle Vereinigung von Mann und Frau sehr poetisch als „Vereinigung von Himmel und Erde“. Sie gingen davon aus, dass sich dabei nicht nur Samenzelle und Ei verbinden und neues Leben erschaffen, sondern sich gleichzeitig die Kraft des ganzen Universums mit der nährenden Substanz der Erde verbindet. Damit diese Vereinigung stattfinden kann, sollten sich besonders die Männer von der Vorstellung trennen, dass sich die sexuelle Energie immer in einem Samenerguss entladen muss.

Trennen Sie Orgasmus von Ejakulation!

Kurz vor dem Orgasmus kommt jeder Mann an einen Punkt, an dem der Samenerguss nicht mehr aufzuhalten ist. Die erste Lernaufgabe besteht darin, diesen Punkt nicht zu überschreiten, sondern kurz davor innezuhalten. Damit das gelingt, sollte man zunächst auf die Atmung achten. Lange tiefe Atemzüge helfen Ihnen, einen gleichmäßigen Rhythmus zu finden und dabei die Sexualenergie, die sich im Lendenbereich ansammelt, in den oberen Bereich des Körpers zu ziehen. Kurz vor der Ejakulation wird die Atmung in der Regel schneller. Wenn Sie versuchen, an diesem Punkt gleichmäßig und langsam weiter zu atmen, können Sie den Samenerguss hinauszögern. Wer seine Atmung im Griff hat, kann seine sexuellen Empfindungen in jeden beliebigen Bereich des Körpers lenken.
Ein weiterer wichtiger Helfer beim Trennen eines Orgasmus vom Samenerguss ist der Pubococcygeus (PC)-Muskel, mit dem Männer auch den Harnfluss verhindern können. Man spürt diesen Muskel

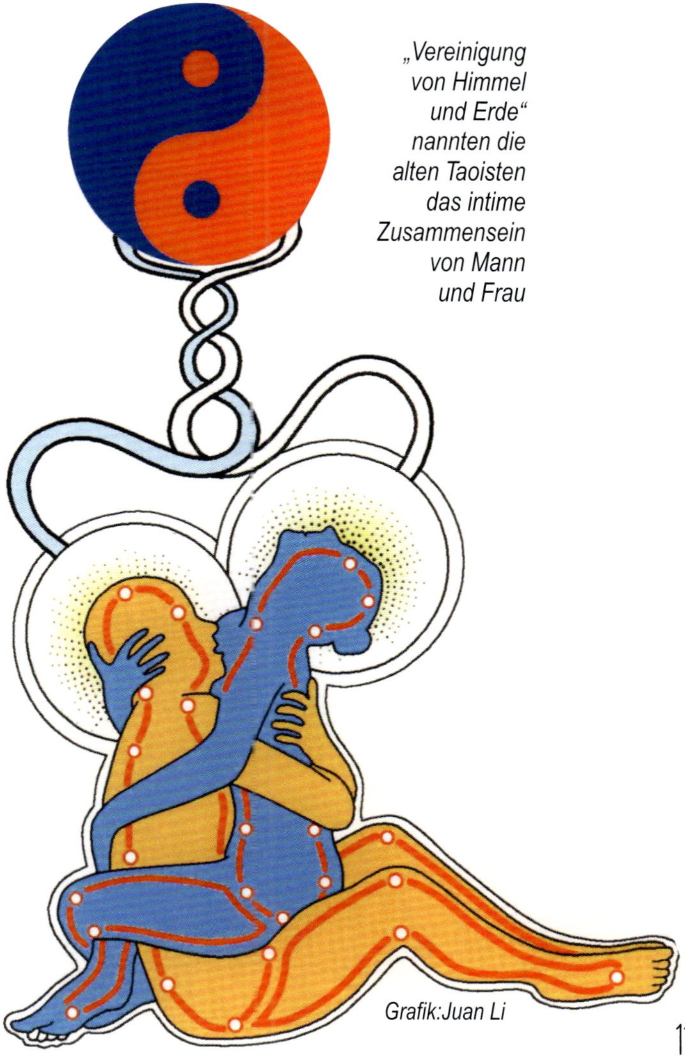

„Vereinigung von Himmel und Erde“ nannten die alten Taoisten das intime Zusammensein von Mann und Frau

Grafik:Juan Li

zwischen Hoden und After. Er kontrahiert während der Ejakulation. Durch Anspannung dieses Muskels lässt sich der Samenerguss verhindern. Voraussetzung dafür ist allerdings, dass der Muskel gut trainiert ist. Wie stark der PC-Muskel ist, lässt sich am besten beim Urinieren feststellen. Lässt sich während des Harnlassens der Strahl beliebig unterbrechen, ist der Muskel gut entwickelt.
Harn- und Samenleiter laufen durch die Prostata und lassen sich beide mit dem PC-Muskel kontrollieren. Dabei sollte man es allerdings nicht übertreiben. Wenn der Drang zu stark wird, sollte man ihm nachgeben. Es geht hier nicht um Hochleistungssport, sondern um sanfte Praktiken, mit denen man Sex wirklich zur schönsten Sache der Welt werden lassen kann.

Lassen Sie die sexuelle Energie im Körper zirkulieren!

Wenn es Ihnen gelingt, mit Hilfe der Atmung und des PC-Muskels den Samenerguss hinauszuzögern und die Sexualenergie in der Leistengegend zu sammeln, sollten Sie diese Kraft nun zur Belebung Ihres gesamten Organismus nutzen. Am einfachsten ist es, mit der Atmung die Energie an der Wirbelsäule hochzuziehen. Dabei atmet Mann die Energie aus dem Beckenbereich in die Wirbelsäule bis in den Kopf. Und von dort wieder auf der Vorderseite des Körpers hinunter bis kurz unterhalb des Bauchnabels. Dieser so genannte „Kleine Energiekreislauf“ ist im Mund unterbrochen. Deshalb ist es wichtig, beim Atmen die Zungenspitze an den oberen Gaumen kurz vor die Schneidezähne zu legen. Damit wird der Kreislauf geschlossen und die Energie kann im Körper zirkulieren.

Mit einer gezielten Atmung kann Mann den Sex zur schönsten Sache der Welt werden lassen

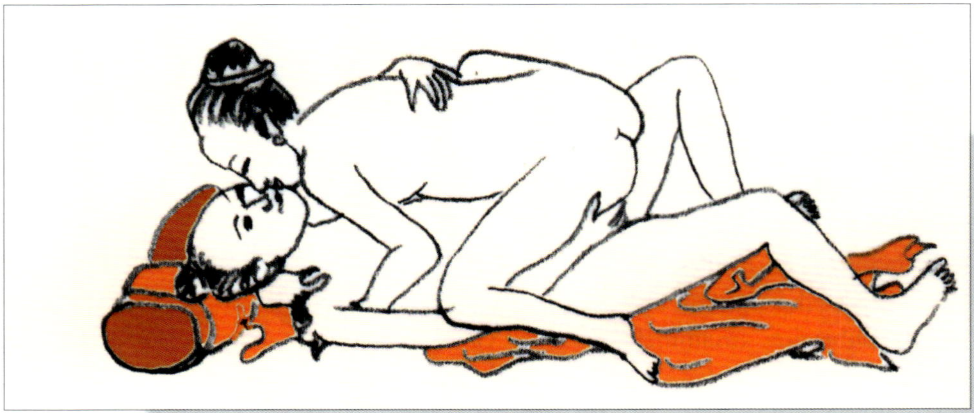

Wie die Zellen vitalisiert werden

Das Einspeisen in den „Kleinen Energiekreislauf" ist sehr wichtig, damit sich die sexuelle Energie nicht im Beckenbereich staut, was zwangsläufig zu einem Entladungsdrang führt. Wenn es mit dem Zirkulieren nicht sofort klappt, sollte Mann dem Drang zum Samenerguss ruhig nachgeben, um nicht mit Schmerzen durch die Stauung im Beckenbereich konfrontiert zu werden. Jeder Mann fühlt intuitiv, wann es besser ist zu ejakulieren und wann die Energie besser im Körper bleibt.

Mit etwas Übung geht das Hochatmen der Energie in den „Kleinen Energiekreis" mit einem orgiastischen Gefühl einher, das sich im ganzen Körper ausbreitet. Das sexuelle Empfinden beschränkt sich dabei also nicht nur auf unsere Sexualorgane, sondern durchdringt jede einzelne Zelle. Auf diese Weise lassen sich mehrere Orgasmen erleben, die in ihrer Intensität jedes Mal zunehmen können. Positiver „Nebeneffekt" ist eine Energiedusche für den ganzen Körper und die Vitalisierung aller Zellen.

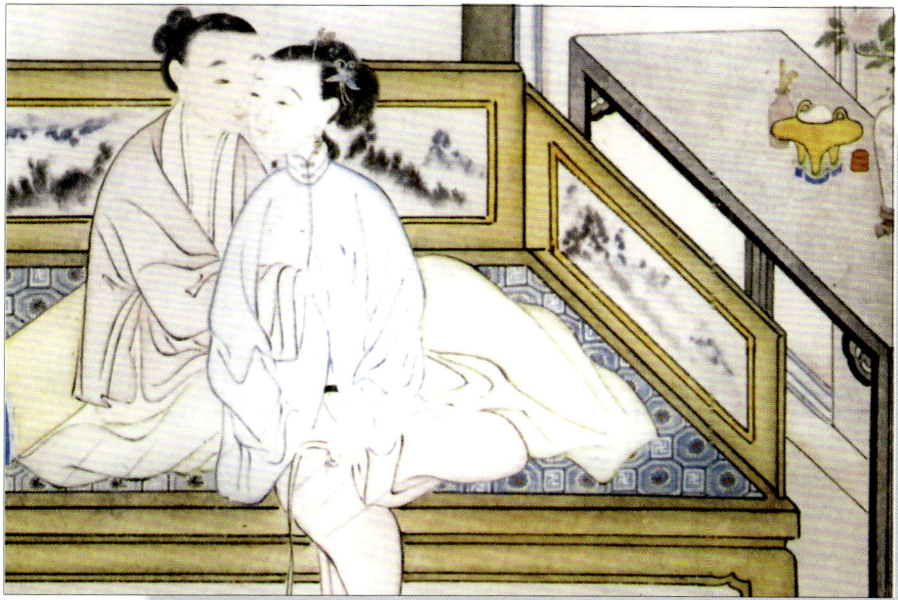

Kapitel 5

Körperübungen und Meditationen

für Vitalität und Harmonie

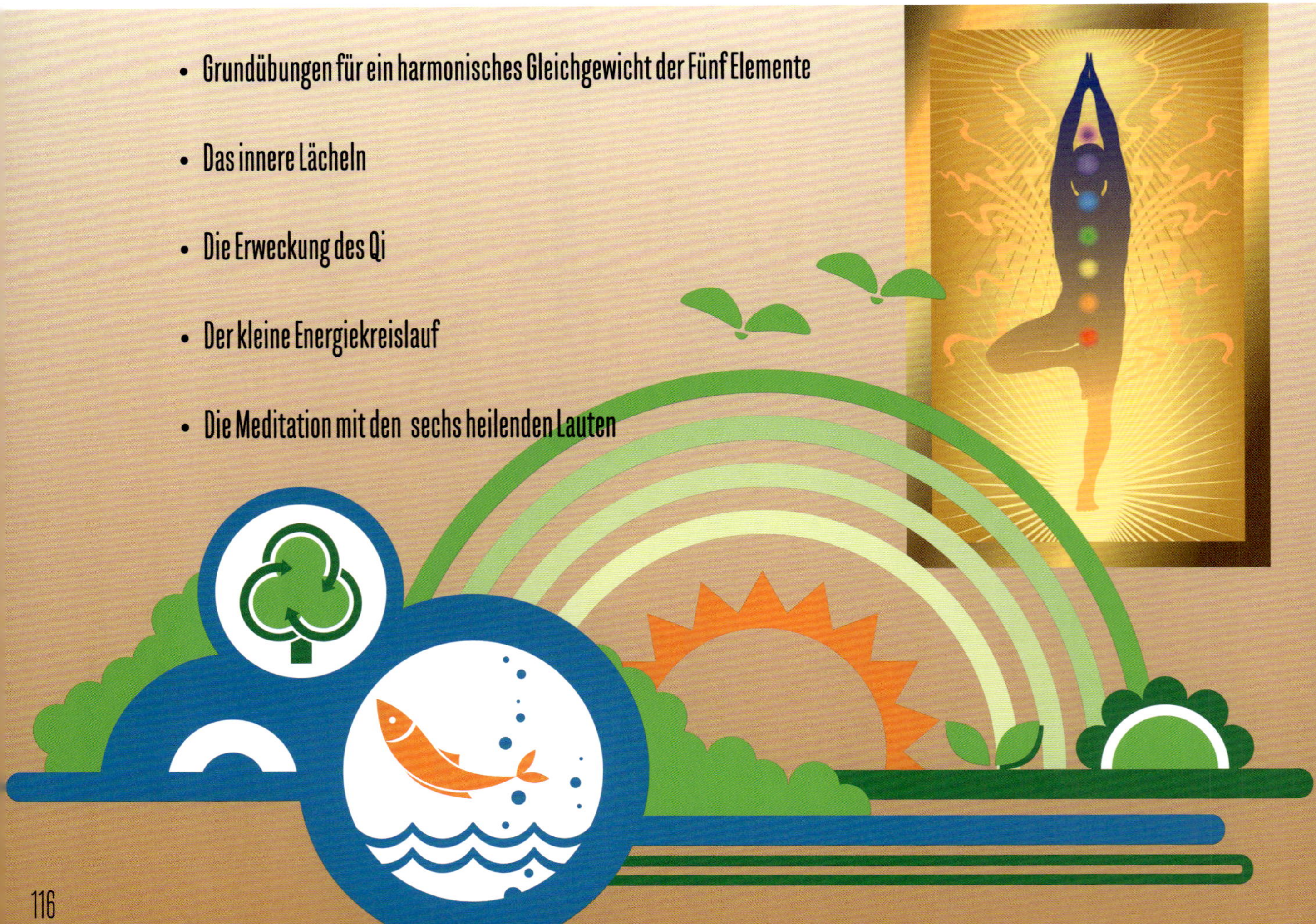

- Grundübungen für ein harmonisches Gleichgewicht der Fünf Elemente
- Das innere Lächeln
- Die Erweckung des Qi
- Der kleine Energiekreislauf
- Die Meditation mit den sechs heilenden Lauten

Grundübungen für ein harmonisches Gleichgewicht der Fünf Elemente

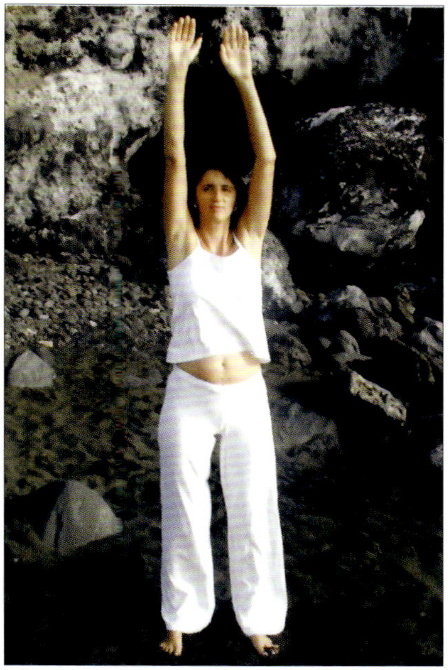

Vor dem Üben sollten alle Muskeln und Sehnen behutsam gedehnt und aufgewärmt werden

Schon im alten China wurden spezielle Körper-, Atem- und Meditationsübungen praktiziert, um Holz, Feuer und Co. in Harmonie zu bringen. Einige der ältesten überlieferten taoistischen Grundübungen möchte ich Ihnen nachfolgend ans Herz legen. Regelmäßig praktiziert haben sie eine wunderbar ausgleichende Wirkung auf Ihre inneren Organe und auf Ihr Gefühls- und Seelenleben. Außerdem öffne ich für Sie meine ganz persönliche „Schatzkiste" mit Fünf-Elemente-Tipps und -Tricks.

1. Vorübungen/Aufwärmen

Bevor Sie mit dem eigentlichen Üben beginnen, ist es sinnvoll, sich ein wenig vorzubereiten. Mit den nachfolgenden Einstiegsübungen erwärmen Sie Muskulatur und Sehnen und erwecken schonend das Qi in Ihrem Körper.

Muskeln und Sehnen dehnen

Stellen Sie sich entspannt hin, die Knie sind leicht gebeugt. Die Arme hängen locker neben dem Körper. Nun heben Sie zunächst das rechte Bein mit angewinkeltem Knie etwas an und schütteln es ganz sachte aus. Und zwar ein paar Mal nach vorne, nach hinten und zur Seite. Dann stellen Sie das rechte Bein wieder auf den Boden und wiederholen das Ganze mit dem linken Bein.
Nun heben Sie beide Arme über den Kopf und strecken sich sanft. Genauso, wie Sie es morgens nach dem Aufstehen tun. Strecken Sie die Arme vorsichtig und ohne Gewalt in alle Richtungen - ein wenig nach hinten, ein wenig zu den Seiten und nach vorne.

Schütteln Sie sich wach!

Nach dem Strecken und Dehnen stellen Sie sich mit beiden Beinen wieder entspannt auf den Boden und beginnen, den ganzen Körper etwa drei Minuten lang harmonisch und rhythmisch zu schütteln. Dabei wippen Sie federnd mit den Fußballen und schütteln gleichzeitig locker und leicht Arme und Schultern bis hinauf zum Kopf. **Wichtig!** Bleiben Sie bei dieser Übung immer locker! Die Knie sind die ganze Zeit leicht gebeugt und federn das Schütteln ab. Lassen Sie dabei den Atem sanft fließen und schütteln Sie Ihren Alltagsstress und alle belastenden Gedanken einfach ab.

Lockerung der Gelenke

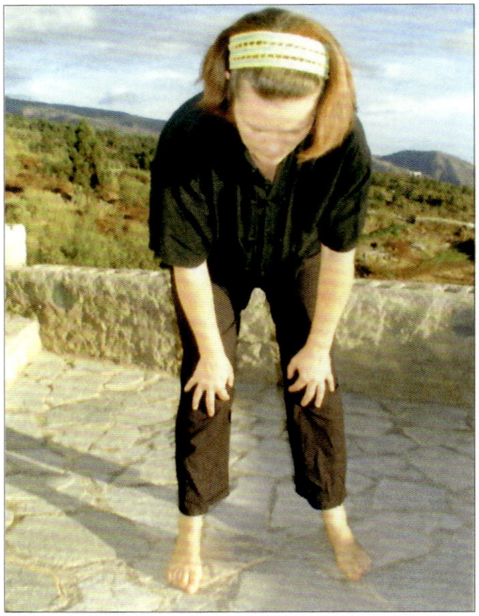

Kniekreisen

Sie stehen jetzt entspannt mit beiden Beinen fest auf dem Boden, die Knie sind leicht gebeugt und der Rücken gerade. Nun drehen Sie den Kopf sanft nach rechts und dann über die Mitte nach links (siehe Foto). Wenn Sie nach drei Wiederholungen wieder in die Mitte zurückkommen, heben Sie das Kinn zum Himmel und anschließend senken Sie es in Richtung Brustkorb. Nach drei Wiederholungen kehren Sie zur Ausgangsstellung zurück.
Nun falten Sie die Hände wie zum Gebet. Kreisen Sie langsam mit den Handgelenken. Drei bis sechs Wiederholungen, dann das Gleiche in die andere Richtung. Legen Sie die Hände auf Ihre Kniegelenke und kreisen mit den Knien, ohne die Füße vom Boden abzuheben. Kreisen Sie je neunmal nach außen und nach innen.

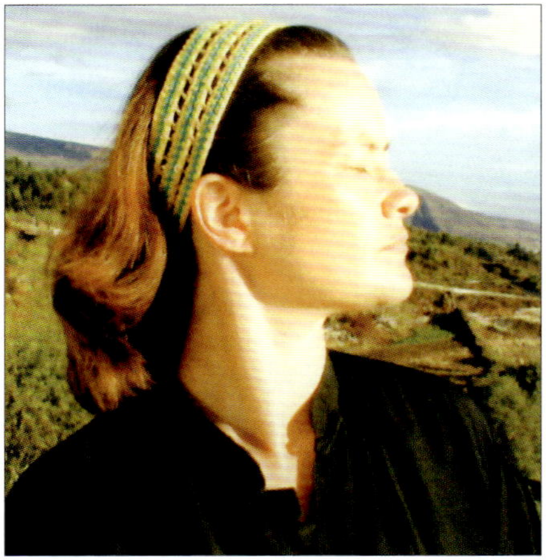

Kopf lockern: sanft zu beiden Seiten drehen

Heben Sie im Anschluss daran zunächst das rechte, dann das linke Bein mit leicht gebeugtem Knie ein wenig vom Boden ab. Kreisen Sie mit den Füßen. Nach neun Wiederholungen wird die Richtung gewechselt.
Zum Abschluss werden die Hüftgelenke gelockert: Arme locker neben dem Körper hängen lassen, die Knie leicht beugen und das Becken sanft nacheinander in beide Richtungen kreisen lassen. Der Oberkörper folgt dabei ganz entspannt der Bewegung der Hüften.
Mit den Aufwärmübungen aktivieren Sie bereits Ihr Lymphsystem, den Blutkreislauf und die Nervenbahnen. Sie helfen Ihnen, den Alltagsstress hinter sich zu lassen und eine bessere Wahrnehmung für den eigenen Körper und die Atmung zu bekommen. Mit den anschließenden Übungen verbessern Sie auf Dauer Ihre

Beweglichkeit und Ihre Muskelkoordination. Zehn Minuten jeden Morgen reichen völlig aus, um Ihre Konzentration und Lebensfreude dauerhaft zu steigern!

Fußkreisen

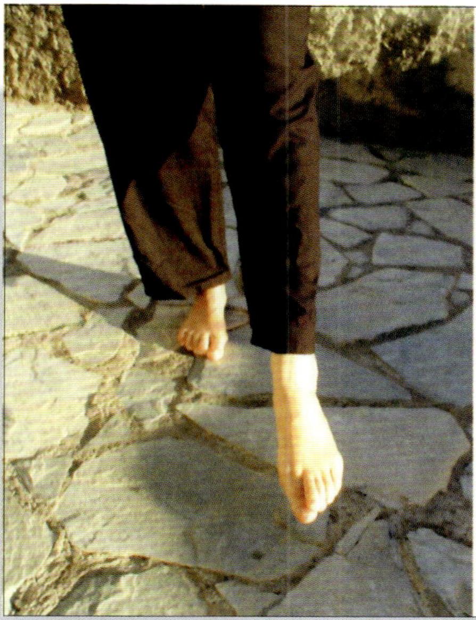

Hüftkreisen

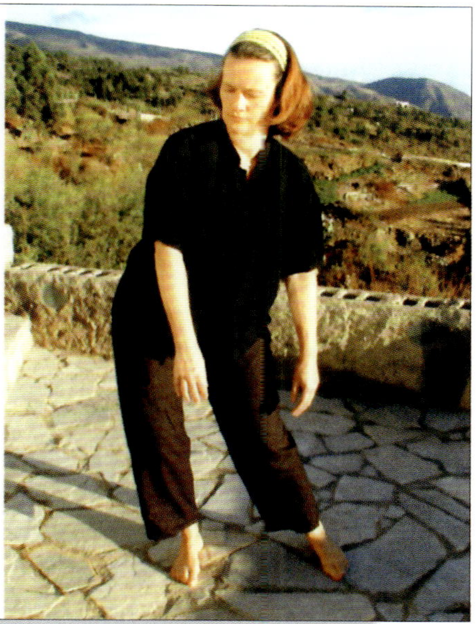

2. Grundstellung

Extratipp

Wer mag, kann beim Hüftkreisen auch eine liegende Acht in beide Richtungen beschreiben – so wird die Hüfte noch flexibler.

Es ist wichtig, dass Sie zum Üben eine für Sie persönlich bequeme und entspannte Haltung einnehmen. Wenn Sie verspannt sind, die Schultern hochziehen oder verkrampfen, kann das Qi im Körper nicht zirkulieren. Sollte es Ihnen am Anfang Schwierigkeiten bereiten, die nachfolgend vorgestellten Grundpositionen über einen längeren Zeitraum zu halten, können Sie die meisten Übungen auch im Sitzen ausüben. Eine andere Möglichkeit ist, zunächst mit wenigen Minuten anzufangen und die Übungsdauer nach und nach zu steigern.

Sie sollen sich wohl fühlen, während Sie praktizieren - das ist das Wichtigste. Bei den nachfolgenden Körperübungen geht es wirklich nicht darum, eine bestimmte Leistung zu erbringen, sondern darum, Körper und Geist zu harmonisieren und zu heilen.

Der Reiterstand

Der Reiterstand ist die Grundstellung fast aller Tai-Chi- und Qi-Gong-Übungen und auch die Ausgangsposition für die meisten der nachfolgenden Fünf-Elemente-Übungen. Sie dient vor allem dazu, einen festen und sicheren Stand zu bekommen und ist die Basis dafür, dass die Energie gut im Körper zirkulieren kann.
Stellen Sie sich aufrecht hin, die Beine etwa schulterbreit auseinander. Die Oberschenkel sind dabei leicht geöffnet, die Knie leicht gebeugt. Damit Sie nicht ins Hohlkreuz fallen, kippen Sie das Becken leicht nach vorne. Verteilen Sie Ihr Körpergewicht möglichst gleichmäßig auf beiden Beinen. Die Arme baumeln entspannt neben dem Körper, liegen dabei jedoch nicht ganz an.
Stellen Sie sich nun vor, dass Sie mit einem dünnen elastischen Faden, der aus Ihrem Scheitelpunkt am Kopf herauswächst, mit dem Universum verbunden sind. Dieser Faden zieht Sie sanft nach oben und sorgt dafür, dass Ihr Rücken gerade ist und die Schultern entspannt. Das Kinn ist ein kleines bisschen in Richtung Brustkorb geneigt, der Blick geht geradeaus ins Leere. Wer mag, kann nun einfach nur in dieser Haltung für einige Minuten verharren und erspüren, wie angenehm das Qi jetzt durch den Körper kreist.

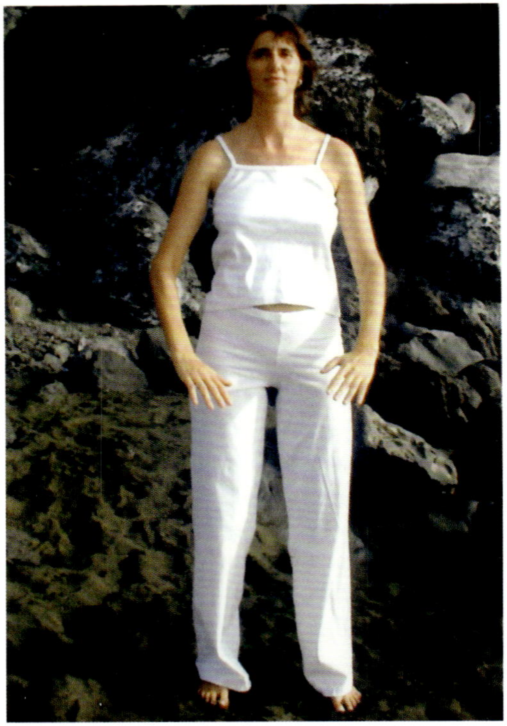

Der Reiterstand soll Ihnen eine feste Basis geben

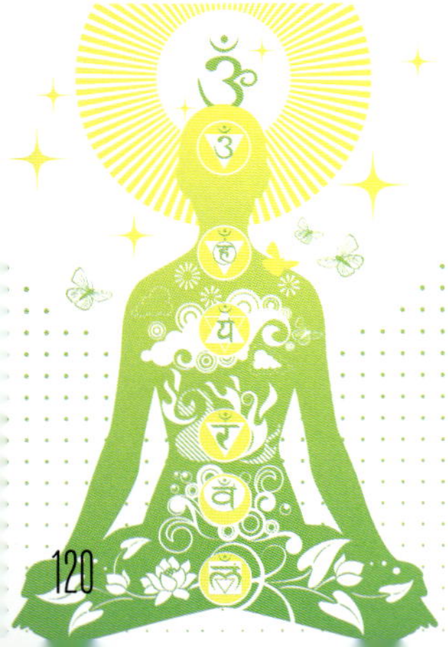

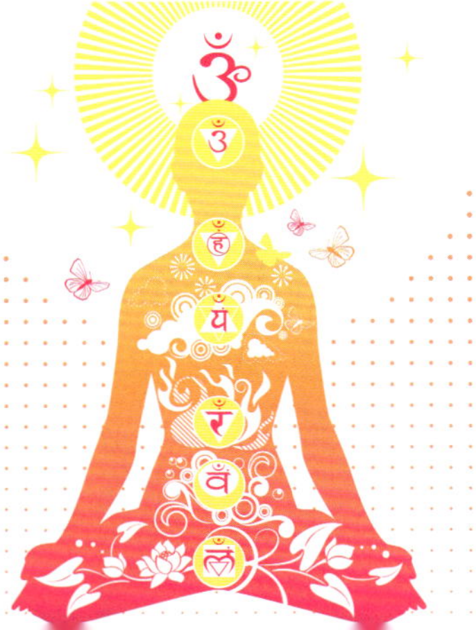

Extratipp

Mit diesen Übungen schenken Sie Ihrem Körper und Ihrer Atmung mehr Beachtung. Üben Sie mit Bedacht und atmen Sie dabei in Ihrem natürlichen Rhythmus weiter, soweit bei den Übungsanleitungen nichts anderes vorgegeben wird.

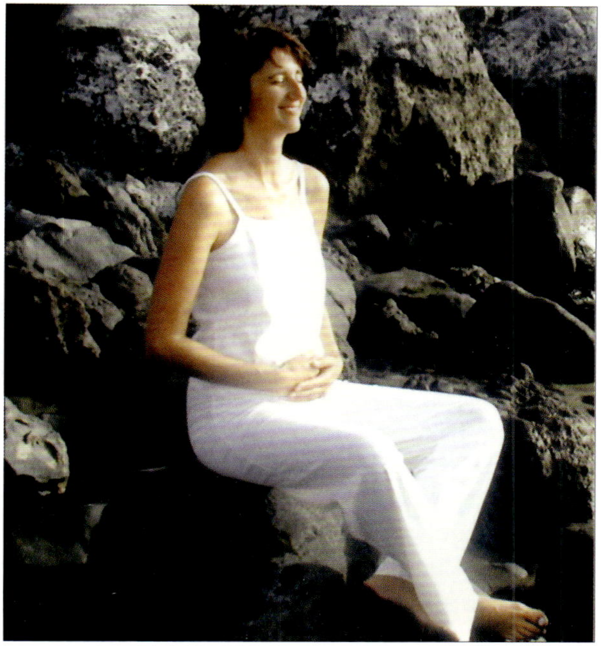

Schenken Sie sich selbst
ein liebevolles Lächeln

3. Das innere Lächeln

Dies ist eine der einfachsten, aber unglaublich effektiven Grundübungen aus dem heilenden Tao. Je öfter Sie das innere Lächeln praktizieren, desto besser!
Stellen Sie sich mit schulterbreit geöffneten Beinen im Reiterstand hin oder setzen Sie sich entspannt an einen ruhigen Platz. Legen Sie nun beide Hände sanft auf Ihr Dan Tien (das ist das Energiezentrum etwa zwei Finger breit unter dem Bauchnabel). Atmen Sie mit einem warmen Lächeln in Ihre innere Mitte.
Das Lächeln gelingt am besten, wenn Sie sich an eine besonders freudige und schöne Situation erinnern. Stellen Sie sich Ihre Kinder beim versunkenen Spiel vor, die drolligen Kapriolen Ihres Hundes oder was immer Sie zum Lächeln bringt. Lächeln Sie sich selbst zu, Ihrem Herzen, den Organen in Ihrem Körper und füllen Sie sich mit dieser positiven Energie auf. Bleiben Sie in dieser Position, solange es Ihnen angenehm ist.

4. Erwecke das Qi

Diese vier einfachen Übungen werden schon seit Jahrtausenden zur Verjüngung und Revitalisierung von Körper und Geist praktiziert. Sie kosten nicht viel Zeit und sind trotzdem äußerst effektiv.

Die Qi- oder Licht-Dusche

Stellen Sie sich entspannt im Reiterstand barfuß hin. Die Zehen krallen sich kurz in den Boden und lassen dann sofort wieder los. Entspannen Sie Ihre Gesichtsmuskeln und lächeln Sie sich selbst zu. Nun heben Sie beide Arme neben dem Körper langsam hoch, die Handflächen zeigen nach oben. Atmen Sie dabei tief ein und

Extratipp

- Wenn Sie Ungleichgewichte im Körper bemerken, schenken Sie dem betroffenen Organ ein Extralächeln.
- Bei einem gestörten Holz-Element: Lächeln Sie in Ihre Leber.
- Bei einem gestörten Feuer-Element: Lächeln Sie in Ihr Herz.
- Bei einem gestörten Erd-Element: Lächeln Sie in Milz und Magen.
- Bei einem gestörten Metall-Element: Lächeln Sie in Ihre Lunge.
- Bei einem gestörten Wasser-Element: Lächeln Sie in Ihre Nieren.

beschreiben Sie mit den gestreckten Armen in einer fließenden Bewegung einen Kreis nach oben. So sammeln Sie in Ihren Gedanken Licht und Qi ein. Über Ihrem Kopf schließt sich der Kreis und Sie können nun die gesammelte Energie über Ihren Scheitelpunkt in den Kopf einfließen lassen. Die Fingerspitzen beider Hände zeigen dabei zueinander, berühren sich jedoch nicht.
Nun senken Sie die Arme langsam vor Ihrem Körper nach unten - vorbei an Gesicht, Hals und Brustkorb bis zur Hüfte. Stellen Sie sich dabei vor, wie Sie Ihren Körper Stück für Stück mit neuer Lebenskraft anreichern und zugleich reinigen. Bei dieser Abwärtsbewegung atmen Sie gleichmäßig aus.
Wenn Sie in Hüfthöhe angelangt sind, schieben Sie mit einer schnellen und schwungvollen Bewegung beider Hände alles Schädliche nach unten in Richtung Beine aus Ihrem Körper in den Boden. Diese Übung können Sie so oft wiederholen, wie es Ihnen gut tut.

Mit der Qi-Dusche erfrischen und beleben Sie den ganzen Körper

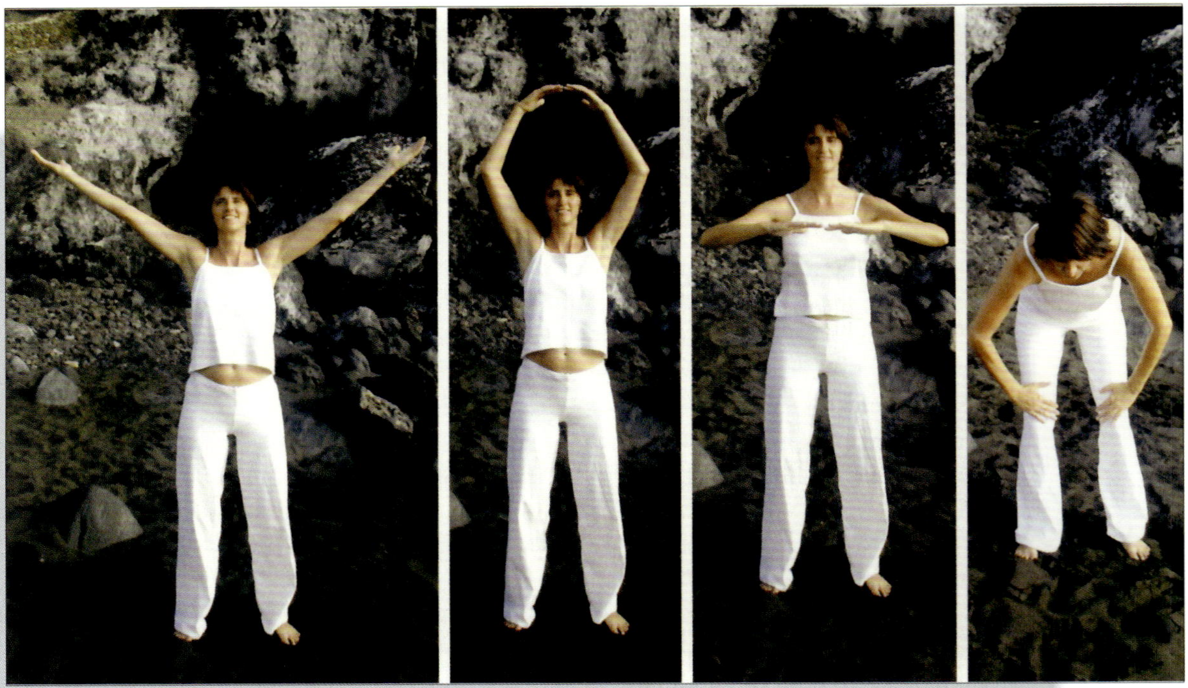

Die Vereinigung von Yin und Yang

Bei dieser einfachen Übung vereinen Sie das Qi des Himmels mit dem Qi der Erde. Yin und Yang fügen sich so zu einem harmonischen Ganzen und fördern Kreativität und Wachstum. Ausgangsposition ist wieder der Reiterstand. Wie schon in der Übung zuvor, heben Sie beide Arme neben dem Körper langsam nach oben und sammeln mit nach oben geöffneten Handflächen das Qi des Himmels ein. Über Ihrem Kopf treffen sich beide Hände, ohne sich zu berühren. Die Fingerspitzen zeigen zueinander, die Handflächen nach unten. Nun senken Sie die Hände langsam vor Ihrem Körper nach unten, bis Sie wieder in der Ausgangsposition angelangt sind.

Die Vereinigung von himmlischem und irdischem Qi

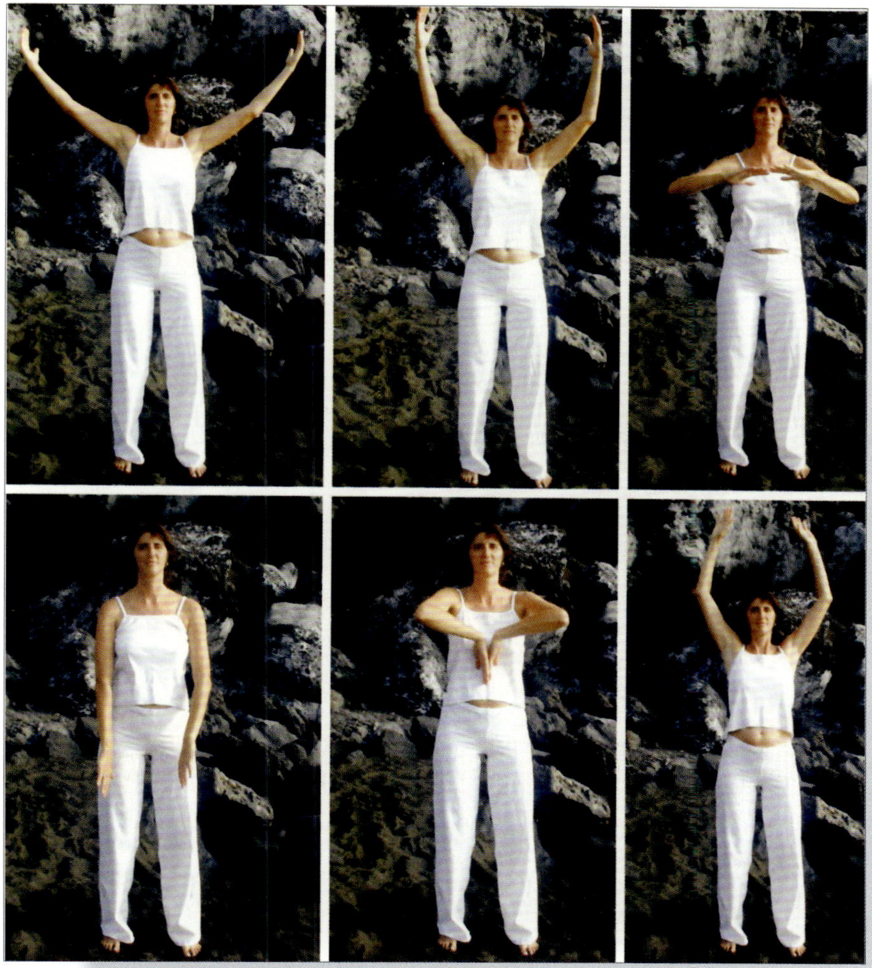

Nach drei bis sechs Wiederholungen kehren Sie den Kreislauf um. Nun führen Sie die Hände unten vor Ihrem Körper zusammen, die Handflächen zeigen nach außen, die Handrücken berühren sich fast. Führen Sie die Hände in dieser Position am Körper entlang nach oben, bis Sie über dem Kopf angelangt sind. Dort öffnen sich die Hände und beschreiben einen sanften Kreis nach unten, bis Sie wieder neben dem Körper in der Ausgangsposition angelangt sind. Die Handflächen zeigen bei der Abwärtsbewegung nach unten. Nach ebenfalls drei bis sechs Wiederholungen legen Sie beide Hände übereinander auf Ihr Dan Tien und spüren ein wenig nach.
Für die Atmung gilt bei der gesamten Übung: Bei der Aufwärtsbewegung atmen Sie sanft ein, bei der Abwärtsbewegung lassen Sie Ihren Atem sanft ausströmen.

INFO !

Jeder Mensch hat verschiedene Punkte am Körper, über die das Qi besonders gut ein und ausdringen bzw. gesammelt werden kann. Der wichtigste Energiesammelpunkt ist das Dan Tien. Es befindet sich im Inneren unseres Körpers etwa zwei Finger breit unter dem Bauchnabel und dient unter anderem dazu, das bei den Körperübungen gesammelte Qi zu speichern.

Der Qi-Ball

Sie stehen entspannt in der Reiterstellung, beide Hände ruhen auf dem Dan Tien. Atmen Sie ruhig und gelassen einige Male tief in Ihren Bauch ein. Stellen Sie sich dabei vor, wie sich das Qi in Ihrem Energiezentrum, dem Dan Tien, ansammelt und eine angenehme Wärme verbreitet. Nun reiben Sie beide Hände gegeneinander, so dass Wärme entsteht und massieren sich sanft die Handinnenflächen.
Formen Sie jetzt mit beiden Händen eine kleine Kugel, ohne dass sich dabei die Hände berühren. Betrachten Sie den imaginären Ball in Ihren Händen und stellen Sie sich vor, wie sich zwischen Ihren Händen ein Energiefeld aufbaut und spüren Sie genau hin. Lassen Sie Ihren Qi-Ball nun größer oder kleiner werden, tragen Sie ihn spazieren oder schieben Sie ihn vor oder neben Ihrem Körper hin und her. Wenn Sie genug geübt haben, lassen Sie die Energie aus Ihren

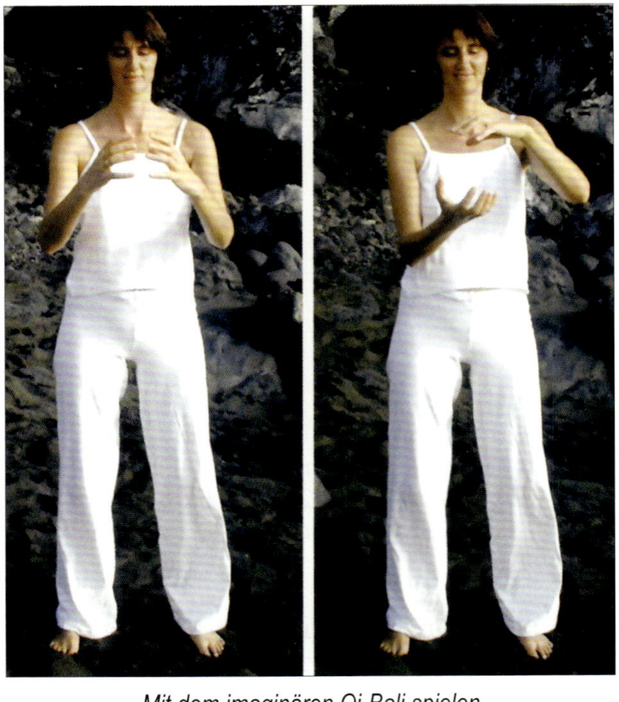

Mit dem imaginären Qi-Bali spielen

Händen über Ihren Bauchnabel in Ihr Dan Tien einfließen und spüren mit geschlossenen Augen noch ein wenig nach.

INFO !

Die Empfindungen, die bei der Übung „Qi-Ball" entstehen können, sind sehr unterschiedlich. Man kann das Qi als Wärme, als angenehmes Kribbeln in den Händen oder auch als leichten Widerstand oder als Farbe wahrnehmen. Wenn sich bei Ihnen beim ersten Üben keiner dieser Effekte einstellt, macht das gar nichts. Die Übung wirkt trotzdem! Mit regelmäßigem Praktizieren verstärkt sich jedoch das Qi und wird leichter spürbar.

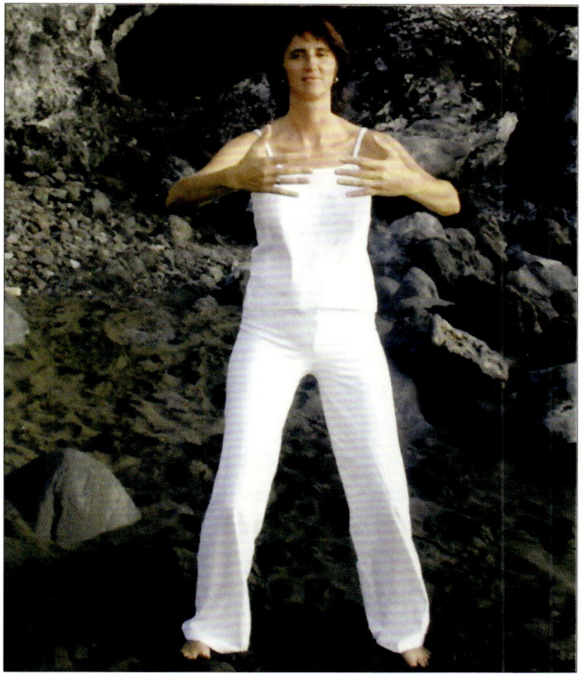

Den Baum umarmen ist eine sehr verbreitete Qi-Gong-Übung zur Stärkung des gesamten Körpers

Stehen wie ein Baum

Ausgangsposition ist wieder die Reiterstellung: Beine schulterbreit auseinander, Füße zeigen nach vorne, die Knie sind leicht gebeugt, das Becken leicht gekippt, die Schultern entspannt. Heben Sie nun die Arme bis in Brusthöhe an, als ob Sie einen mächtigen Baum umarmen wollen. Die Ellenbogen sind leicht gebeugt und zeigen dabei nach außen, die Handinnenflächen zeigen zu Ihnen. Nun stellen Sie sich vor, wie Sie die Kraft des Baumes durchströmt und wie Sie das Qi im Körper aufnehmen und verteilen. Verharren Sie in dieser Position, solange es Ihnen angenehm ist und steigern Sie die Zeit des Verweilens nach und nach.

5. Der kleine Energiekreislauf

Mit Hilfe dieser Übung lenken Sie das Qi durch die Haupt-Energiebahnen Ihres Körpers. Die kreisende Energie verbindet alle Zentren miteinander und gleicht sie aus. Der Körper wird vitalisiert und harmonisiert.
Beginnen Sie damit, sich ausgiebig zuzulächeln. Die Hände lassen Sie dabei sanft auf dem Dan Tien etwa zwei Finger breit unter dem Bauchnabel ruhen. Mit jedem Atemzug sammeln Sie mehr Energie in diesem Zentrum und verdichten sie zu einem leuchtenden und wärmenden Energieball. Nun lassen Sie diese Energie mit Ihrer Vorstellungskraft durch

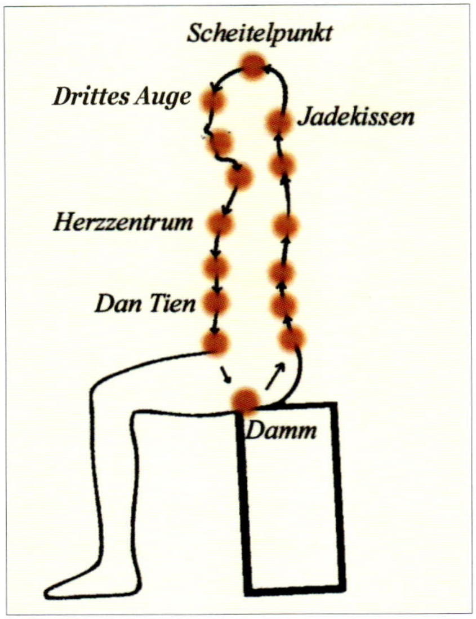

Der kleine Energiekreislauf. Mit dieser Übung leiten Sie das Qi durch den Körper

den Körper kreisen: Am Damm beginnend steigt sie über das Steißbein die Wirbelsäule empor bis zum „Jadekissen“ (der Verbindung zwischen Nacken und Schädel). Von dort aus fließt sie weiter über den Scheitelpunkt nach unten über das dritte Auge, Solar Plexus und wieder zurück ins Dan Tien, wo wir sie weiter sammeln. Der kleine Energiekreislauf verlangt einige Übung, damit er seine Wirksamkeit voll entfalten kann. Regelmäßig praktiziert, versorgt er alle Organe im Körper mit Qi und Lebenskraft und steigert das allgemeine Wohlbefinden und die Abwehrkräfte.

6. Die Meditation mit den sechs heilenden Lauten

Mit dieser Übung werden die Yin-Organe Leber (Holz), Herz (Feuer), Milz/Bauchspeicheldrüse (Erde), Lunge (Metall) und Nieren (Wasser) gestärkt. Man benutzt Töne und bestimmte Handhaltungen für die Heilung der einzelnen Organe. Damit transformiert man negative Energie in positive Lebenskraft und balanciert zugleich die Organe untereinander aus. Die komplette Meditation mit den entsprechenden Bewegungen und Lauten braucht allerdings ein wenig Zeit - eine halbe Stunde sollten Sie mindestens für den kompletten Zyklus einkalkulieren. Wer es eilig hat, kann nur die Laute zur Stärkung der einzelnen Organe einsetzen, wann immer das Bedürfnis da ist.
Suchen Sie sich einen ruhigen Platz, an dem Sie nicht gestört werden können. Am besten setzen Sie sich auf die Vorderkante eines normalen Stuhles. Beide Füße stehen fest auf dem Boden, der Rücken ist gerade, die Hände liegen entspannt auf den Knien. Schultern und Nacken sind entspannt. Atmen Sie einige Male tief ein und aus. Schließen Sie nun die Augen und schenken Sie sich Ihr schönstes Lächeln.

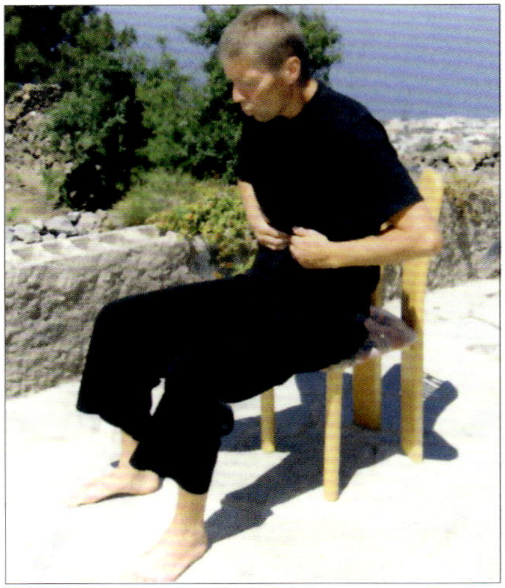

Der Magenlaut choooo

Der Magenlaut (Erde)

Verbinden Sie sich gedanklich mit Milz und Magen und versuchen Sie, sich diesen Bereich Ihres Körpers bildlich vorzustellen. Wie fühlen sich diese beiden Organe an?

HEILENDE LAUTE

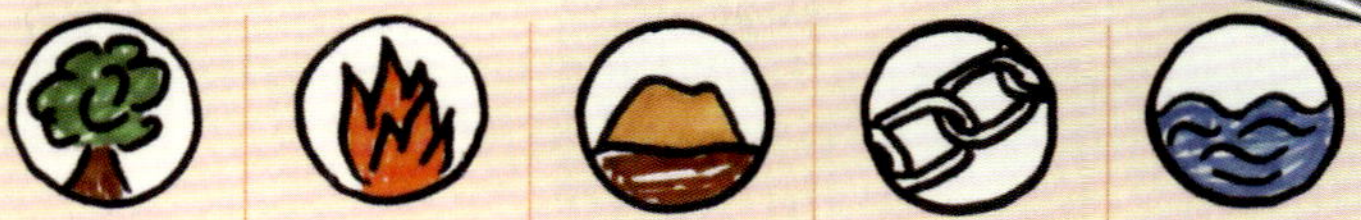

Element	Holz	Feuer	Erde	Metall	Wasser
Heilender Laut	schhh	hhaaa (lautloses a)	choooo (lautloses o)	sssssss	huuuuu (lautloses u)
Negative Emotion	Wut Ärger	Hass Neid	Spannung Sorge Unsicherheit	Traurigkeit Depression	Angst Furcht
Positive Emotion	Großzügigkeit Vergebung	Liebe Zärtlichkeit Freude	Ehrlichkeit Fairness Offenheit	Mut Gerechtigkeit	Vertrauen Sanftmut
Zu visualisierende Farbe	Grün	Rot	Gelb	Weiß	Blau

Der Laut des mittleren Erwärmers ist hhiiiii. Er schließt die Meditation ab und verteilt das Qi nochmal gleichmäßig im ganzen Körper

Geht es ihnen gut? Oder haben sich in ihnen Anspannung und Nervosität angesammelt? Machen Sie sich vielleicht zu viele Sorgen? Mit dem heilenden Laut für das Erd-Element reinigen Sie nun Magen und Milz von allen negativen Emotionen. Legen Sie die Fingerspitzen beider Hände sanft in die Magengegend (unterhalb der Rippenbögen) und atmen tief ein. Atmen Sie auf den Laut choooo aus und üben Sie gleichzeitig mit den Fingern einen sanften Druck auf die Magengegend aus. Wiederholen Sie diesen Vorgang so oft, bis Sie eine Erleichterung verspüren. Die Hände wandern nun zurück auf die Knie. Schenken Sie Ihrem Magen noch ein strahlendes Lächeln. Gleichzeitig visualisieren Sie ein leuchtend sonnengelbes Licht, das Sie in alle Ecken von Magen und Milz eindringen lassen. Verweilen Sie solange in diesem Zustand, wie es Ihnen angenehm ist.

Der Lungenlaut (Metall)

Reisen Sie nun in Ihrem Körper weiter bis zu Ihrer Lunge. Wie fühlt sich dieses Organ an? Ist es stark oder erscheint es Ihnen erschöpft? Wenn es Ihnen schwer fällt, sich mental mit der Lunge zu verbinden, können Sie Ihre Hände auf den Brustkorb legen. Welche Gefühle finden sich in Ihrer Lunge? Verspüren Sie Traurigkeit? Mit dem heilenden Lungenlaut können Sie alle schlechten Gefühle aus der Lunge vertreiben.

Nehmen Sie nun beide Arme über den Kopf, die Handflächen zeigen zum Himmel, die Ellenbogen sind leicht gebeugt. Atmen Sie tief ein und mit einem scharfen sssssss langsam aus. Wiederholen Sie das Ganze so oft, wie es Ihnen angenehm ist. Nun senken Sie die Arme langsam und konzentrieren sich wieder auf Ihre Lunge. Schenken Sie ihr ein strahlendes Lächeln und füllen Sie sie mit jedem Atemzug mit frischem, klarem weißem Licht, bis auch der letzte Winkel erstrahlt. Genießen Sie dieses Gefühl noch ein kleines Weilchen.

Der Lungenlaut sssss

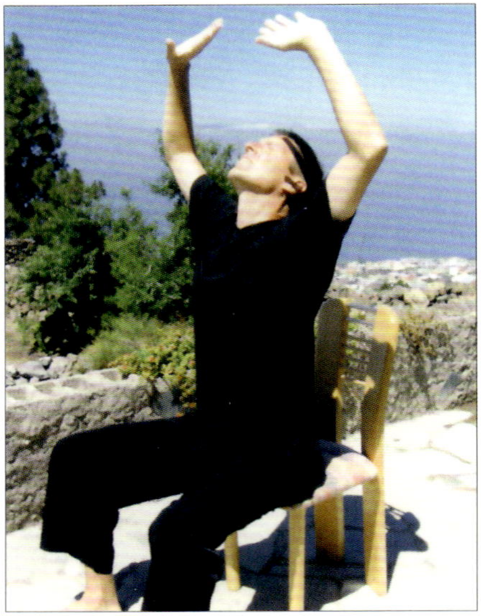

Der Nierenlaut (Wasser)

Nun sind die Nieren an der Reihe. Verbinden Sie sich gedanklich mit diesen Organen und schenken Sie ihnen ein Lächeln. Die Nieren beherbergen nicht nur unsere vorgeburtliche Lebenskraft - hier sammeln sich auch unsere Ängste an. Wie fühlen sich Ihre Nieren in diesem Augenblick an? Sind sie zufrieden oder belastet von Ängsten? Zum Reinigen dieser Organe umfassen wir unsere Knie mit beiden Händen und beugen den Oberkörper leicht nach vorne, so dass eine leichte Spannung in der unteren Rückengegend entsteht. Atmen Sie tief ein und auf dem Nierenlaut huuu sanft und beständig aus. Wiederholen Sie diesen Vorgang solange, bis sich die Nieren weich und durchlässig anfühlen. Dann kehren Sie in die Ausgangsposition zurück. Schicken Sie ein tiefblaues Licht in Ihre Nieren zusammen mit dem besten Lächeln, das Sie aufbringen können. Tanken Sie auf, solange es Ihnen angenehm ist und spüren Sie anschließend noch ein wenig nach.

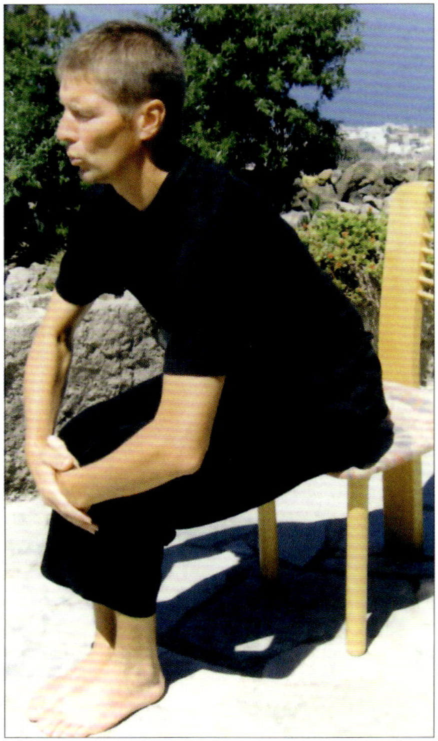

Der Nierenlaut huuuuu

Der Leberlaut (Holz)

Die Leber ist als nächstes Organ an der Reihe. Sie liegt auf unserer rechten Seite unterhalb der Brust. Verbinden Sie sich mit ihr und versuchen Sie zu ergründen, wie sich dieses Organ anfühlt. Erscheint es Ihnen frisch und voller Lebenskraft? Oder haben sich Gefühle wie Wut und Ärger in ihr festgesetzt?
Falten Sie die Hände und heben Sie sie über Ihren Kopf, die Handflächen zeigen dabei nach oben. Neigen Sie sich nun ein kleines bisschen nach links, so dass Sie eine leichte Spannung auf der rechten Körperseite verspüren. Atmen Sie tief ein und auf dem Leberlaut schhh sanft aus. Wiederholen Sie das Ganze, so oft es Ihnen angenehm ist. Dann senken Sie die Arme zurück in die Ausgangsposition und schicken leuchtendgrünes Licht in Ihre Leber. Füllen Sie das Organ mit dieser lebendigen Schwingung und vergessen Sie nicht, dabei zu lächeln. Wenn die Leber sich weich anfühlt, gehen Sie weiter zum nächsten Organ.

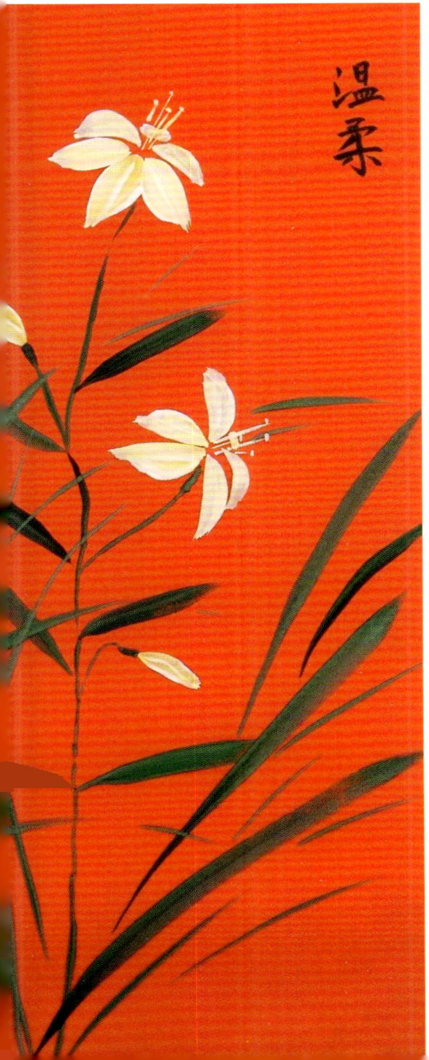

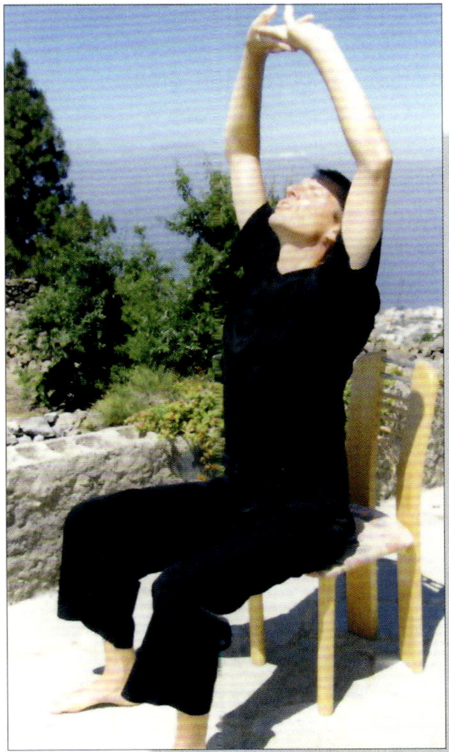

Der Leberlaut schhh

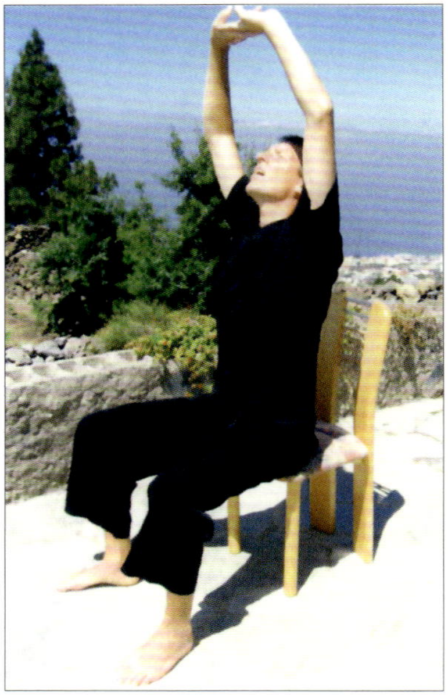

Der Herzlaut hhaaa

Der Herzlaut (Feuer)

Nun ist das Herz an der Reihe. Verbinden Sie sich mit dem Organ, das dafür sorgt, dass Ihr gesamter Körper mit Blut versorgt wird. Schenken Sie ihm ein Lächeln. Wie fühlt sich Ihr Herz an? Ist es voller Liebe oder verspüren Sie gar Hass oder Neid?
Falten Sie wieder die Hände und heben Sie sie über Ihren Kopf, die Handflächen zeigen dabei nach oben. Neigen Sie sich nun ein kleines bisschen nach rechts, so dass Sie eine leichte Spannung auf der linken Körperseite verspüren. Atmen Sie tief ein und auf dem Herzlaut hhaaa sanft aus. Wiederholen Sie das Ganze, so oft Sie mögen. Nun die Arme zurück in die Ausgangsposition nehmen und dem Herzen ein weiteres Lächeln schenken, zusammen mit viel lebendig rotem Licht, das jeden Winkel des Herzens ausfüllen sollte. Genießen Sie dieses angenehme Gefühl, solange Sie mögen.

Der Laut des dreifachen Erwärmers

Mit diesem Laut schließen wir die Meditation ab und verteilen das Qi noch einmal gleichmäßig im gesamten Körper. Lehnen Sie sich in Ihrem Stuhl zurück, bis Sie mehr oder weniger diagonal liegen und heben Sie die Arme in einem großen Bogen über den Kopf. Dabei atmen Sie tief ein. Führen Sie nun beide Arme vor dem Körper nach unten und atmen Sie dabei auf dem Laut hhiiiii sanft aus. Nach zwei bis drei Wiederholungen haben Sie die Energie wunderbar verteilt und können mit leichten Streck- und Dehnübungen wieder zurück ins Hier und Jetzt kommen.

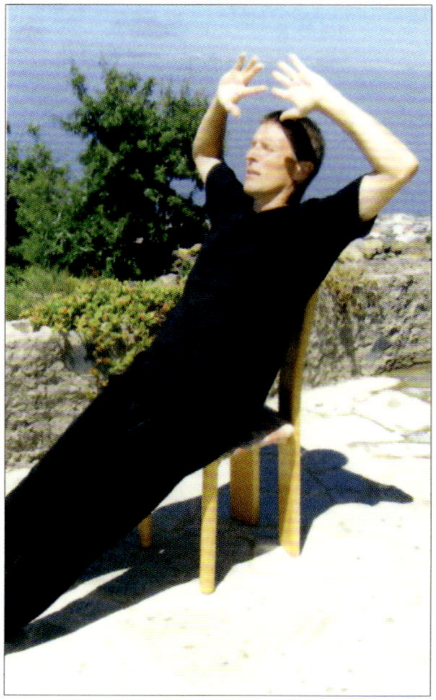

Der Laut des dreifachen Erwärmers hhiiiii

Extratipp

Die heilenden Laute eignen sich hervorragend als Meditation vor dem Einschlafen. Wenn Sie nach der Meditation zu Bett gehen wollen, können Sie den Laut des mittleren Erwärmers auch im Bett liegend ausführen.

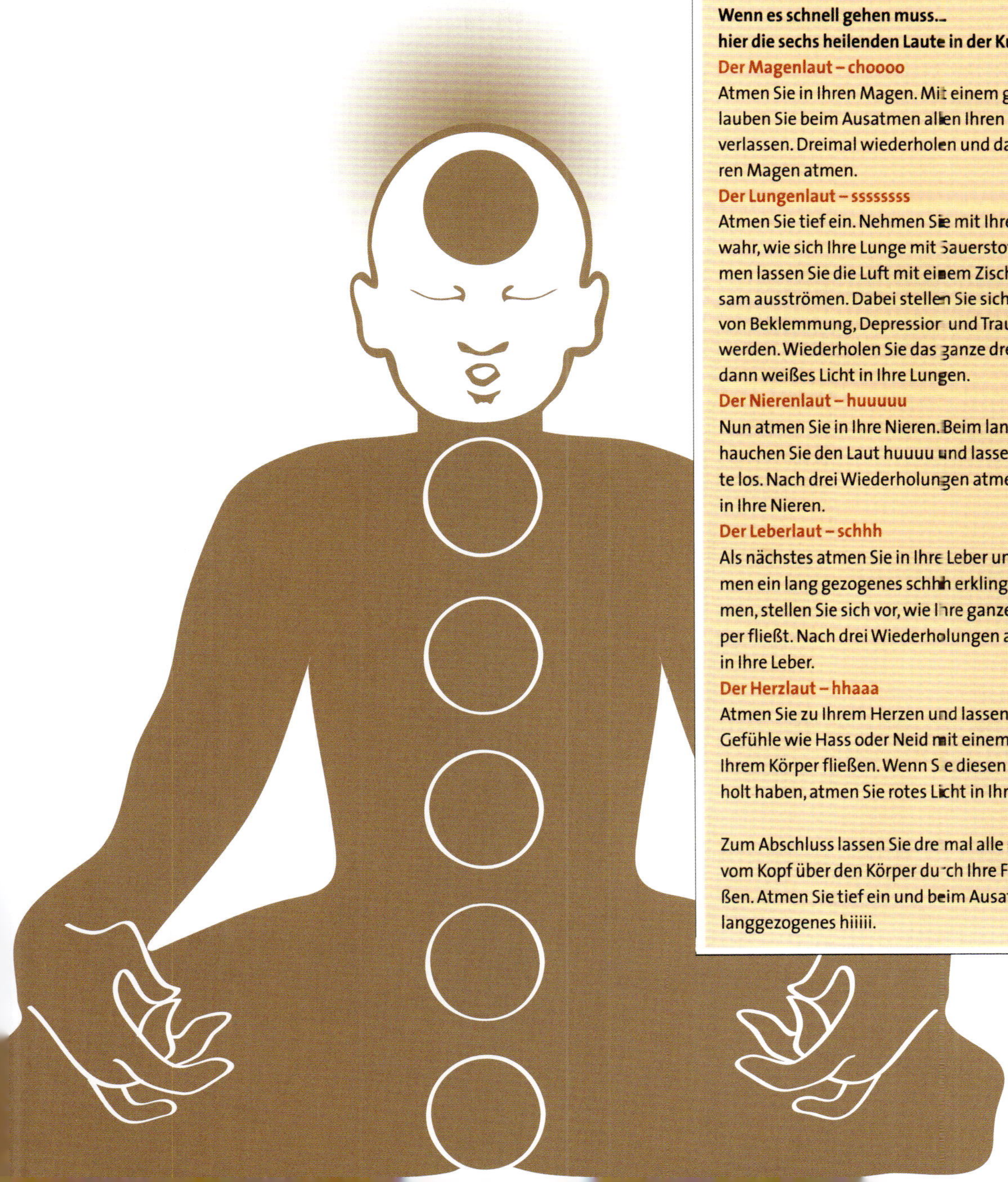

Extratipp

Wenn es schnell gehen muss...
hier die sechs heilenden Laute in der Kurzform:

Der Magenlaut – choooo

Atmen Sie in Ihren Magen. Mit einem gehauchten choooo erlauben Sie beim Ausatmen allen Ihren Sorgen den Körper zu verlassen. Dreimal wiederholen und dann gelbes Licht in Ihren Magen atmen.

Der Lungenlaut – ssssssss

Atmen Sie tief ein. Nehmen Sie mit Ihrem inneren Auge wahr, wie sich Ihre Lunge mit Sauerstoff füllt. Beim Ausatmen lassen Sie die Luft mit einem Zischlaut (ssssssss) langsam ausströmen. Dabei stellen Sie sich vor, wie alle Gefühle von Beklemmung, Depression und Traurigkeit ausgeatmet werden. Wiederholen Sie das ganze dreimal und atmen Sie dann weißes Licht in Ihre Lungen.

Der Nierenlaut – huuuuu

Nun atmen Sie in Ihre Nieren. Beim langsamen Ausatmen hauchen Sie den Laut huuuu und lassen dabei alle Ihre Ängste los. Nach drei Wiederholungen atmen Sie tiefblaues Licht in Ihre Nieren.

Der Leberlaut – schhh

Als nächstes atmen Sie in Ihre Leber und lassen beim Ausatmen ein lang gezogenes schhh erklingen. Während Sie ausatmen, stellen Sie sich vor, wie Ihre ganze Wut aus Ihrem Körper fließt. Nach drei Wiederholungen atmen Sie grünes Licht in Ihre Leber.

Der Herzlaut – hhaaa

Atmen Sie zu Ihrem Herzen und lassen Sie beim Ausatmen Gefühle wie Hass oder Neid mit einem langen hhaaa-Ton aus Ihrem Körper fließen. Wenn Sie diesen Laut dreimal wiederholt haben, atmen Sie rotes Licht in Ihr Herz.

Zum Abschluss lassen Sie dreimal alle negativen Energien vom Kopf über den Körper durch Ihre Füße in die Erde abfließen. Atmen Sie tief ein und beim Ausatmen hauchen Sie ein langgezogenes hiiiii.

7. Abschlussübungen

Es empfiehlt sich, nach allen Praktiken die folgenden kleinen Abschlussübungen durchzuführen. So verteilt sich die Energie besser im Körper und Sie fühlen sich frisch und fit.

Die Energie im Dan Tien sammeln

Schließen Sie jede Übung damit ab, dass Sie beide Hände auf Ihr Dan Tien legen und in der Reiterstellung einige Zeit lang nachspüren. So legen Sie sich einen wunderbaren Energiespeicher an, von dem Sie lange zehren können.
Reiben Sie dann die Handflächen schnell aneinander, so dass sie sich gut erwärmen und streichen Sie mit den Händen über die Körperregionen, die sich verspannt oder kraftlos anfühlen. Schließen Sie Ihre Übungen ab mit zwei bis drei tiefen Atemzügen und einem freundlichen Lächeln.

Abklopfen

Zum Abschluss einer Übungsfolge können Sie mit einem sanften Klopfen Schlacken und Giftstoffe aus dem Körper vertreiben. Beginnen Sie mit einem leichten Trommeln der Fingerspitzen auf dem Kopf, Stirn und Nacken. Klopfen Sie dann mit den Fingerspitzen sanft Ihr Gesicht ab und reiben Sie sich vorsichtig die Ohren. Nun klopfen Sie mit der ganzen Handfläche leicht auf den Brustkorb, die Arme (auf der Außenseite nach unten, auf der Innenseite nach oben), die Rippen, den Bauch, die Hüften, den unteren Rückenbereich. Zum Schluss werden die Beine kräftig abgeklopft - mit der flachen Hand über die Vorderseite der Oberschenkel nach unten bis zu den Füßen und wieder hinauf auf der Rückseite bis zum Po. Das Ganze ein- bis zweimal wiederholt und Sie fühlen sich frisch und voller Energie.

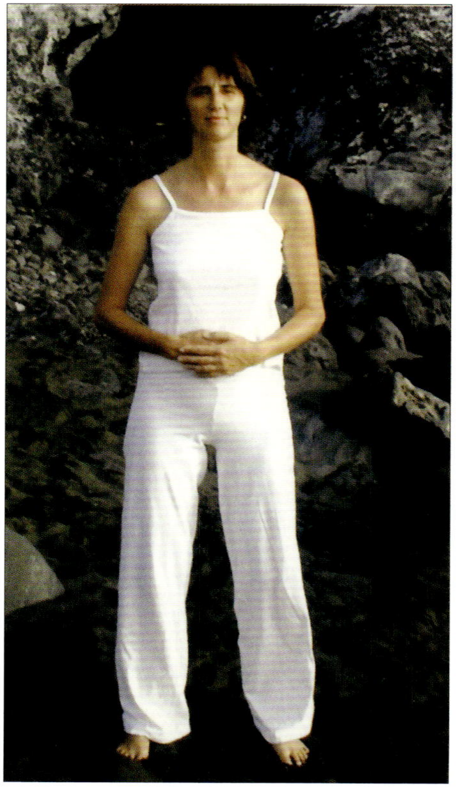

Das Dan Tien ist eines unserer wichtigsten Energiezentren und liegt etwa zwei Finger breit unter dem Bauchnabel

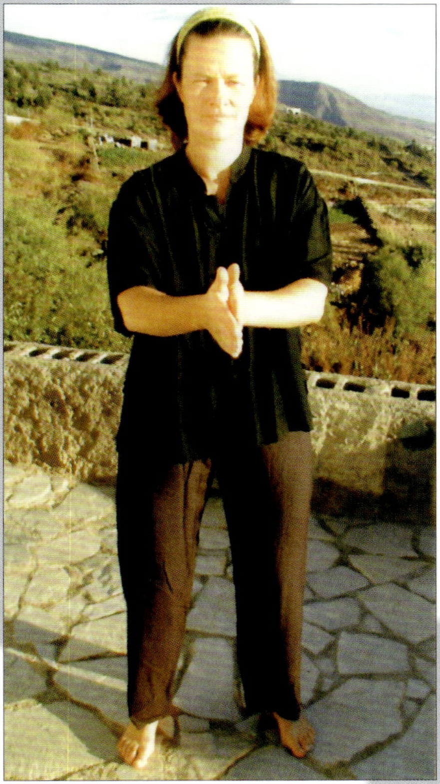

Reiben Sie beide Hände kräftig aneinander, so dass Wärme entsteht

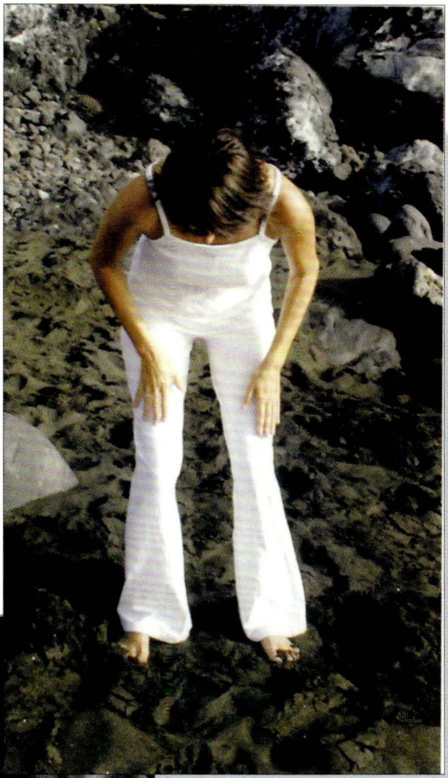

Durch das kräftige Abklopfen werden Schlacken und Giftstoffe ausgeleitet

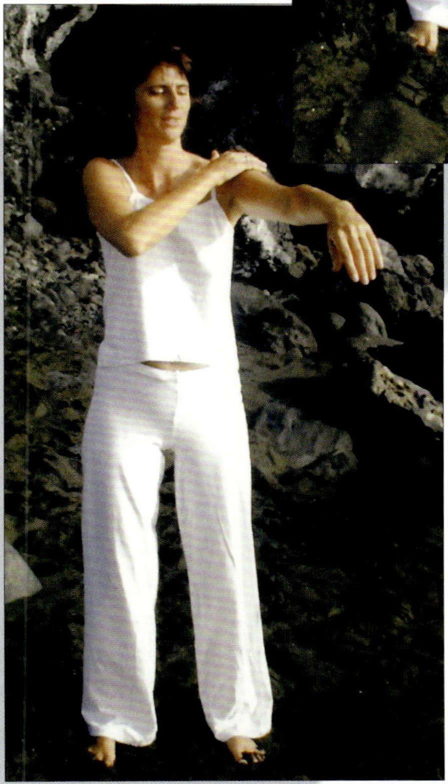

Kapitel
6

Tipps und Tricks zur Stärkung der einzelnen Elemente

Wie Sie Beschwerden lindern und Ihre Elemente in Harmonie bringen

- Den Elemente-Zyklus in Harmonie bringen
- Gesundheits-Tipps für Ihren Elemente-Typ
- Heilende Mudras zum Ausgleich der Fünf Elemente

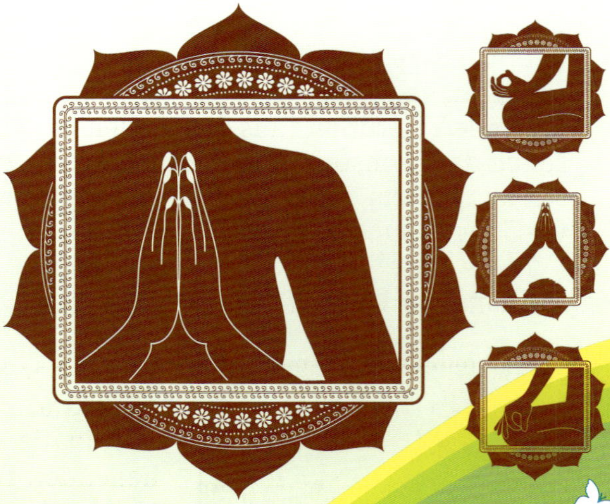

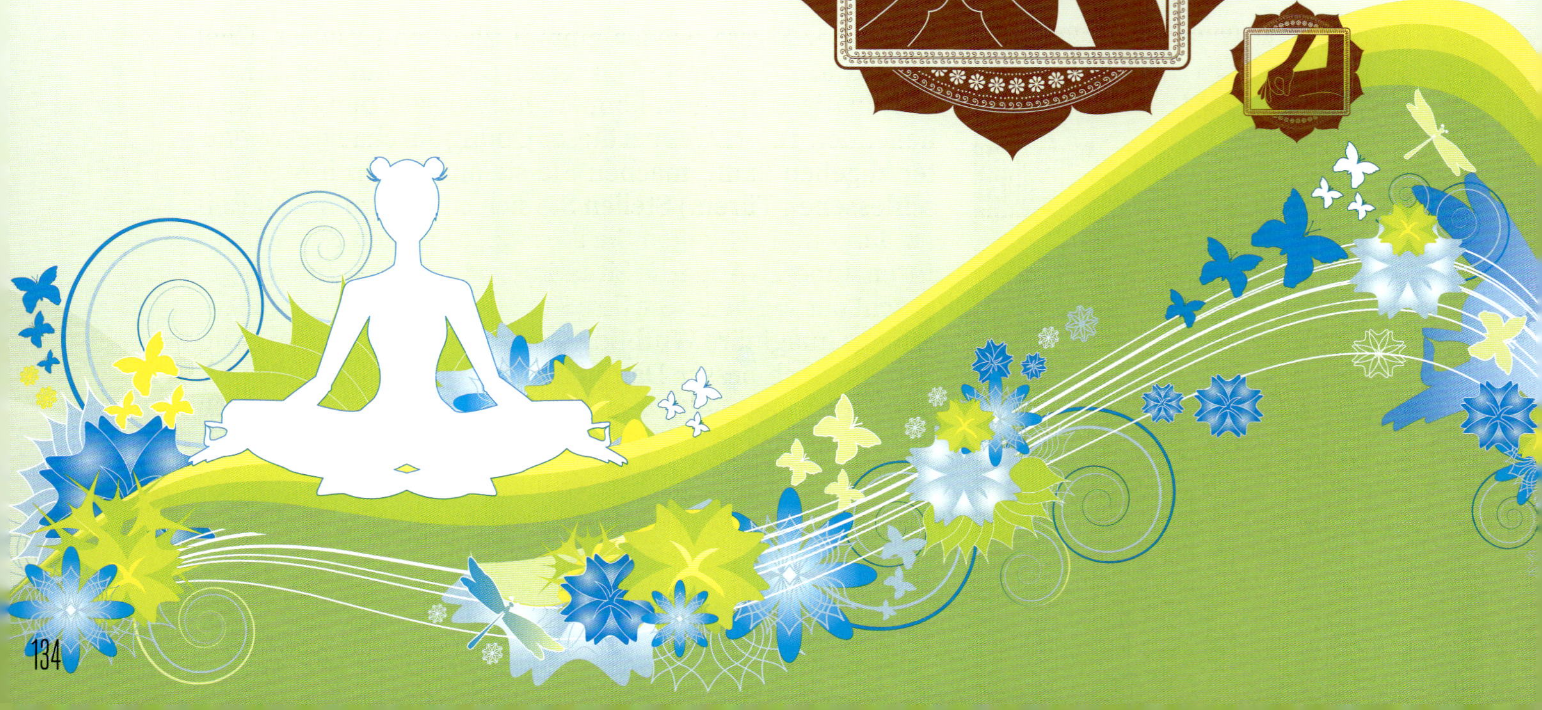

Den Elemente-Zyklus in Harmonie bringen

Aus der Fülle an Übungen, mit denen man die einzelnen Elemente stärken kann, habe ich vor allem die ausgewählt, die man sich recht einfach und ohne große Vorkenntnisse aneignen kann. Wenn Sie mit Hilfe der Tests in Kapitel 2 herausgefunden haben, welche Elemente in Ihrer persönlichen Konstellation im Ungleichgewicht sind, können Sie mit den nachfolgenden Vorschlägen die ersten Schritte einleiten, um Ihren Elementezyklus wieder in Harmonie zu bringen.

Das Holz-Element stärken

Bei einem gestörten Holz-Element helfen besonders Übungen, die die Leber und die Augen entspannen. Versuchen Sie doch einfach mal die nachfolgende Tigerübung aus dem heilenden Tao, wenn Ihnen das nächste Mal die Galle hochkommt. Oder stärken Sie Ihr Holz-Element mit Hilfe einer der Qi-Gong-Übungen oder einer Meditation.

HOLZ-ELEMENT

Organ Yin	Leber
Organ Yang	Gallenblase
Sinnesorgan	Augen
negative Emotion	Wut, Ärger
Farbe	grün

Raus mit der Wut - die Tigerübung

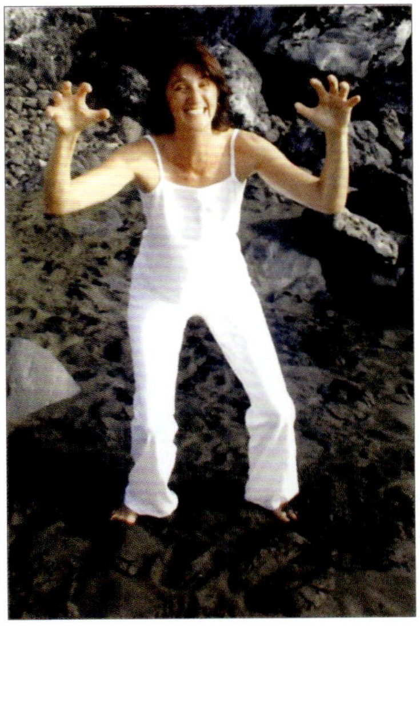

Wenn der Stress wieder einmal überhand nimmt, Chef oder Kinder an den Nerven zerren oder Sie einfach nur vor Wut in die Luft gehen können, hilft diese Übung aus dem heilenden Tao. (Da es bei dieser Übung durchaus etwas lauter zugehen kann, machen Sie sie am besten hinter verschlossenen Türen.) Stellen Sie sich entspannt in den Reiterstand und schließen Sie die Augen. Stellen Sie sich vor Ihrem inneren Auge die Situation vor, die Sie so in Rage gebracht hat. Schärfen Sie Ihre Krallen und zerkratzen Sie damit das imaginäre Wutbild - wenn Sie dabei fauchen, können Sie noch besser Dampf ablassen. Das Ganze drei bis vier Mal wiederholt, zum Abschluss einen letzten lauten Schrei und Ihre Wut löst sich garantiert in Luft auf.

Lassen Sie den Tiger raus, wenn Sie wütend sind!

Wie ein Bambus im Wind

Diese einfache Qi-Gong-Übung ist ebenfalls ausgesprochen wirkungsvoll, wenn Ihnen Ihr Holz-Element Sorgen macht. Stellen Sie sich entspannt in den Reiterstand. Die Hände hängen locker neben dem Körper. Daumen und Mittelfinger liegen locker aufeinander. Nun stellen Sie sich vor, Sie sind ein Bambuszweig, der sich sanft im Wind hin und her wiegt. Rollen Sie auf Ihren Sohlen sanft von vorne nach hinten, ohne die Füße dabei vom Boden abzuheben. Schon bald stellt sich ein wunderbares Gefühl von Ausgeglichenheit und Ruhe ein.

Mit dem Qi die Augen stärken

Diese Übung können Sie gut am Anschluss an die allgemeinen Qi-Gong-Übungen aus dem vorangegangenen Kapitel machen. Je mehr Qi Sie bereits in Ihren Handflächen angesammelt haben, desto besser. Reiben Sie die Handflächen kräftig aneinander, bis eine angenehme Wärme entsteht. Legen Sie dann Ihre Handflächen leicht gebogen auf die Augenhöhlen und stellen Sie sich vor, wie die Energie aus Ihren Handflächen sprudelt und von den Augen aufgesaugt wird. Sie können dabei die Augen schließen oder geöffnet lassen - ganz, wie Sie wollen.

Flexibel wie ein Bambus im Wind - so fühlt sich das Holz-Element wohl

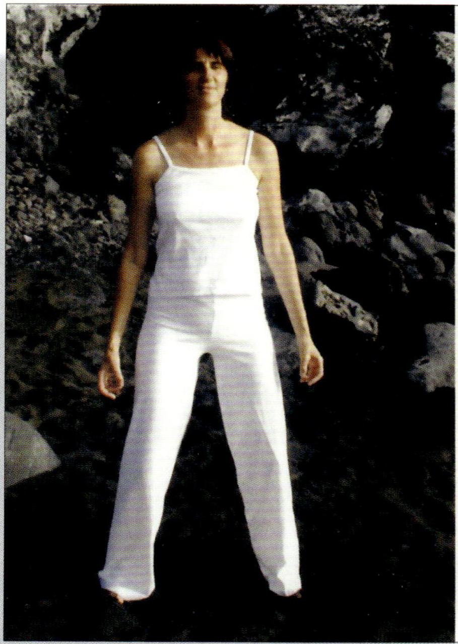

Diese Übung hilft auch wunderbar bei brennenden und geröteten Augen

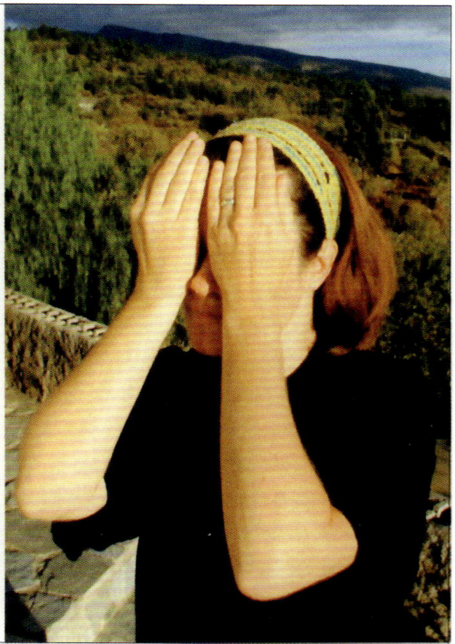

Augen-Meditation

Die dem Holz zugeordneten Sinnesorgane sind die Augen, die Sie gerade bei einem gestörten Holz-Element besonders pflegen sollten. Gönnen Sie ihnen regelmäßig Entspannungsübungen in der freien Natur.
Dafür suchen Sie sich einfach einen ruhigen Platz, setzen sich bequem hin und lassen Ihren Blick gelassen auf einer Stelle ruhen. Atmen Sie tief ein und aus und lassen Sie Ihren Gedanken freien Lauf - schon bald wird sich nicht nur Ihr Blick entspannen, auch Ihre Gesichtszüge lockern sich und Sie fühlen sich leichter und freier.

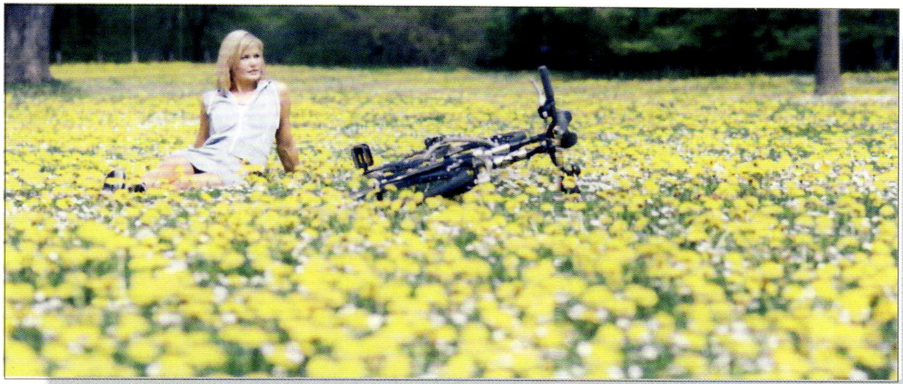

Ein entspannter Blick ins Grüne gibt dem Holz-Element neue Kraft

Das Feuer-Element stärken

Wenn das Feuer überkocht, macht sich das in allen Bereichen des Körpers bemerkbar. Sie schwitzen, der Blutdruck steigt und Sie schlafen schlecht. Zu wenig Feuer bewirkt dagegen oft eine gewisse Antriebslosigkeit. Mit den nachfolgenden Übungen und Meditationen lässt sich ein gestörtes Feuer-Element schnell wieder ins Gleichgewicht bringen.

FEUER-ELEMENT	
Organ Yin	Herz
Organ Yang	Dünndarm
Sinnesorgan	Zunge
negative Emotion	Hass, Neid
Farbe	rot

Das Herz öffnen

Legen Sie sich entspannt auf den Boden oder auf eine angenehme Unterlage und schließen Sie die Augen. Lächeln Sie nun Ihrem Herzen zu und schenken Sie ihm das schönste Lächeln, das Sie haben. Stellen Sie sich vor, dass sich Ihr Herz mit jedem Atemzug mehr mit Liebe füllt und versinken Sie mit jedem Ausatmen ein wenig mehr in die Tiefe Ihres Herzens. Nach einigen Atemzügen macht sich ein angenehmes Gefühl im Brustraum breit und die Herzenergie kann ungehindert in den ganzen Körper strömen.

INFO !

Diese Übung kann man wunderbar morgens vor dem Aufstehen machen!

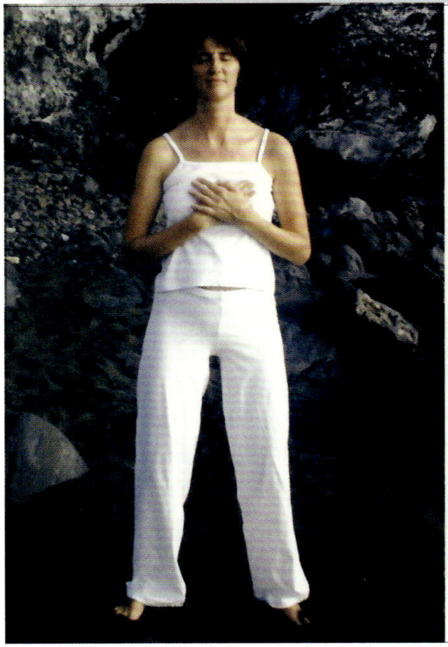

Auch im Stehen kann man seinem Herzen wunderbar zulächeln

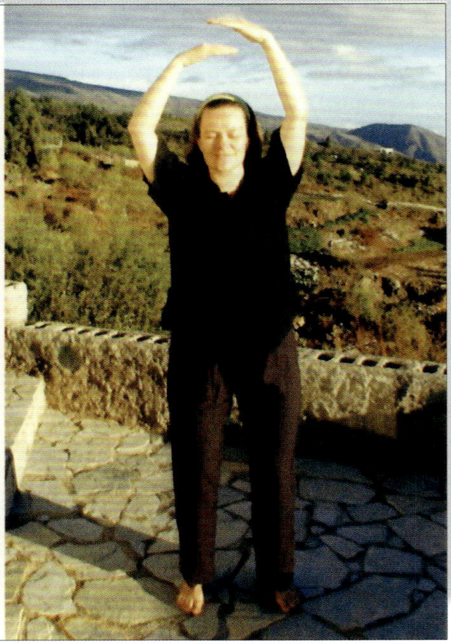

Diese Übung wirkt unter anderem hervorragend bei Hitzewallungen (siehe nächste Seite)

Hitze aus dem Herzen leiten

Wenn Sie zuviel innere Hitze verspüren, kann die folgende Übung hilfreich sein. Stellen Sie sich aufrecht in den Reiterstand, die Beine schulterbreit geöffnet. Heben Sie beide Arme neben dem Körper nach oben, die Ellenbogen sind dabei leicht gebeugt, die Handflächen zeigen nach oben und atmen Sie tief ein. Wenn Sie mit den Händen oberhalb des Kopfes angelangt sind, drehen Sie die Handflächen nach unten. Die linke Hand befindet sich nun über der rechten, ohne sie zu berühren. Nun atmen Sie auf den Herzlaut „hhaaa" langsam aus und stellen sich dabei vor, dass durch Ihre Hände erfrischende Energie über den Scheitelpunkt in Ihren Körper bis zum Herzen fließt. Wiederholen Sie die Übung, bis Sie merken, wie sich Ihr Herz entspannt.

Die Schultern entspannen

Noch eine sehr einfache Übung, um ein gestautes Feuer-Element wieder ins Gleichgewicht zu bringen. Man kann sie im Bedarfsfall immer mal wieder zwischendurch ausführen. Hilft hervorragend bei verspannten Schultern und Nacken und bei spannungsbedingten Kopfschmerzen.
Stellen Sie sich entspannt in den Reiterstand und ziehen Sie beide Schultern hoch zu Ihren Ohren. Die Arme und Hände bleiben dabei vollkommen entspannt neben dem Körper hängen. Halten Sie diese Position einige Sekunden und lassen Sie dann die Schultern schnell nach unten fallen. Dabei atmen Sie auf dem Herzlaut „hhaaa" aus und gehen leicht in die Knie. Zwei bis drei Wiederholungen genügen in der Regel.

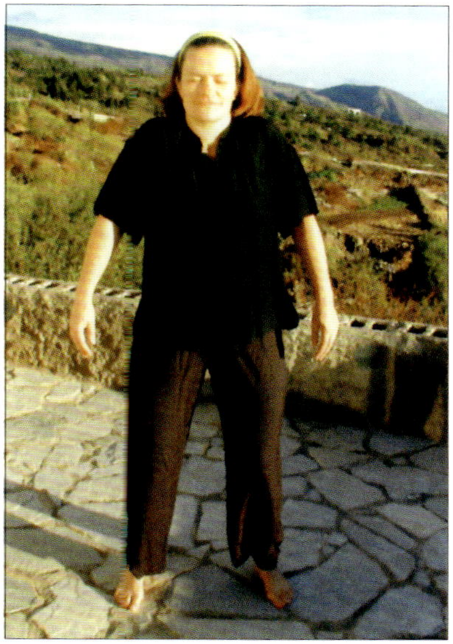

Ein gestörtes Feuer-Element macht sich häufig durch verspannte Schultern bemerkbar

Den Nacken reiben

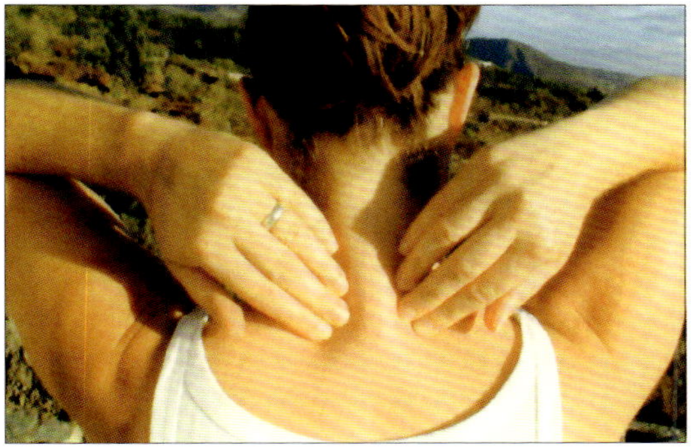

Bei einem gestörten Feuer-Element staut sich die Energie des Öfteren im Nackenbereich und führt zu unangenehmen Verspannungen. Nachfolgende kleine Übung wirkt sofort und kostet Sie keine zwei Minuten. Nehmen Sie beide Hände hinter den Kopf und ziehen Sie dabei die Ellenbogen so weit wie möglich nach hinten. Nun massieren Sie kräftig Nackenmuskulatur, Hals und Halswirbel. Besonders fest dürfen Sie den Punkt zwischen dem 7. Halswirbel und dem ersten

Brustwirbel reiben. Dieser Punkt ragt als dicker Knochenvorsprung hervor und ist leicht zu ertasten. Hier laufen eine Reihe von Energiebahnen zusammen, die sich mit einer kräftigen Selbstmassage wieder durchgängig machen lassen.

Den Palast der Mitte drücken

In der Mitte unserer Brust befindet sich ein sehr wirkungsvoller Akupressurpunkt, der „Palast der Mitte“. Besonders bei Herzproblemen, Unausgeglichenheit und Nervosität hat es sich bewährt, diesen Punkt mindestens 30 Sekunden fest zu drücken.

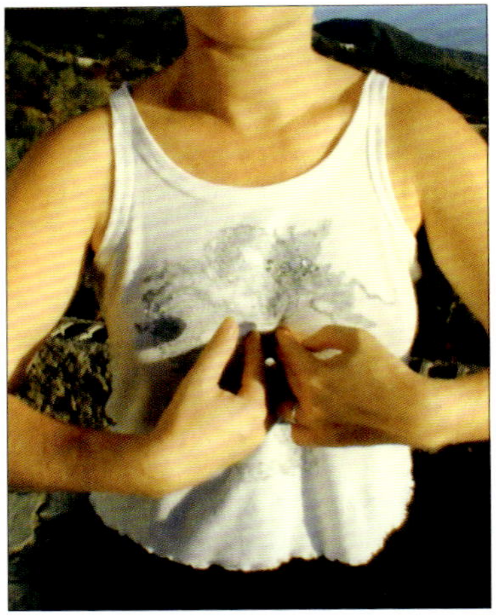

Der Palast der Mitte liegt zwischen den Brüsten in der Mitte des untersten Rippenbogens

Das Erd-Element stärken

Ganz entscheidend für die Harmonie des Erd-Elementes ist es, dass Sie sich zentriert und geerdet fühlen. Der Körper darf sich dabei weder schwer oder unbeweglich anfühlen noch darf Ihnen die Bodenhaftung abhanden kommen. Nachfolgend ein paar einfache Grundübungen zum Ausgleich des Erd-Elementes.

In sich selbst ruhen - zentrieren und verwurzeln

Wenn Sie die Hektik des Alltags wieder einmal einzuholen droht, hilft diese kleine aber feine Grundübung aus dem heilenden Tao.
Ausgangsposition ist der Reiterstand. Verteilen Sie Ihr Gewicht möglichst gleichmäßig auf beide Füße und verwurzeln Sie sich mit jedem Ausatmen mehr mit der Erde, auf der Sie stehen (barfuß geht das übrigens am besten). Legen Sie nun beide Hände sanft auf Ihr Dan Tien und atmen Sie in Ihre innere Mitte. Stellen Sie sich vor, wie aus Ihren Fußsohlen Wurzeln wachsen, mit denen Sie mehr und mehr Halt auf dem Boden bekommen und sich immer tiefer mit der Erde verbinden. Lassen Sie nun mit jedem Atemzug das Qi aus der Erde in Ihren Körper aufsteigen und sammeln Sie die Energie im Dan Tien. Wenn Sie sich dabei noch selber ein wenig zulächeln, wirkt das Ganze noch viel besser ... Bleiben Sie in dieser Position, solange es Ihnen angenehm ist und ziehen Sie dann Ihre Wurzeln langsam zurück in die Fußsohlen.

ERD-ELEMENT

Organ Yin	Milz
Organ Yang	Magen
Sinnesorgan	Mund, Lippen
negative Emotion	Sorgen, Unsicherheit
Farbe	gelb

Mit der Erde verwurzeln -
so bleiben Sie in Ihrer Mitte

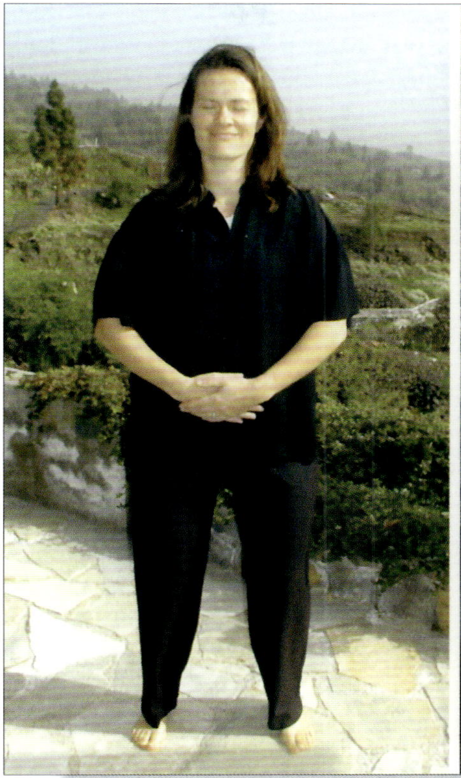

Diese Übung hilft immer dann,
wenn Sie sich saft- und kraftlos fühlen

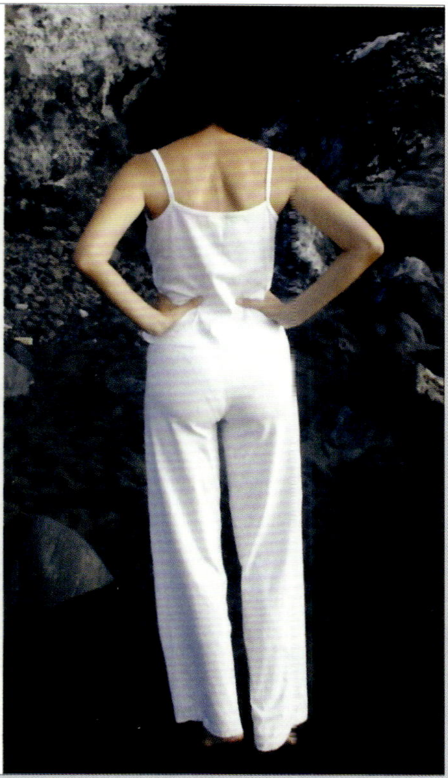

Alles Trübe in die Erde fallen lassen

Mit dieser einfachen Qi-Gong-Übung stärken Sie nicht nur Ihr Erd-Element, sondern erhöhen gleichzeitig auch Ihre Konzentrationsfähigkeit und kräftigen Ihre Nieren.
Stellen Sie sich mit geschlossenen Beinen entspannt hin, die Fersen stoßen aneinander, die Füße formen ein V. DieArme stützen Sie nun in die Hüfte, dabei liegt der Daumen hinten auf dem Rücken auf. Atmen Sie tief ein und heben Sie dabei die Fersen an. Bleiben Sie kurz auf den Zehenspitzen stehen. Nun senken Sie die Fersen langsam wieder in die Ausgangsposition zurück und atmen dabei aus. Wiederholen Sie das Ganze vier bis acht Mal.

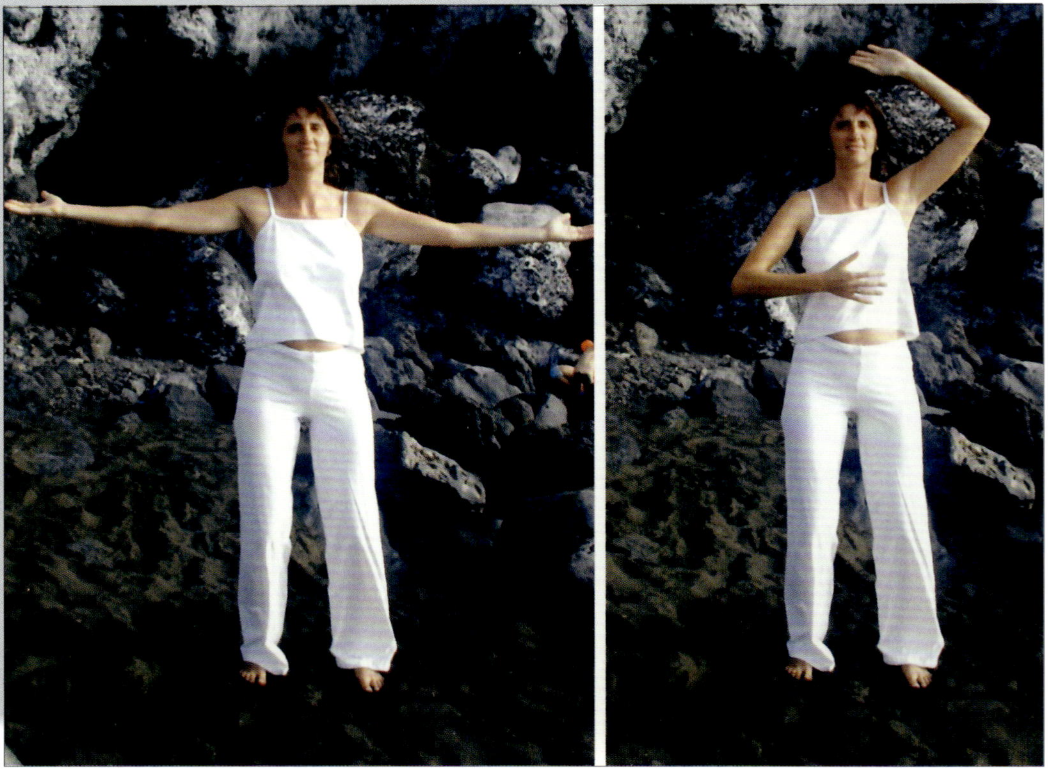

Magen und Milz stärken: Es braucht etwas Training, bis diese Übung harmonisch läuft - die Ausdauer lohnt jedoch auf jeden Fall

Die Hände heben und Magen und Milz stärken

Diese Übung aus den acht Brokaten ist nicht nur wunderbar ausgleichend für Ihr Erd-Element, sondern fördert außerdem Ihren Gleichgewichtssinn und bringt Sie wieder in die Balance.
Ausgangsposition ist wieder der Reiterstand. Die Beine stehen schulterbreit auseinander, die Knie sind leicht gebeugt, das Becken leicht gekippt. Nun heben Sie beide Arme waagerecht neben dem Körper bis auf Schulterhöhe an, die Handflächen zeigen dabei nach oben. Der rechte Arm macht nun eine kreisförmige Bewegung gegen den Uhrzeigersinn, bis die Hand in Höhe der Brust ist. Zur gleichen Zeit beschreibt auch der linke Arm eine kreisförmige Bewegung, allerdings im Uhrzeigersinn und nur bis in Höhe des Kopfes. Dann drehen Sie die linke Hand mit der Handfläche nach außen und schieben sie in Richtung Himmel nach oben (Arm bitte nicht ganz durchstrecken!).

Mit der rechten Hand gehen Sie zur gleichen Zeit nach unten, als wenn Sie eine imaginäre Kraft zu Boden drücken müssten. Verweilen Sie einen Augenblick und kehren Sie dann wieder zur Anfangsposition zurück (beide Arme waagerecht ausgebreitet). Nun ist die andere Seite dran. Wiederholen Sie diese Übung so oft Sie mögen und schließen Sie damit ab, dass Sie beide Hände entspannt auf Ihrem Dan Tien ruhen lassen.

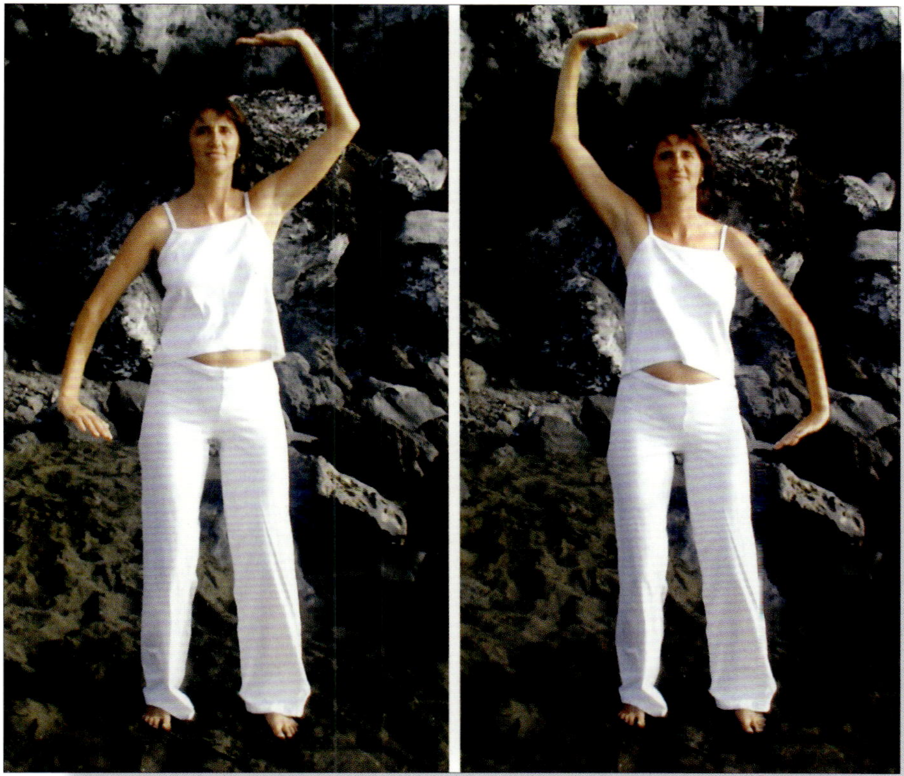

Das Qi-Kaugummi

Lippen und Mund sind die Sinnesorgane des Erd-Elementes. Da ist es nicht verwunderlich, dass sich mit der nachfolgenden Übung besonders die Energie des Erd-Elementes ausgleichen lässt.
Stellen Sie sich vor den Spiegel und beginnen Sie, mit den Fingerspitzen sanft Mund und Wangen abzuklopfen. Dabei kommt es zu einer vermehrten Speichelproduktion im

Mund. Schlucken Sie den Speichel nun nicht herunter, sondern beginnen Sie, ihn im Mund zu bewegen - gerade als wenn Sie einen imaginären Kaugummi kauen würden. Bewegen Sie Kiefer und Lippen ruhig kräftig bei dieser Übung, so straffen Sie gleichzeitig auch Ihre Gesichtsmuskulatur. Kauen Sie solange auf Ihrem Speichel, wie es Ihnen angenehm ist und dann schlucken Sie ihn herunter. Dabei stellen Sie sich vor, wie das angesammelte Qi sich im Bauchraum verteilt und Magen, Milz und Bauchspeicheldrüse nährt.

INFO !

Mit dieser Übung lassen sich übrigens auch recht gut Hungergefühle dämpfen.

Das Metall-Element stärken

METALL-ELEMENT	
Organ Yin	Lunge
Organ Yang	Dickdarm
Sinnesorgan	Nase
negative Emotion	Traurigkeit
Farbe	weiß

Wie bei allen anderen Elementen gibt es auch fur das Metall eine Reihe von wirksamen Qi-Gong-Übungen. Der Schwerpunkt liegt jedoch bei den meisten auf der Atmung, denn die Lunge ist das Yin-Organ dieses Elementes.

Yin-Yang-Atmung

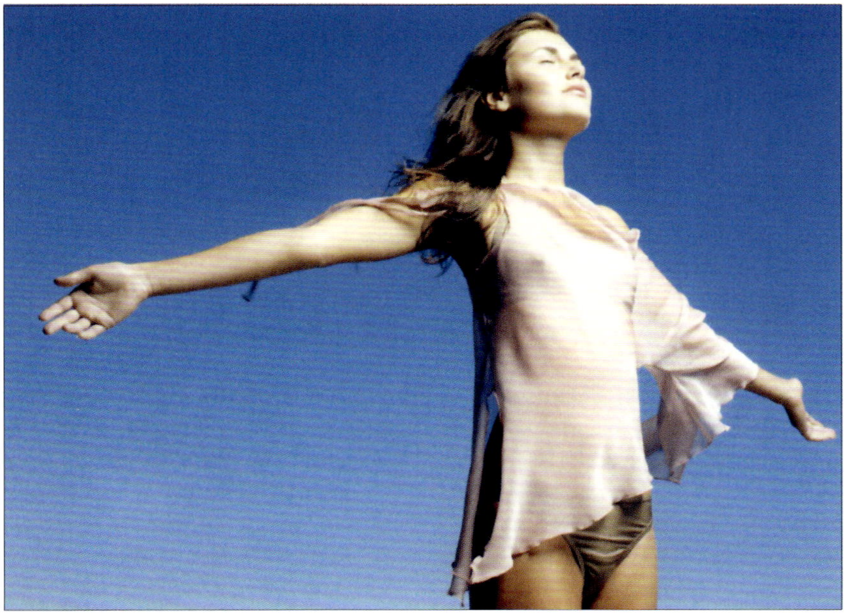

Die Atmung wird mit dem Metall-Element in Verbindung gebracht

Diese Übung ist auch in der ayurvedischen Tradition bekannt. Sie wirkt nicht nur harmonisierend auf den Lungenmeridian, sondern auch ausgleichend auf die rechte und linke Körperhälfte.
Setzen Sie sich aufrecht und bequem hin und atmen Sie ein paar Mal tief ein und aus. Nun verschließen Sie mit dem Mittel- oder Ringfinger der rechten Hand Ihr linkes Nasenloch und atmen durch das rechte tief ein. Öffnen Sie jetzt das linke Nasenloch und verschließen Sie gleichzeitig mit dem Daumen das rechte.

Atmen Sie langsam und sanft durch das linke Nasenloch aus. Jetzt atmen Sie erneut ein, diesmal jedoch durch das linke freie Nasenloch. Verschließen Sie nach dem Einatmen das linke Nasenloch wieder mit Mittel- oder Ringfinger und atmen Sie durch das rechte aus. So fahren Sie etwa drei Minuten fort.

Den Bogen spannen und auf den Adler zielen

Dies ist eine wunderschöne Übung aus den acht Brokaten, einer alten überlieferten Qi-Gong-Übungsfolge. Sie beruhigen damit nicht nur ein gestörtes Metall-Element, sondern stärken gleichzeitig auch Bein- und Armmuskulatur und bauen Schlafstörungen ab. Ausgangsposition ist der Reiterstand, diesmal jedoch mit leicht nach außen gestellten Füßen und Knien. Beim Ausatmen heben Sie beide Arme zur Brust und überkreuzen die Handgelenke. Die linke Hand befindet sich innen, die rechte außen. Die Hände sind zur

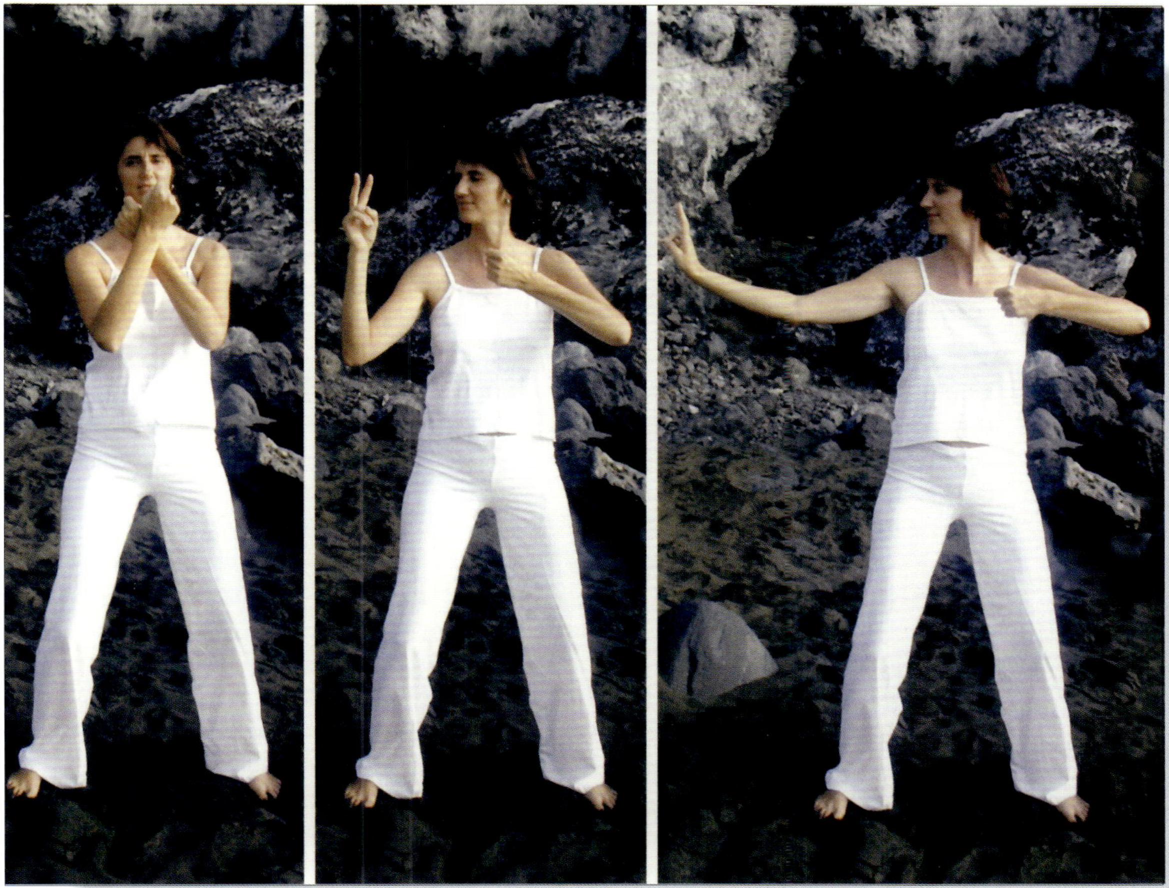

Faust geballt. Die rechte Hand bewegen Sie beim Einatmen in Schulterhöhe nach außen, dabei öffnet sich die Faust, Zeige- und Mittelfinger bilden ein V. Der Blick folgt der Hand und geht durch das V in die Ferne. Nun spannt die linke Hand mit angewinkeltem Ellenbogen einen imaginären Bogen, die Faust bleibt etwa in Brusthöhe. Nun geht es zurück zur Mitte mit gekreuzten Handgelenken, dabei jedoch nun die rechte Hand nach innen und die linke nach außen nehmen. Nun führen Sie die gleiche Übung zur anderen Seite aus. Machen Sie mindestens zwei Wiederholungen, bevor Sie zum Abschluss das Qi mit beiden Händen im Dan Tien sammeln.

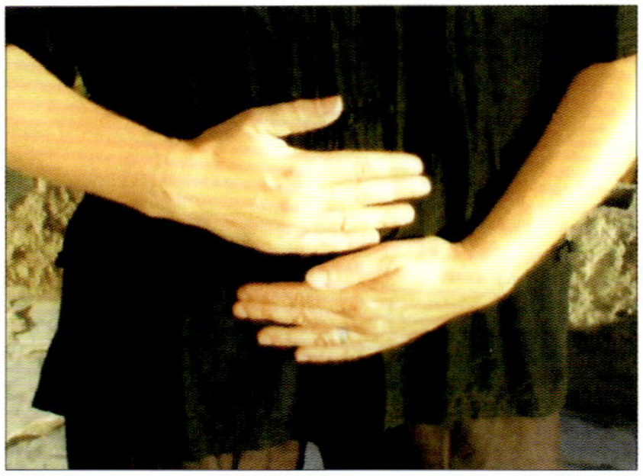

Die Hände vibrieren auf dem Bauch und lockern ihn bis in die tiefsten Schichten

Den Bauch lockern

Diese Übung stammt aus der taoistischen Massage Chi Nei Tsang und eignet sich hervorragend, um Verdauungsstörungen zu beheben und Verspannungen und Blockaden im Bauchraum zu lösen. Sie können sie im Stehen oder im Liegen ausführen.
Legen Sie beide Hände flach auf Ihren Bauch - eine etwas oberhalb und die andere unterhalb des Bauchnabels. Beginnen Sie nun, sanft mit den Händen von oben nach unten zu vibrieren, so dass der Bauch richtig schön wackelt. Fahren Sie mit der Übung fort, solange es Ihnen angenehm ist.

Nasenpunkte pressen

Kreisen Sie sanft mit beiden Mittelfingern auf den Akupressurpunkten neben Ihren Nasenflügeln. So stärken Sie Ihre Abwehrkräfte und verschaffen sich Linderung bei Erkältungen und Schnupfen.

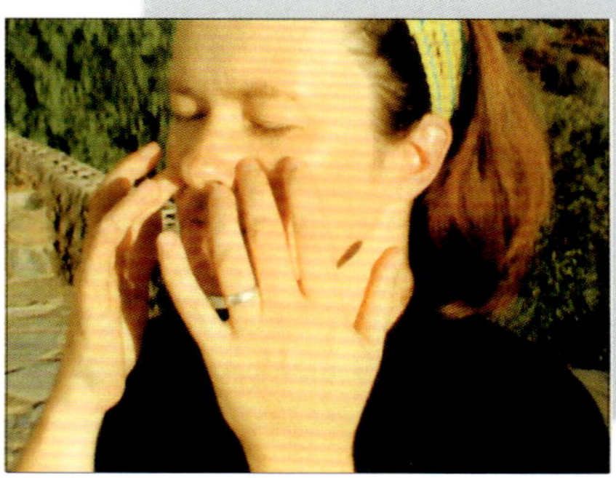

Das Drücken dieser Punkte verschafft Linderung bei verstopften Atemwegen

Das Wasser-Element stärken

Dem Wasser-Element widmen die Chinesen in der Regel ganz besonders viel Aufmerksamkeit, denn in den Nieren sitzt nach altem Glauben die Lebensenergie eines Menschen. Außerdem gehören auch die Fortpflanzungsorgane und die Knochen zum Wasser-Element.

WASSER-ELEMENT

Organ Yin	Nieren
Organ Yang	Blase
Sinnesorgan	Ohren
negative Emotion	Angst, Panik
Farbe	tiefblau

Die Nierenatmung

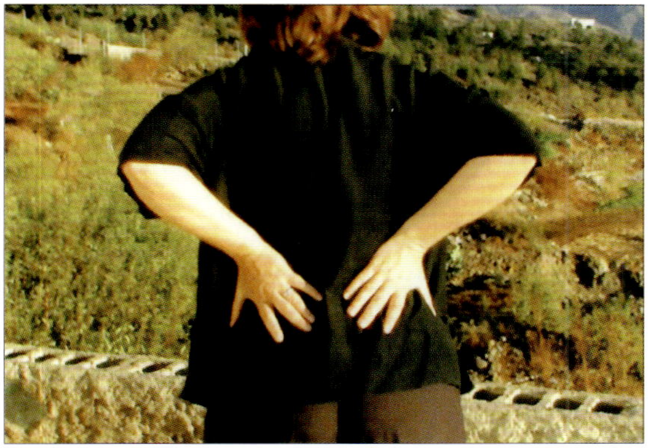

Die Nierenatmung ist eine der zentralen Übungen des heilenden Tao

Viele gesundheitsbewusste Asiaten kräftigen ihre Nieren regelmäßig mit der folgenden Übung: Stellen Sie sich entspannt in den Reiterstand und legen Sie beide Hände auf den Rücken in die Nierengegend. Beugen Sie nun den Oberkörper ein wenig nach vorne und entspannen Sie den Brustkorb. Atmen Sie ein und ziehen Sie dabei die Bauchdecke ein, so dass sich der Rücken unter Ihren Händen ausdehnt. Gleichzeitig gehen Sie beim Einatmen auf die Zehenspitzen und spannen Ihre Beckenbodenmuskulatur an. Atmen Sie auf den Nierenlaut „huuuuu" aus. Wiederholen Sie diese Atmung mindestens neunmal. Zum Abschluss reiben Sie sanft mit den flachen Händen über den Nierenbereich, bis er sich warm anfühlt.

Das Nieren-Qi erwecken

Stellen Sie sich entspannt in den Reiterstand und legen Sie die Hände auf die Nieren. Wer mag, reibt die Hände vorher ein wenig gegeneinander, damit sie angenehm warm werden. Atmen Sie ein und halten den Atem ein wenig an. Nun klopfen Sie ganz sanft und leicht mit Ihren Fäusten um die Nieren herum und atmen Sie dabei auf den Nierenlaut aus. Wiederholen Sie die Übung so oft, wie es Ihnen angenehm ist.

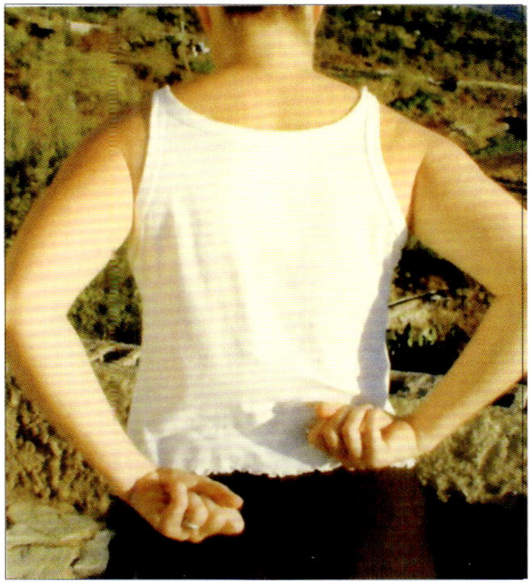

Sanftes Klopfen rund um die Nieren stärkt Ihre Lebenskraft

Ohrenmassage

Im Ohr liegen wichtige Akupunkturpunkte, die man mit einer Massage aktivieren kann

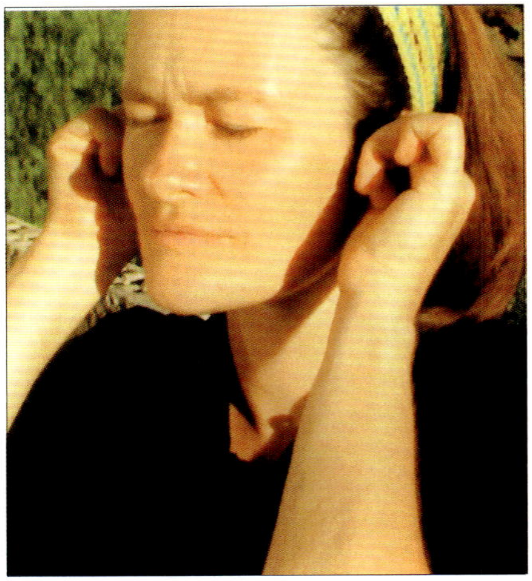

Fassen Sie Ihre Ohren an den Ohrläppchen sanft zwischen Mittelfinger und Daumen und beginnen Sie, mit leichtem Druck in kreisenden Bewegungen zu massieren. Bewegen Sie sich dabei bis zum höchsten Punkt des Ohres und wieder zurück - solange, bis sich die Ohren angenehm warm anfühlen. Die Ohren sind der Ausgang des Wasser-Elementes aus unserem Körper. Mit dieser Übung stärken Sie das Wasser-Qi und beugen Erkrankungen von Nieren und Blase vor.

Für Frauen: Die Ovaratmung

Mit dieser Übung aus dem heilenden Tao energetisieren Sie Ihre Sexualorgane und steigern Ihr Lustempfinden. Stellen Sie sich entspannt im Reiterstand hin und legen Sie die Hände auf Ihre Eierstöcke. Lenken Sie Ihre Aufmerksamkeit mit jedem Atemzug mehr in diese Zone und massieren Sie dabei Ihre Eierstöcke, bis Sie merken, dass ein angenehm warmes Gefühl entsteht. Beim Einatmen füllen Sie Ihre Eierstöcke mit frischer Energie, die Sie beim Ausatmen in die Gebärmutter weiterleiten. Wiederholen Sie die Übung so lange, bis Sie ein wohlig warmes Gefühl in der Gebärmutter verspüren.
Mit Hilfe des kleinen Energiekreislaufes können Sie diese Energie nun im gesamten Körper verteilen. Zum Abschluss kommen Sie mit Ihrer Aufmerksamkeit wieder zur Mitte zurück und schenken Ihren Eierstöcken und der Gebärmutter Ihr strahlendstes Lächeln.

INFO !

Die Ovaratmung können Sie auch dann praktizieren, wenn Ihnen Eierstöcke und Gebärmutter entfernt wurden. Auch wenn sie physisch nicht mehr vorhanden sind, bleibt das Energiemuster im Körper erhalten und der Übungseffekt ist derselbe.

So liegen Ihre Hände in der richtigen Ausgangsposition für die Ovar-Atmung

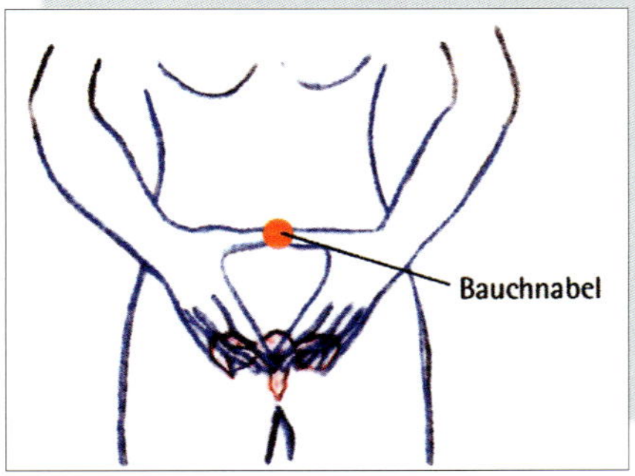

Für Männer: Die Hodenmassage

Reiben Sie Ihre Hände aneinander, bis sie sich warm anfühlen und massieren Sie sich nun zunächst mit leichten Streich- und Vibrationsbewegungen die Nierengegend. Nun massieren Sie mit beiden Händen sanft Ihre Hoden, bis ein angenehmes Wärmegefühl entsteht. Die entstehende Energie sammeln Sie im Dan Tien. Zum Abschluss kreisen Sie zunächst mit der rechten, dann mit der linken Hand um Ihren Nabelbereich. Die jeweils andere Hand hält während dieser Zeit die Hoden. Legen Sie nun beide Hände entspannt auf das Dan Tien und atmen Sie tief und ruhig.

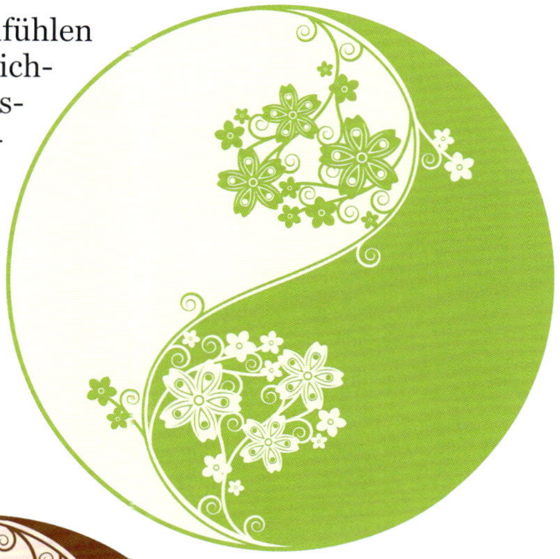

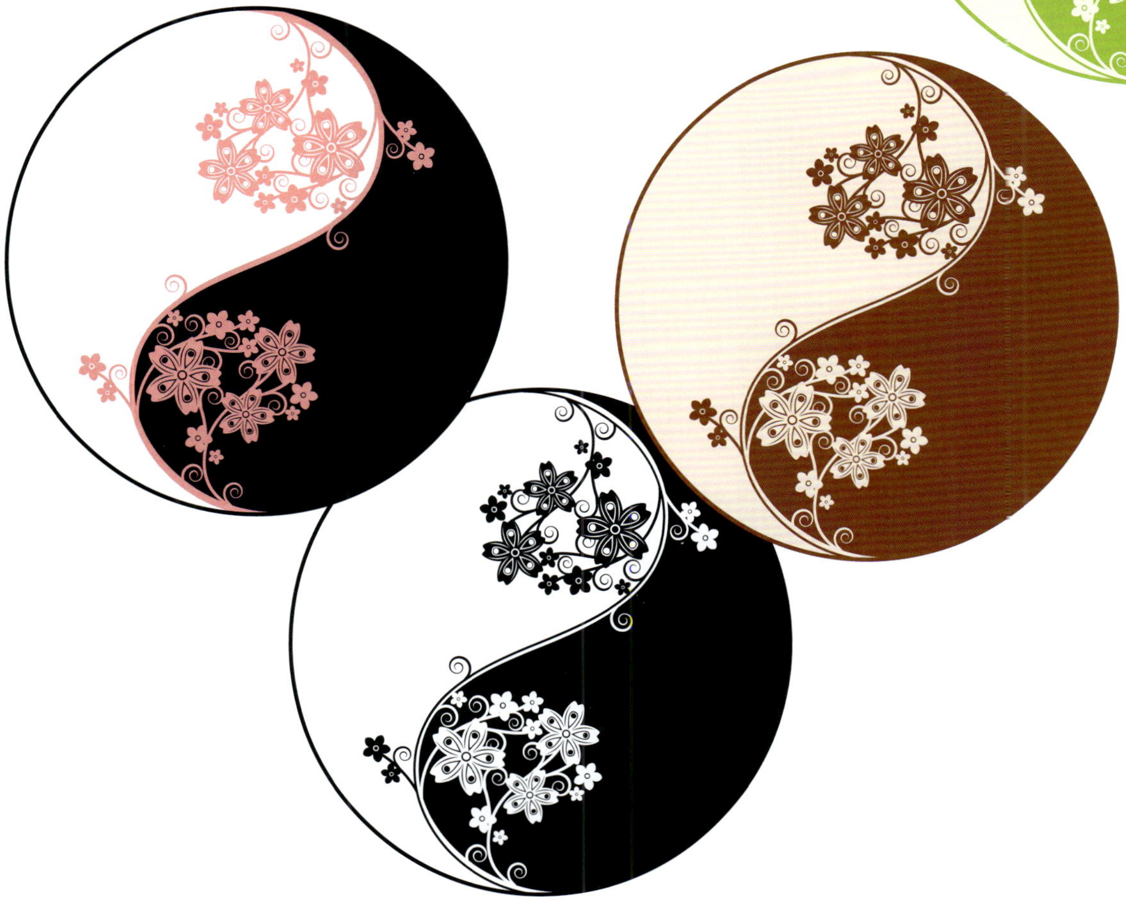

Gesundheits-Tipps für Ihren Elemente-Typ

Neben den konkreten Übungen und Meditationen aus den vorangegangenen Kapiteln gibt es eine ganze Reihe von allgemeinen Empfehlungen, mit denen man die Fünf Elemente ausgleichen kann. Die will ich Ihnen natürlich auf keinen Fall vorenthalten. Nachfolgend finden Sie zu jedem Element meine ganz persönliche kleine Sammlung von Tipps und Tricks.

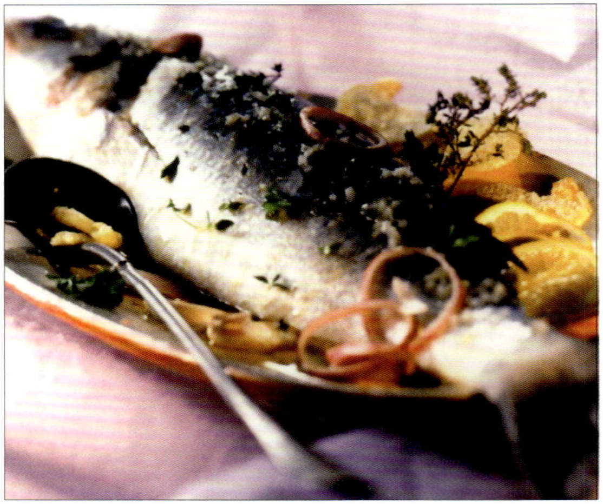

Fisch und frische Meeresfrüchte bekommen dem Holz-Element in der Regel sehr gut

Tipps für das Holz-Element

Wie Sie bereits wissen, gehören die Organe Leber und Galle zum Holz-Element. Leber- und Gallenmeridian haben nachts zwischen 23.00 - 3.00 Uhr ihre höchste Aktivität. Für Menschen mit einer Störung des Holz-Elements gilt deshalb die alte Regel, möglichst vor 23.00 Uhr zu Bett zu gehen, denn der Schlaf bis 3.00 Uhr ist ideal für die Verbesserung der Funktion von Leber und Galle. Beim Essen sollten Sie darauf achten, Fleisch mit hohem Cholesterin- und Säuregehalt, alkoholische Getränke und Eigelb zu meiden. Besser Sie ernähren sich von Gemüse und Obst wie Spinat, Tomaten, Kürbis, Kohl, Gurken, Zwiebeln, Wassermelone und säuerlichen Äpfeln. Auch Ente, Fisch und andere Meerestiere sollten Ihnen gut bekommen. Als Alternative zum Fleisch können Sie es ruhig einmal mit Tofu versuchen.

Ein gestörtes Holz-Element braucht viel Bewegung, um wieder ins Gleichgewicht zu kommen. Dabei spielt es keine Rolle, welcher körperlichen Aktivität Sie nachgehen - Hauptsache, Sie tun es regelmäßig und mit Freude.

Je mehr Zeit Sie bei Ihren sportlichen Betätigungen in der freien Natur verbringen, desto besser. Ein Waldspaziergang kommt Ihrem Holz-Element deutlich mehr zugute als zum Beispiel eine Stunde Squash in einem Sportcenter.

Häufig haben organische Störungen im Holz-Element auch eine Ursache in angestauter Wut, die sich einfach nicht entsprechend entladen konnte. Wenn Sie also merken, dass diese Gefühle in Ihnen aufsteigen, lassen Sie sie raus! Sie können dazu im stillen Kämmerlein ein Kissen „bearbeiten“ oder einfach einmal einen richtig lauten Wutschrei loslassen. Hauptsache, Sie geben den negativen Emotionen keine Gelegenheit, sich in der Leber an-

zusammeln und Ihre Gesundheit zu gefährden!
Wenn Ihnen eine Laus über die Leber gelaufen ist oder Ihnen die Galle vor lauter Ärger „hochkommt“, machen Sie einfach den Leberlaut „schhh“ aus dem heilenden Tao. So geben Sie dem Ärger keine Chance, sich in Ihren Organen festzusetzen!

Das frische Grün des Waldes stärkt Ihr Holz

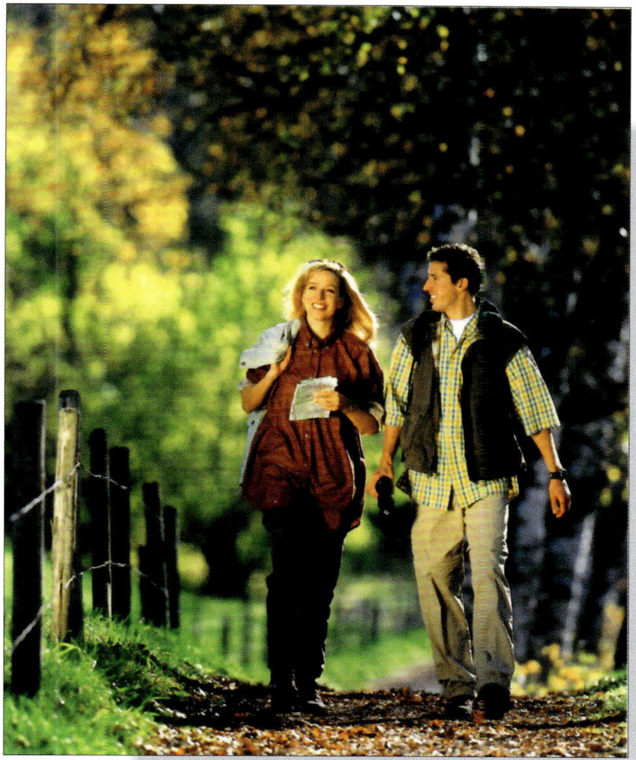

Tipps für das Feuer-Element

Herz und Dünndarm sind die Organe, die zum Feuer gehören und deren Aktivität in der Mittagszeit am höchsten ist. Menschen mit einem gestörten Feuer-Element sollten deshalb Körperübungen und Sport zwischen 11.00 und 13.00 Uhr vermeiden und sich beim Mittagessen ein wenig zurückhalten. Wer nämlich um diese Zeit hastig und zuviel isst, wird sich den ganzen Tag schlapp fühlen und schadet besonders seinem Herzen. Wenn möglich, sollten Sie sich nach dem Essen 15 bis 30 Minuten Ruhe gönnen.

Was Sie essen, spielt aber auch eine ganz entscheidende Rolle. Ein zu starkes Feuer-Element geht meist einher mit viel Hitze im Körper. Um diese auszugleichen, können Sie kühlendes Obst wie Äpfel, Birnen, Pfirsiche, Pflaumen, Ananas oder Orangen zu sich nehmen. Ebenfalls günstig bei einem gestörten Feuer-Element sind Reis, Weizen und Ente. Runden Sie das Ganze ab mit reichlich gedünstetem Gemüse wie Tomaten, Karotten, Rote Beete, Kartoffeln, Brokkoli oder roter Paprika. Ein gestörtes Feuer-Element sollte Fleisch mit hohem Cholesteringehalt auf jeden Fall meiden. Außerdem möglichst auf tierische Eingeweide, Speck und salzigen Fisch verzichten. Bei der Getränkewahl sollten Sie die Finger von Alkohol, kohlensäurehaltigen Getränken und vor allem von Kaffee lassen.
Bei einem gestörten Feuer-Element sollte die Durchblutung und die Ausdauer gefördert werden. Denn das Herz-Kreislauf-System mit Blut und Blutgefäßen ist in diesem Fall besonders anfällig für Krankheiten. Ein regelmäßiges Training zum Beispiel in einem Sport- oder Fitnesszentrum macht Ihr Feuer-Element stark und widerstandsfähig.
Ihre Zunge gibt Ihnen Auskunft über den Zustand Ihres Feuer-Elementes. Gewöhnen Sie sich am besten an, nach der Zahnpflege auch die Zunge mit der Zahnbürste oder einem speziellen Zungenschaber zu reinigen. Das ist vielleicht etwas gewöhnungsbedürftig, reinigt Ihren Organismus jedoch wirkungsvoll von alten Schlacken.
Wenn Sie dann noch versuchen, mehr Freude in Ihr Herz zu lassen, kann eigentlich nichts mehr schief gehen. Beginnen Sie mit einer ganz einfachen täglichen Übung: dem inneren Lächeln.

Nach dem Essen sollst Du ruhen - das wussten schon unsere Vorfahren

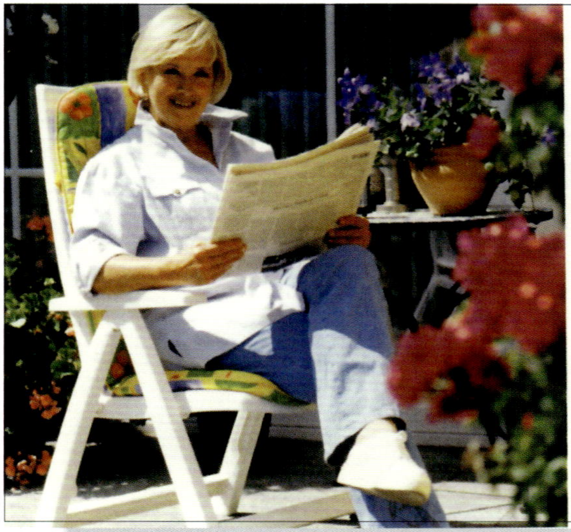

Regelmäßiger Sport kann das Feuer-Element ausgleichen

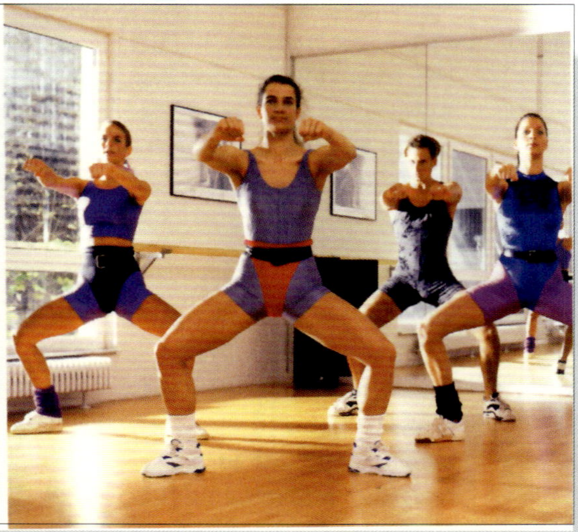

Tipps für das Erd-Element

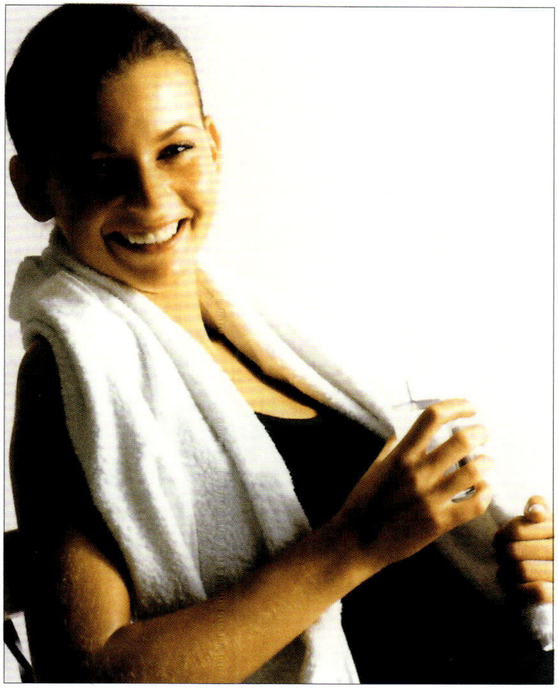

Besonders wenn Sie ein schwaches Gewebe haben, sollten Sie viel trinken

Magen und Milz, die zum Erd-Element gehören, arbeiten zwischen 7.00 und 11.00 Uhr morgens mit Abstand am besten. Wenn Sie Ihrem Körper auf Dauer etwas Gutes tun wollen, nutzen Sie die hohe Leistungsfähigkeit Ihres Stoffwechsels um diese Tageszeit und gönnen sich ein gutes und nahrhaftes Frühstück. Menschen mit einem gestörten Erd-Element sollten diese Mahlzeit auf keinen Fall ausfallen lassen, denn das schwächt auf Dauer die Gesundheit und macht Sie anfälliger für Erkrankungen aller Art.

Gerade zur ersten Mahlzeit am Tage sollten Sie verschiedene und reichhaltige Getreidegerichte wählen, die Sie besonders in der kalten Jahreszeit besser warm zu sich nehmen. Fleisch, Wurst oder Fisch sollten Sie von Ihrer Frühstückskarte jedoch streichen und generell zu scharfes oder saures Essen und stark Angebratenes meiden. Versuchen Sie es lieber mit Kürbis, Kartoffeln, Mais oder Karotten und würzen Sie Ihre Speisen sanft mit Ingwer oder Pfeffer. Auch Obst wie Trauben oder Kirschen können Ihr gestörtes Erd-Element beleben. Zu süße und kalte Obstsorten sollten Sie dagegen meiden. Sie steigern die Feuchtigkeit im Körper, was unter anderem zu Übergewicht führen kann.

Ein gestörtes Erd-Element äußert sich häufig auch durch ein schwaches Bindegewebe. Das bringen Sie am besten auf Trab, indem Sie viel Wasser trinken und sich an der frischen Luft bewegen. Radfahren oder ausgedehnte Spaziergänge holen Sie sicher aus Ihrer Bequemlichkeit heraus. Wer leicht friert oder zu innerer Kälte neigt, sollte das Wasser erwärmen, bevor er es trinkt.

Auch durch Ihre Gedanken können Sie einiges tun, um ein gestörtes Erd-Element wieder ins Gleichgewicht zu bringen. Machen Sie sich täglich bewusst, dass immer für alles gesorgt ist und vertrauen Sie der Kraft des Universums. Es ist wirklich nicht nötig, sich ständig Sorgen zu machen!

Tipps für das Metall-Element

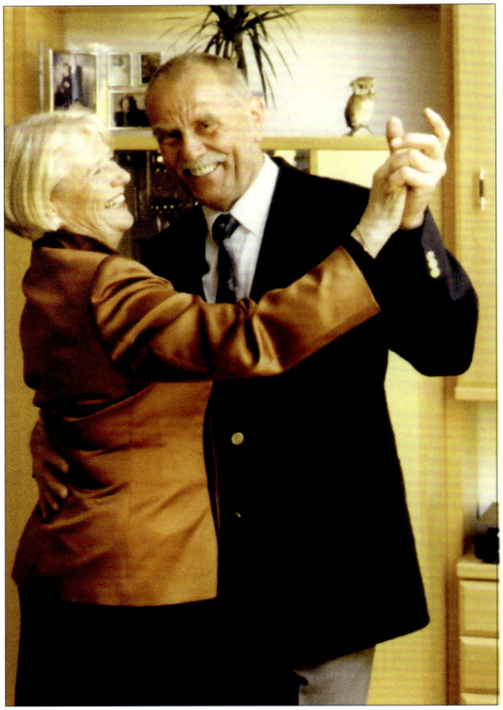

Trommeln oder tanzen Sie, wenn Ihr Metall-Element gestärkt werden muss

Um Ihr gestörtes Metall-Element zu stärken, entwickeln Sie sich am besten zum Frühaufsteher, denn der Lungenmeridian hat sein Hoch am frühen Morgen. Er freut sich besonders zwischen 5.00 und 7.00 Uhr über Frischluftzufuhr, Atem- und Körperübungen. Ein Qi- Gong-Training, das Sie um diese Tageszeit machen, hilft bei Verstopfung und beugt Lungenerkrankungen vor.

Auf Ihren Speisezettel sollten Sie vor allem Mais oder Soja setzen. Wer Fleisch mag, kann sein Metall mit Pute oder Truthahn stärken. Ansonsten haben auch Kürbis, Pilze, Gurke, grüne Bohnen, Spinat oder Ingwer sowie säuerliches oder leicht bitteres Obst eine positive Wirkung. Meiden Sie allzu scharfe Speisen, die mit Chili oder Pfeffer gewürzt sind und verzichten Sie möglichst auf Tintenfisch und Krabben.

Finden Sie Ihren eigenen Rhythmus - das ist eine der Aufgaben, die Ihnen ein gestörtes Metall-Element stellt. Tanz, Gesang, Trommeln - was immer Sie aus diesem Bereich in Angriff nehmen, wird Ihnen ausgesprochen gut tun und Ihr inneres Gleichgewicht fördern.

Lernen Sie außerdem, Ihre Atmung zu entspannen und zu unterstützen. Regelmäßige Meditationen, bei denen Sie einfach Ihren Atem beobachten, können dabei genauso hilfreich sein wie regelmäßige Tai Chi- oder Qi-Gong-Übungen in einer Gruppe oder auch alleine. Gönnen Sie gerade bei diesen Übungen Ihrer Lunge reichlich frische Luft - sie wird es Ihnen auf Dauer mit einer deutlich niedrigeren Anfälligkeit für Krankheiten danken.

Auch der Dickdarm als zweites Organ des Metall-Elementes sollte entspannt werden. Eine wunderbare und leicht zu praktizierende Übung, die man schnell und einfach in das morgendliche Aufstehritual integrieren kann, ist die Bauchmassage. Dazu brauchen Sie lediglich ein paar Tropfen eines wohlriechenden Körperöls (beispielsweise Mandelöl) und etwa fünf Minuten Zeit.

Stellen Sie sich entspannt in die Reiterposition und lassen Sie beide Hände auf dem Dan Tien ruhen. Atmen Sie ein paar Mal tief ein und aus und leiten Sie die Energie beim Ausatmen bewusst in Ihre Hände, so dass sie angenehm warm werden. Nun beginnen Sie mit der sanften Bauchmassage. Dabei drücken Sie die Fingerspitzen Ihrer Hände in den

Bauch hinein - so tief, dass es Ihnen gerade noch angenehm ist. Arbeiten Sie sich im Uhrzeigersinn spiralförmig nach außen vor. Wenn Sie am äußersten Punkt angelangt sind, kehren Sie gegen den Uhrzeigersinn wieder zur Bauchmitte zurück. Zum Abschluss lassen Sie die Hände wieder auf dem Dan Tien ruhen und füllen Ihr Energiezentrum noch einmal mit der heilenden Energie Ihrer Hände auf.

Tipps für das Wasser-Element

Bei Beschwerden des Harn- oder Fortpflanzungssystems sollten Sie zwischen 15.00 und 19.00 Uhr stärkende Körperübungen wie im vorangegangenen Kapitel beschrieben ausführen. So können Sie die Energie Ihrer Nieren wieder auffüllen. Wenn Sie oft unter Rückenschmerzen, häufigem Wasserlassen oder einer verminderten Sexualkraft leiden, verzichten Sie in diesem Zeitraum besser auf sexuelle Aktivitäten.

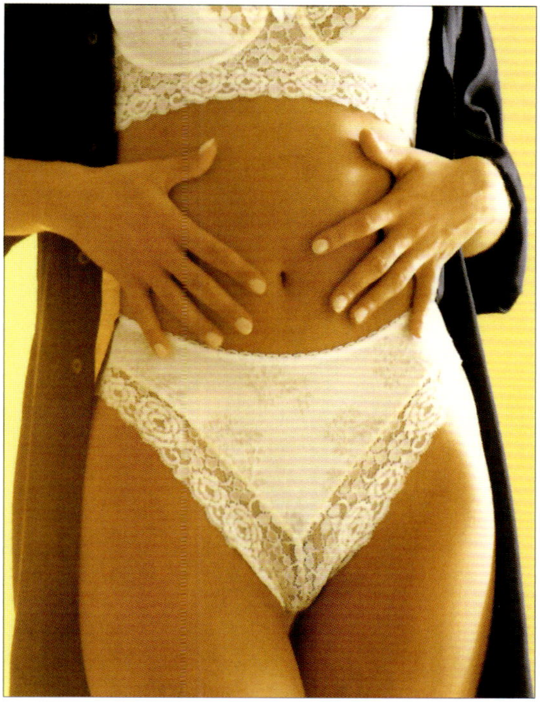

Beginnen Sie den Tag mit einer sanften Bauchmassage

Auch bei der Ernährung gilt es einige Regeln zu beachten, um ein gestörtes Wasser-Element nicht noch mehr aus dem Gleichgewicht zu bringen. Achten Sie darauf, keine glutamathaltigen Speisen zu sich zu nehmen und vermeiden Sie außerdem salzigen Fisch, marinierte und geräucherte Speisen, Chili und alkoholische Getränke. Obst wie Trauben, Pfirsiche, Honigmelonen und Beeren sollten Ihnen genauso gut tun wie Gerichte mit Reisschrot, Keimlingen oder Tofu. Bei Fleisch sollten Sie sich auf Rind, Huhn und Lamm beschränken. Schwarzer Sesam und Leinsamen kann Ihren Speiseplan ebenso bereichern wie Weißkohl, Kartoffeln, Blumenkohl und Pilze.

Die Ohren sind als Sinnesorgane der Zugang der Nieren zur Außenwelt und bei einem gestörten Wasser-Element besonders anfällig für Störungen. Wirkungsvoll zur Gesunderhaltung der Ohren sind sogenannte Ohrkerzen, mit denen man in entspannter Atmosphäre alle ein bis zwei Monate eine Reinigung durchführen kann. Mindestens genauso wichtig ist es, den Ohren ab und an eine „Hörpause“ zu gönnen und sich in die Stille zurückzuziehen. Auch angenehme Musik in entspannter Atmosphäre kann ein gestörtes Wasser-Element besänftigen und neue Kräfte schenken.

Die Nieren beherbergen nach der Auffassung der Chinesen die Lebensenergie eines jeden Menschen und verdienen deshalb ganz besonders viel Aufmerksamkeit. Achten Sie deshalb stets darauf, die Nieren, und damit auch den unteren Rückenbereich, warm zu halten und vor Zugluft zu schützen.

Eine Ohrkerzenanwendung stärkt das Wasser-Element

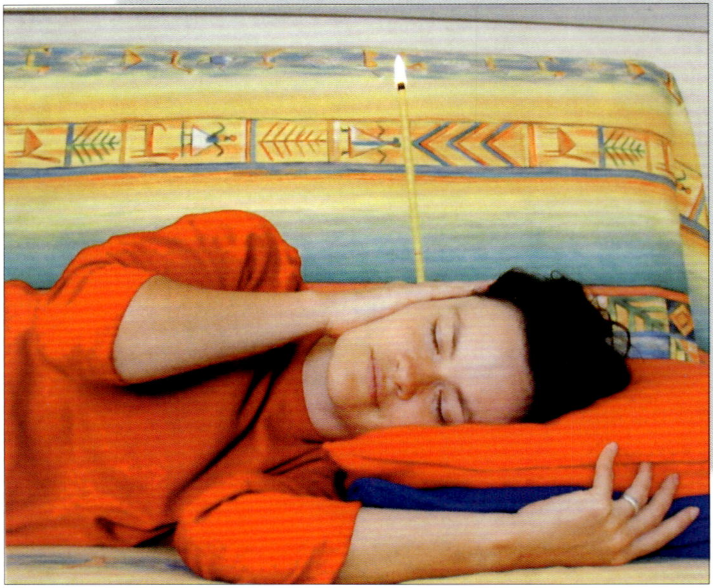

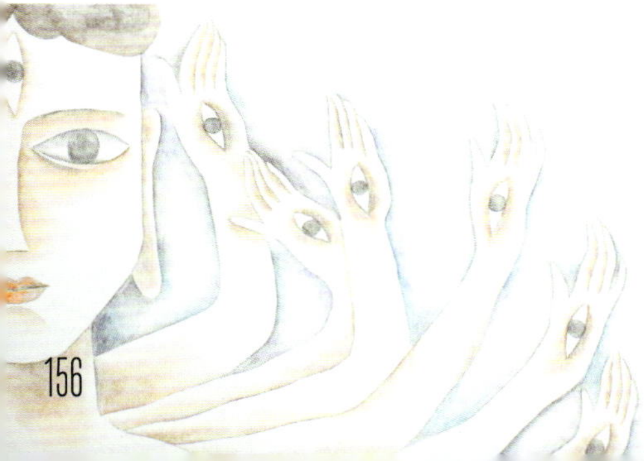

Heilende Mudras zum Ausgleich der Fünf Elemente

In der traditionellen chinesischen Medizin geht man davon aus, dass alle unsere zehn Finger mit dem Herzen verbunden sind. Von den zwölf Hauptmeridianbahnen verlaufen sechs durch die Hände und Fingerspitzen. Durch eine bestimmte Haltung der Hände und Krümmung der Finger kann man das Qi regulieren und den Qi-Fluss in den entsprechenden Meridianbahnen verändern. Diese Reihe von festgelegten Handpositionen - Mudras - unterstützen unseren Geist darin, zur Ruhe zu kommen und können zur Regulierung von Körper/Geist-Störungen praktiziert werden.

Mudra für Menschen mit einem gestörten Holz-Element

Im Sitzen: Richten Sie Ihren Blick nach Osten. Die linke Hand liegt fest unter dem Brustkorb, die rechte befindet sich in der abgebildeten Position direkt auf Höhe des Magens. Atmen Sie flach durch die Nase ein und tief durch den Mund aus. Praktizieren Sie zehn Minuten in dieser Haltung.

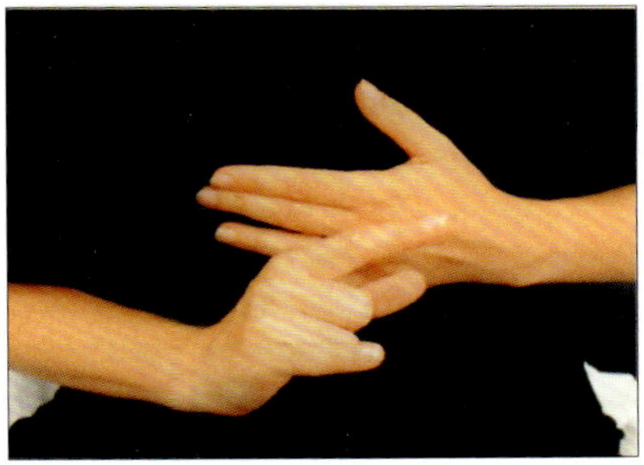

Mudra zur Stärkung des Holz-Elementes

Mudra für Menschen mit einem gestörten Feuer-Element

Im Sitzen: Der Blick ist nach Norden gerichtet. Männer halten die linke Hand, Frauen die rechte wie auf der Abbildung in Herzhöhe. Die zweite Hand ruht vorne auf dem Zwerchfell. Atmen Sie tief durch die Nase ein und flach durch den Mund aus. Meditieren Sie 15 Minuten in dieser Haltung.

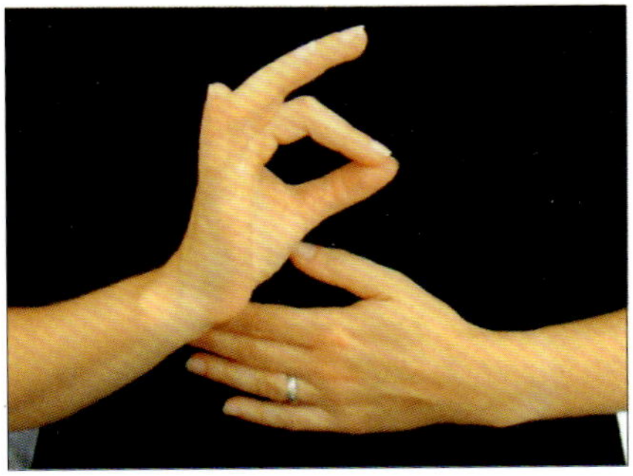

Mudra zur Stärkung des Feuer-Elementes

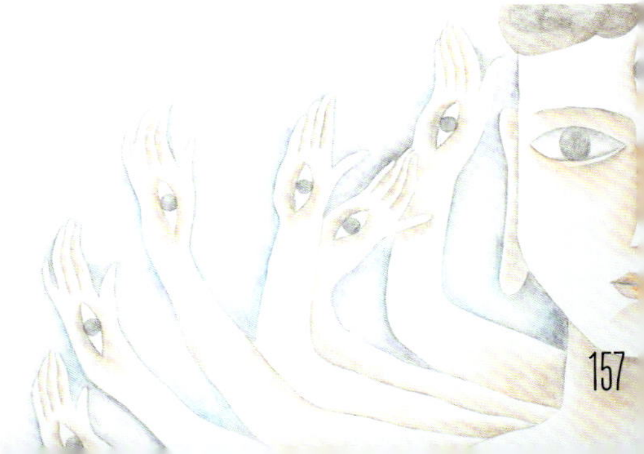

Mudra für Menschen mit einem gestörten Erd-Element

Im Liegen: Verschränken Sie die Hände (siehe Abbildung). Die Daumen berühren sich und befinden sich genau unterhalb des Nabels. Die übrigen Finger liegen gekreuzt auf dem Unterbauch. Atmen Sie flach durch die Nase ein und durch den Mund aus. Behalten Sie diese Haltung 15 Minuten lang bei.

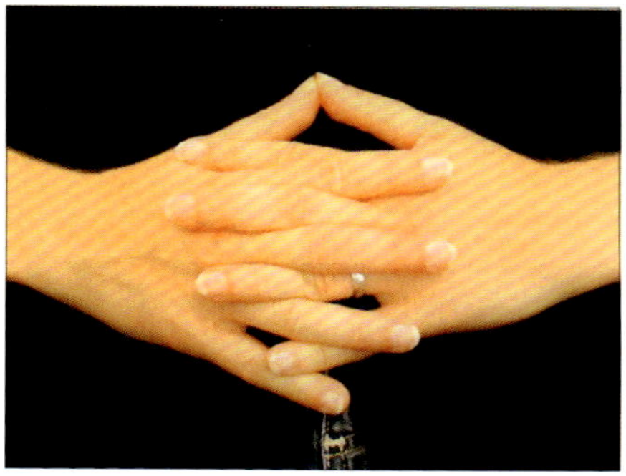

Mudra zur Stärkung des Erd-Elementes

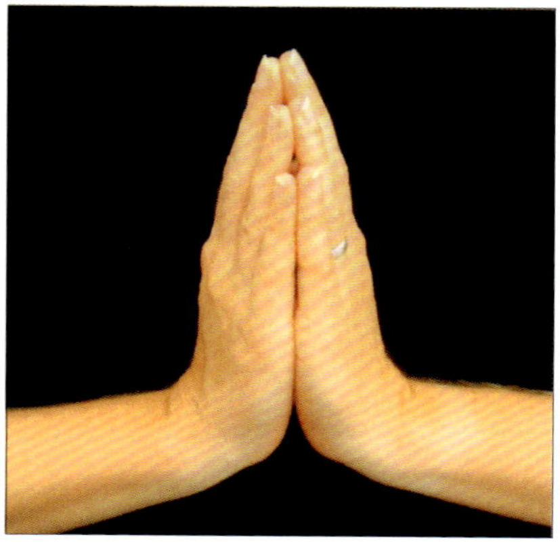

Mudra zur Stärkung des Metall-Elementes

Mudra für Menschen mit einem gestörten Metall-Element

Im Sitzen: Setzen Sie sich in eine ruhige Umgebung, am besten an der frischen Luft. Der Blick ist dabei nach Westen gerichtet. Die Hände sind einander zugewandt, die Handflächen bilden eine Höhlung. Halten Sie die Hände vor den Unterbauch und atmen Sie gleichzeitig durch Mund und Nase ein und aus. Bleiben Sie zehn Minuten in dieser Haltung.

Mudra für Menschen mit einem gestörten Wasser-Element

Im Sitzen: Blicken Sie nach Süden. Ballen Sie beide Hände zu Fäusten, wobei die Handrücken nach unten weisen. Die Hände ruhen auf den Oberschenkeln. Einatmen durch die Nase und Ausatmen durch den Mund, die Position 15 Minuten beibehalten.

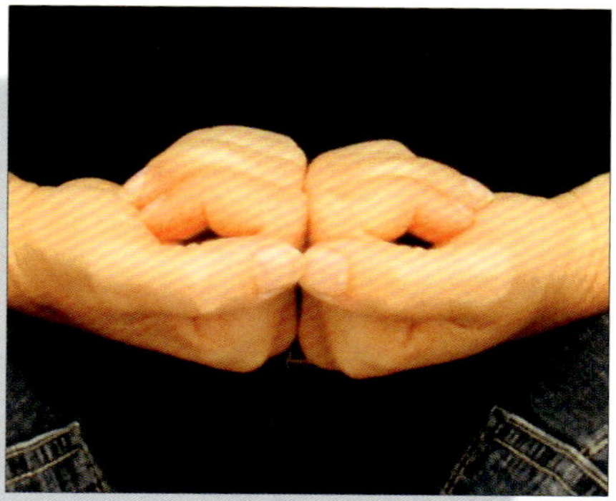

Mudra zur Stärkung des Wasser-Elementes

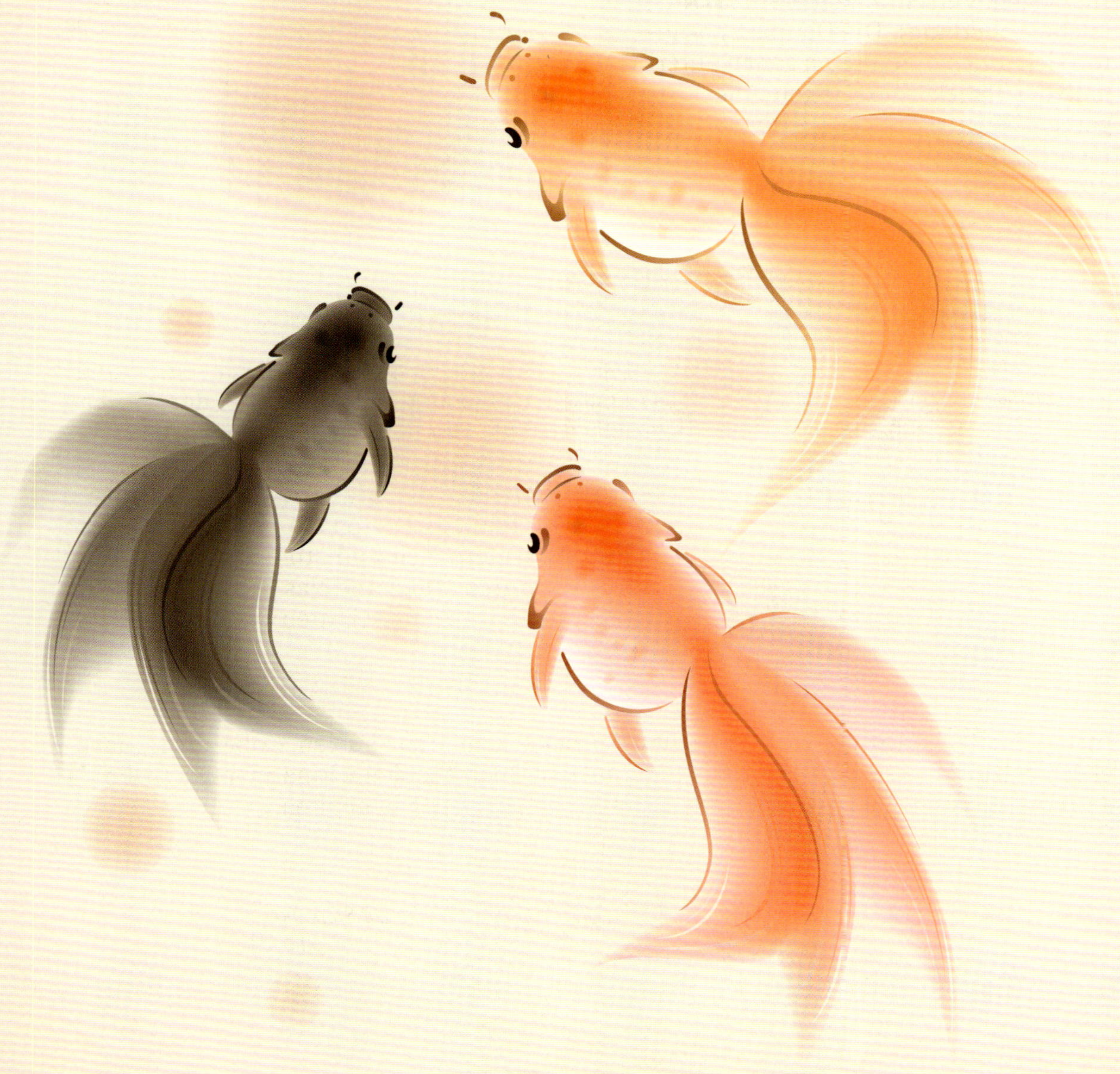

Kapitel 7

Das Fünf-Elemente-Monatsprogramm

Gesund und fit durchs ganze Jahr

- Februar: Frühjahrsputz für die Leber
- März: Vertrauen in die eigene Intuition
- April: Der gesunde Start in den Tag
- Mai: Mehr Zeit für mich
- Juni: Freude im Herzen wecken
- Juli: Ordnung von außen und innen
- August: Die heilende Bauchmassage
- September: Das Atem-Qi lenken
- Oktober: Über den eigenen Schatten springen
- November: Die Lebenskraft schützen und bewahren
- Dezember: Etwas Warmes braucht der Mensch
- Januar: Stärkung durch die heilenden Laute

Wundern Sie sich nicht, liebe Leser, dass dieses Wohlfühlprogramm für die zwölf Monate nicht mit dem Januar startet, sondern mit dem Februar. Bei den Chinesen beginnt das neue Jahr nicht am 1. Januar, es beginnt immer am zweiten Neumond nach der Wintersonnenwende. So feiert man den Jahreswechsel in ganz Asien erst zwischen Mitte Januar und Mitte Februar mit viel Getöse. Auch die Jahreszeiten werden ein wenig anders definiert als bei uns im Westen. So fiel der Frühlingsbeginn schon bei den alten Chinesen mit dem chinesischen Neujahr zusammen.

Februar

Frühjahrsputz für die Leber

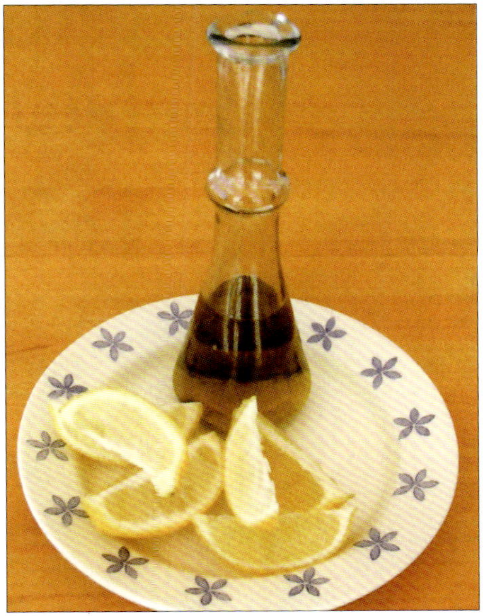

Zitronensaft und Olivenöl putzen die Leber

Der Frühling ist die Jahreszeit des Holz-Elementes. Im Februar herrscht Yang-Holz vor. Diese erneuernde Kraft sollten Sie dazu nutzen, den gesamten Organismus zu entlasten. In früheren Zeiten wurde in fast allen Kulturen zu dieser Jahreszeit gefastet.
Nehmen Sie sich also für die nächsten ein bis zwei Wochen vor, Leber und Galle mal so richtig zu reinigen. Dazu sollten Sie im gewählten Zeitraum vor allem auf Genussmittel verzichten und Ihr Holz-Element mit leichten Getreidegerichten, Gemüsebrühen, Obstsäften und säuerlichen Kräutertees nähren. Ein gutes Rezept zur Leberreinigung ist übrigens eine Mischung aus kaltgepresstem Olivenöl und Zitronensaft im Verhältnis 1:1. Es empfiehlt sich, morgens vor dem Frühstück ein bis zwei Wochen lang einen Esslöffel einzunehmen. Auch Süßwasseralgen wie Clorella können den Entgiftungsprozess unterstützen - am besten über zwei bis vier Wochen als Kur. Leber und Gallenmeridian haben nachts zwischen 23 und 3 Uhr ihre höchste Aktivität. Gehen Sie deshalb jetzt ruhig ein wenig früher ins Bett, das gibt Ihrem Funktionskreis Holz genügend Zeit zur Regeneration.
Mit säuerlich-erfrischenden Speisen können Sie Ihre Leber ebenfalls stärken. Nicht umsonst heißt es in einem bekannten Sprichwort „sauer macht lustig".

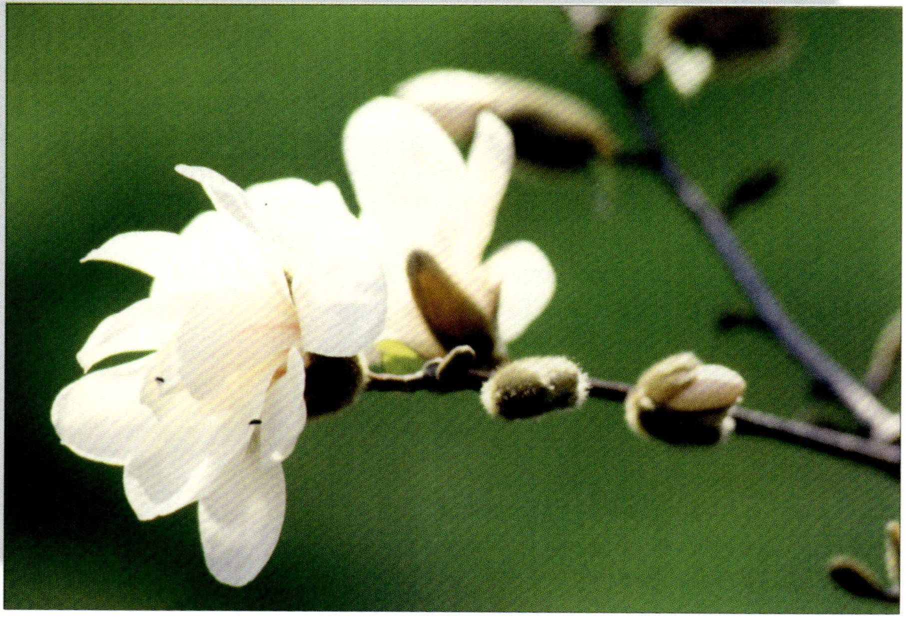

Der März ist dem Yin-Holz zugeordnet - die Natur erwacht

März

Vertrauen in die eigene Intuition

In der chinesischen Astrologie gilt der März als jener Monat, der vom Yin-Holz geprägt ist. Dieses Element steht unter anderem für Intuition und innere Führung. In diesem Monat sollten Sie also verstärkt darauf hören, was Ihre innere Stimme Ihnen rät. Je besser Sie lernen, sich auf Ihr Bauchgefühl zu verlassen, desto mehr sind Sie mit sich selbst im Reinen. Jeder Mensch weiß im Grunde ganz genau, was ihm gut tut. Wir haben nur leider verlernt, unserer inneren Stimme zu folgen. Denn schon im Kindesalter wurde uns eingetrichtert, dass andere viel besser wissen als wir selbst, was gut und richtig für uns ist: Unsere Eltern wissen, was wir essen und wie wir uns kleiden sollen. Unser Arzt weiß, was uns fehlt. Die Lehrer wissen, was wir lernen müssen und das Fernsehen weiß es am besten, was gerade angesagt ist. Bei so viel Fremdbestimmung wird unsere innere Stimme immer leiser und leiser, bis sie schließlich ganz verstummt und wir wirklich nur noch das tun, was man uns

sagt. Ein weiser Mann hat einmal gesagt: „Das wertvollste Geschenk, was Gott den Menschen gegeben hat, ist der freie Wille, sich jeden Tag aufs Neue zu entscheiden." Dazu müssen Sie allerdings wissen, was Sie wollen und die Verantwortung für Ihr Handeln übernehmen. Deshalb gibt es im Monat März folgende Aufgabe für Sie: Horchen Sie in sich hinein! Nehmen Sie sich Zeit zu ergründen, was Ihre innere Weisheit Ihnen sagt und folgen Sie diesem Rat, auch wenn er zunächst vielleicht ein wenig unbequem erscheint.
Hinterfragen Sie Entscheidungen, die man über Ihren Kopf hinweg trifft. Vor allem, wenn es um Ihre Gesundheit geht, sollten Sie auf Ihr Bauchgefühl achten und Zweifel offen aussprechen. Nutzen Sie Ihre Intuition und Sie werden merken, wie viel leichter und harmonischer sich Ihr tägliches Leben gestalten lässt.

April

Der gesunde Start in den Tag

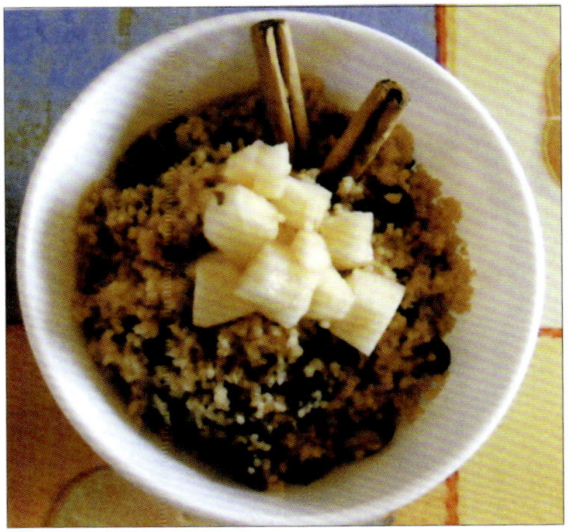

Morgens ein warmer Getreidebrei stärkt für viele Stunden

Gehören Sie zu den Frühstücksmuffeln, die den Morgen nur mit einer TasseKaffee beginnen und sich auf dem Weg zur Bahn noch schnell ein Schokocroissant reinstopfen? Dann wird Ihnen die Aufgabe für den April sicher nicht leicht fallen, denn sie lautet: Beginnen Sie jeden Tag mit einem guten und reichhaltigen Frühstück und nehmen Sie sich ausreichend Zeit für diese Mahlzeit.
Schon unsere Großmütter wussten, dass man morgens wie ein König, mittags wie ein Edelmann und abends wie ein Bettelmann essen sollte. Nach der Fünf-Elemente-Organuhr arbeiten Magen und Milz zwischen 7 und 11 Uhr morgens am besten und können dann die Nahrung optimal verwerten. Da darf das Essen dann ruhig ein wenig üppiger ausfallen.
Für Kinder und Heranwachsende ist ein gutes Frühstück besonders wichtig. Aktuellen Studien zufolge gehen mehr als ein Drittel aller deutschen Schulkinder ohne Frühstück aus dem Haus. Bei vielen reicht es vor lauter Zeitmangel morgens gerade mal für einen Apfel oder einen Orangensaft. Gerade im Wachstum ist jedoch die erste Mahlzeit am Tag die wichtigste. Denn hier kann Energie für den ganzen Tag getankt werden - vorausgesetzt, man isst das Richtige.
Starten Sie doch mal mit einem warmen Getreidebrei oder einer herzhaften Suppe in den Tag. Sie werden sich wundern, wie angenehm satt, fit und geistig rege Sie sich plötzlich fühlen. Ein Brei aus Polenta oder Grieß mit Obst oder Nüssen ist schnell zubereitet, wärmt den Bauch und hält lange vor. Mit seiner natürlichen Süße kann er auch das Bedürfnis

nach Schokolade und anderen Süßigkeiten vermindern. Vielleicht nützen Sie das Frühstück auch einmal wieder dazu, den Tag gemeinsam mit der gesamten Familie zu beginnen und sich noch einmal mit allen auszutauschen, bevor jeder seinen eigenen Weg geht. So beginnt der Tag für Sie und Ihre Lieben deutlich entspannter und stressfreier.

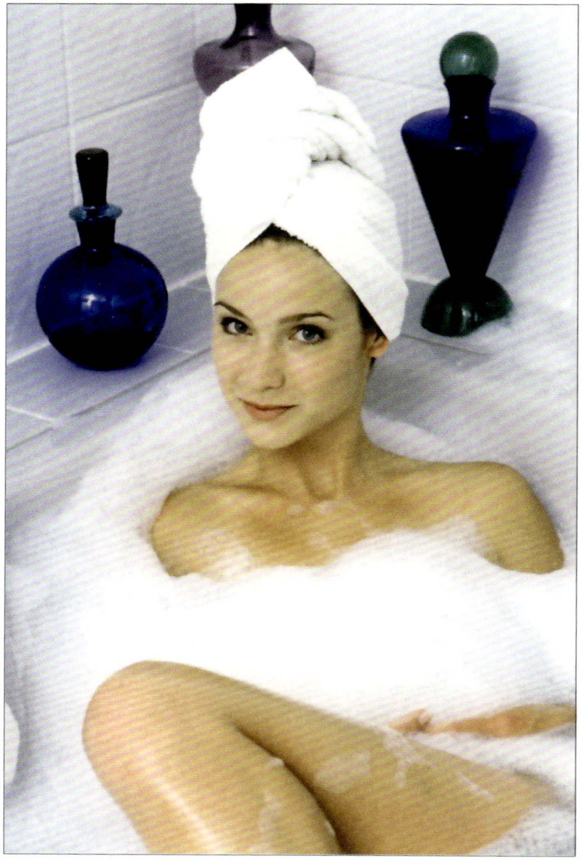

Ein Wohlfühlbad mit Aromaölen genügt oft schon, um Stress loszuwerden

Mai

Mehr Zeit für mich

Der Mai ist in der chinesischen Astrologie der Monat der Yin-Feuer-Schlange. Sie braucht immer wieder Rückzugsmöglichkeiten, um ihr eigenes Wissen und ihre Weisheit zu mehren - ganz so wie es ihr gefällt.
Wann haben Sie sich das letzte Mal zurückgezogen und genau das getan, wozu Sie Lust hatten? Familiäre und berufliche Pflichten nehmen uns oft so sehr in Anspruch, dass wir ganz vergessen, uns selbst etwas Gutes zu tun. Besonders Frauen neigen dazu, immer erst auf das Wohl der anderen zu achten. Dabei vergessen sie völlig die eigenen Bedürfnisse. Wer jedoch immer nur gibt, ohne seine Reserven rechtzeitig wieder aufzufüllen, erreicht früher oder später einen Punkt, an dem die Batterie leer ist.
Sind die eigenen Ressourcen erst einmal erschöpft, können Sie sich weder um sich selbst noch um die anderen ausreichend kümmern. Als Folgen stellen sich nicht nur ein schlechtes Gewissen ein, weil Sie Ihren Verpflichtungen nicht nachkommen können, sondern obendrein noch körperliche Schwäche und Krankheit. Deshalb lautet die Aufgabe für den Monat Mai: Achten Sie auf Ihre Bedürfnisse und gönnen Sie sich regelmäßige Auszeiten vom Alltag. Sie müssen ja nicht gleich ein ganzes Wochenende frei nehmen. Manchmal genügt es schon, sich eine Stunde mit einem interessanten Buch zurückzuziehen oder einen Spaziergang durch die warme Mailuft zu unternehmen. Führen Sie ab sofort mindestens einmal in der Woche ein wenig „Zeit für mich" ein und markieren Sie diesen Termin mit sich selbst fest in Ihrem Kalender. Machen Sie sich und Ihrem Umfeld klar, dass diese persönliche Auszeit mindestens den gleichen Stellenwert hat, wie alle anderen Termine. Dass sie dazu dient, Ihr Energiereservoir wieder aufzufüllen.

Juni

Freude im Herzen wecken

Im Juni herrscht in der Regel eine starke Yang-Feuer-Energie vor. Diese können Sie hervorragend nutzen, Ihr Leben aktiv und mit neuer Initiative zu gestalten. Nach dem chinesischen Kalender erreicht der Sommer zur Sonnenwende am 21. Juni seinen Zenit und verwöhnt uns mit warmem Wetter und blühenden Gärten.

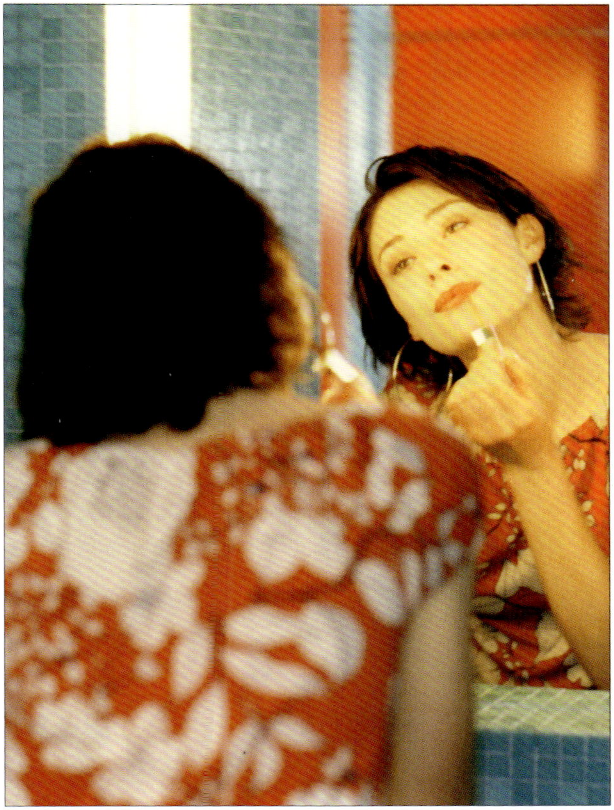

Machen Sie sich selbst gute Laune

Jetzt ist es an der Zeit, auch in uns Freude und Begeisterung zu wecken. Lernen Sie, das Leben positiv zu sehen. Ein jedes Ding hat zwei Seiten. Selbst scheinbar unüberwindliche Hürden und so mancher Rückschlag können sich auf den zweiten Blick als absoluter Glücksfall entpuppen.

Damit es Ihnen gelingt, die Tatkraft und Energie des Feuer-Elementes in Ihrem Leben wirksam werden zu lassen, folgen zwei einfache Aufgaben. Die können ihren Effekt jedoch nur dann entfalten, wenn sie wirklich gewissenhaft Tag für Tag ausgeführt werden.

Das Herz ist das Organ des Feuer-Elementes, deshalb sollten Sie sich ab sofort täglich fünf Minuten Zeit für die folgende kleine Übung nehmen: Setzen Sie sich an einen ruhigen Platz. Schließen Sie die Augen und denken Sie an eine Situation in Ihrem Leben, in der Ihnen vor Freude das Herz übergegangen ist. Erwecken Sie mit einem tiefen Lächeln diese Freude erneut in Ihrem Herzen und schwelgen Sie eine Weile in dem wunderbaren Gefühl an diese schöne Erinnerung. Dabei dürfen Sie die Hände ruhig auf Ihr Herz legen.

Die zweite kleine Aufgabe ist eine Affirmationsübung. Denken Sie sich einen Satz aus, der für Ihre persönliche Lebensfreude steht, etwa: „Ich erlebe jeden Tag voller Freude und Liebe“ oder „Mit Begeisterung beginne ich diesen Tag“. Mit solchen Sätzen begrüßen Sie sich ab sofort jeden Morgen im Spiegel. Sie können sich auch kleine Merkzettel dafür machen, die Sie gut sichtbar platzieren. Sie werden sehen, wie schnell Ihre Mundwinkel nach oben gehen!

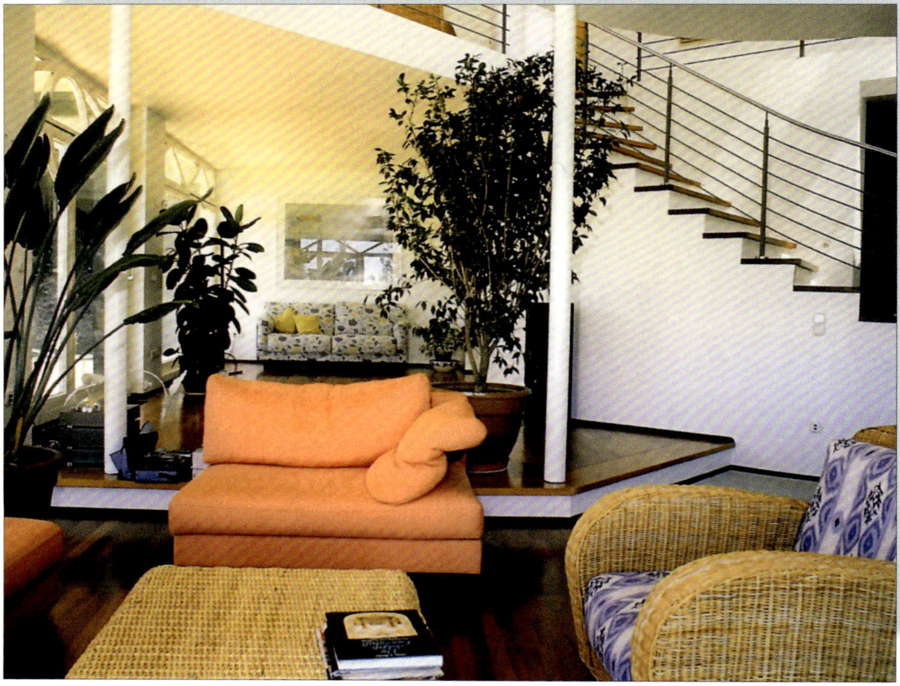

Die Ordnung in unserer Umgebung hat immer auch einen positiven Einfluss auf unsere innere Verfassung

Juli

Ordnung von außen und innen

Schon der altchinesische Philosoph Konfuzius sah einen Zusammenhang zwischen der äußeren Umgebung eines Menschen und seinem inneren Gemütszustand. In diesem Monat soll es deshalb darum gehen, Ihr persönliches Umfeld so zu gestalten, dass es Ihrer inneren Harmonie förderlich ist. Befreien Sie sich von altem Ballast.
Das bedeutet in erster Linie, dass Sie mal wieder gründlich aufräumen. Der Juli eignet sich hervorragend für dieses Unterfangen, denn er wird laut chinesischer Astrologie von der methodischen Ziege regiert. Sie hat den Ruf, ein ausgesprochen ordnungsliebender Vertreter ihrer Art zu sein. Nehmen Sie sich also die Zeit, all die Dinge auszusortieren, die Sie schon lange nicht mehr benützt haben. Schenken Sie die noch verwertbaren Dinge zum Beispiel Menschen, die Sie dringender brauchen als Sie. Auch der Besuch eines Flohmarktes bei schönem Sommerwetter ist eine gute Option, den Inhalt der ausgemisteten Schränke und Schubladen loszuwerden.
Gehen Sie bei der ganzen Aktion systematisch vor und beginnen Sie am besten mit dem Eingangsbereich Ihres Hauses oder Ihrer Wohnung. Schaffen Sie Platz, damit die Energie in alle Ecken Ihres Heimes fließen kann. Überladene Garderobenständer gehören genau-

so wenig in den Eingangsbereich wie Stapel von Schuhen. Auch nicht der Müll vom Vortag oder Berge von Post der letzten Woche. Vom Eingang können Sie sich dann Stück für Stück vorarbeiten, bis wirklich der letzte Winkel Ihrer Wohnung in neuem Glanz erstrahlt. Den Wohlfühleffekt werden Sie unmittelbar auch auf körperlicher Ebene zu spüren bekommen. Nicht nur die Seele fühlt sich befreit, auch Pfunde schmelzen leichter dahin. Chronische Beschwerden bessern sich und Sie haben einfach wieder mehr Durchblick.

August

Die heilende Bauchmassage

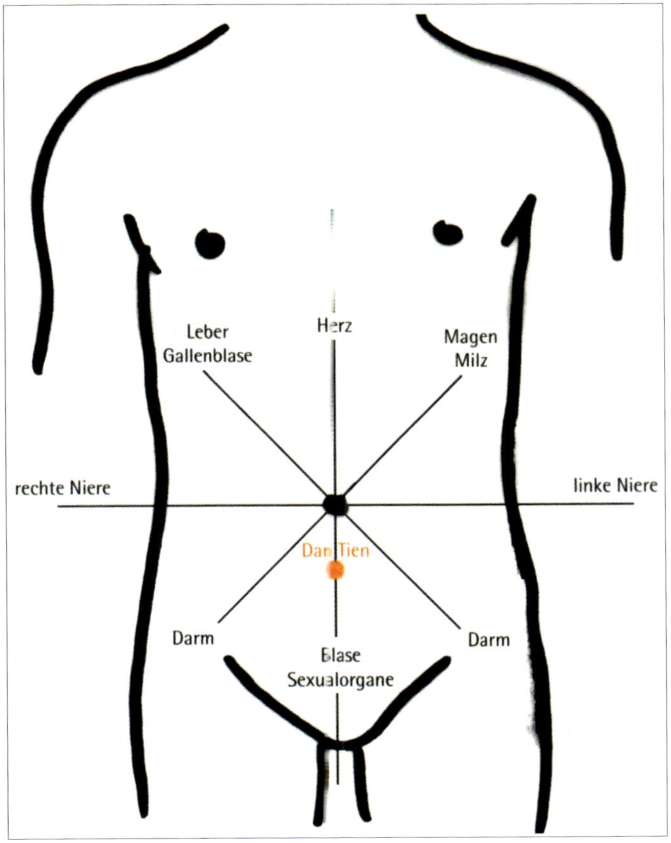

Fast alle Menschen, die ich kenne, haben ein recht gespaltenes Verhältnis zu ihrem Bauch. Zu dick, zu schlaff, zu aufgebläht, zu hässlich - die wenigsten sind mit Beschaffenheit und Aussehen dieses Körperteils wirklich zufrieden. Dabei ist jeder Bauch schön - solange man ihm die nötige Aufmerksamkeit schenkt! Die Aufgabe für den Monat August heißt deshalb: Lerne, deinen Bauch so anzunehmen, wie er ist. Damit das einfacher geht, empfiehlt es sich, den Tag ab sofort mit einer sanften Druckmassage zu beginnen. Verwenden Sie dazu beispielsweise ein wohlriechendes Mandelöl mit ein paar Tropfen ätherischer Öle oder einfach Ihre Lieblingscreme.

Nach dem Duschen oder der Morgentoilette stellen Sie sich entspannt in den Reiterstand und legen zunächst beide Hände auf den Bauch. Schließen Sie die Augen und lächeln Sie Ihrem Bauch zu - mit der gleichen Herzlichkeit, mit der Sie einen lieben Freund begrüßen würden.

Wenn Ihre Hände ein wenig warm geworden sind, beginnen Sie mit der Massage, indem Sie mit den Fingerspitzen beider Hände sanft in den Bauch drücken. Fangen Sie damit am Bauchnabel an und bewegen Sie sich langsam im Uhrzeigersinn einer Spirale gleich nach außen, bis Sie am äußersten Rand Ihres Bauches angekommen sind. Nun gehen Sie mit Ih-

rer Massage den gleichen Weg wieder gegen den Uhrzeigersinn, bis Sie wieder am Bauchnabel angekommen sind.
Sicher werden Sie dabei einige Stellen finden, die empfindlich auf den Druck reagieren. Am Bauch laufen alle Meridiane zusammen. Je nachdem, wo der Schmerz sich zeigt, können Sie Rückschlüsse auf den Zustand Ihrer inneren Organe ziehen. Fortgeschrittene machen die Übung übrigens nackt vor einem Spiegel und schenken Ihrem Bauch zu Beginn und zum Ende der Übung ein überzeugtes „Du bist schön!"

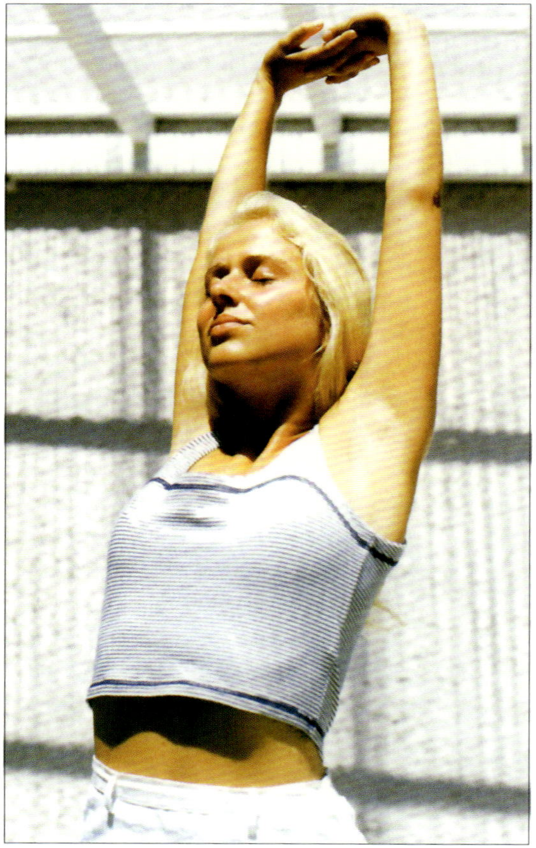

September

Das Atem-Qi lenken

Mit dem Herbst beginnt die Zeit des Jahres, in der viele Menschen über Erkrankungen der Atemwege klagen. Die Luft wird kühler und der ständige Wechsel von trockenen, geheizten Räumen in die feuchte Kälte trägt dazu bei, dass unsere Lunge jetzt besonders empfindlich ist. Der September ist der Monat des Yin-Metall und deshalb besonders gut geeignet, um dem Yin-Organ Lunge etwas Gutes zu tun. Die Qi-Gong-Meister im alten China verlangten von ihren Schülern, dass sie zwischen 3 und 4 Uhr morgens aufstanden und noch vor Sonnenaufgang mindestens eine Stunde Qi-Gong-Übungen an der frischen Luft praktizierten. Denn in den frühen Morgenstunden hat der Funktionskreis Lunge seine beste Zeit. Da ein so frühes Üben jedoch im westlichen Alltag kaum zu praktizieren ist, verlegen wir unsere Atemübungen auf den späteren Morgen.
Stellen Sie sich nach dem Aufstehen an das geöffnete Fenster und atmen Sie tief ein und aus. Sie dürfen sich dabei ruhig recken und strecken, denn das weitet den Brustkorb und sorgt dafür, dass die Lunge mehr Sauerstoff tanken kann. Stellen Sie sich bei jedem Atemzug vor, wie frisches Qi in Ihre Lungen strömt. Nun beginnen Sie, das Qi mit dem Einatmen von der Lunge nach oben zu ziehen bis zum dritten Auge, von dort aus weiter bis zum Scheitelpunkt. Beim Ausatmen lassen Sie die frische und kühle Energie an der Wirbelsäule entlang nach unten strömen bis zum Damm. Beim nächsten Einatmen ziehen Sie das Qi wieder nach oben und füllen Ihr Dan Tien mit der Kraft des neuen Tages.

Mindestens neunmal sollten Sie das Qi durch den Körper fließen lassen. Beenden Sie die Übung mit einem strahlenden Lächeln.
Wer häufig Probleme mit den Atemwegen hat, kann die Übung am Abend vor dem Zubettgehen wiederholen und zum Abschluss seine Aufmerksamkeit noch einmal ganz besonders auf die Lunge lenken. Mit der Zeit wird sich das Metall-Organ kräftigen und Ihre Abwehrkräfte werden gestärkt.

Warum nicht auch mal ungewöhnliche Wege beschreiten, um dem Alltagstrott zu entfliehen

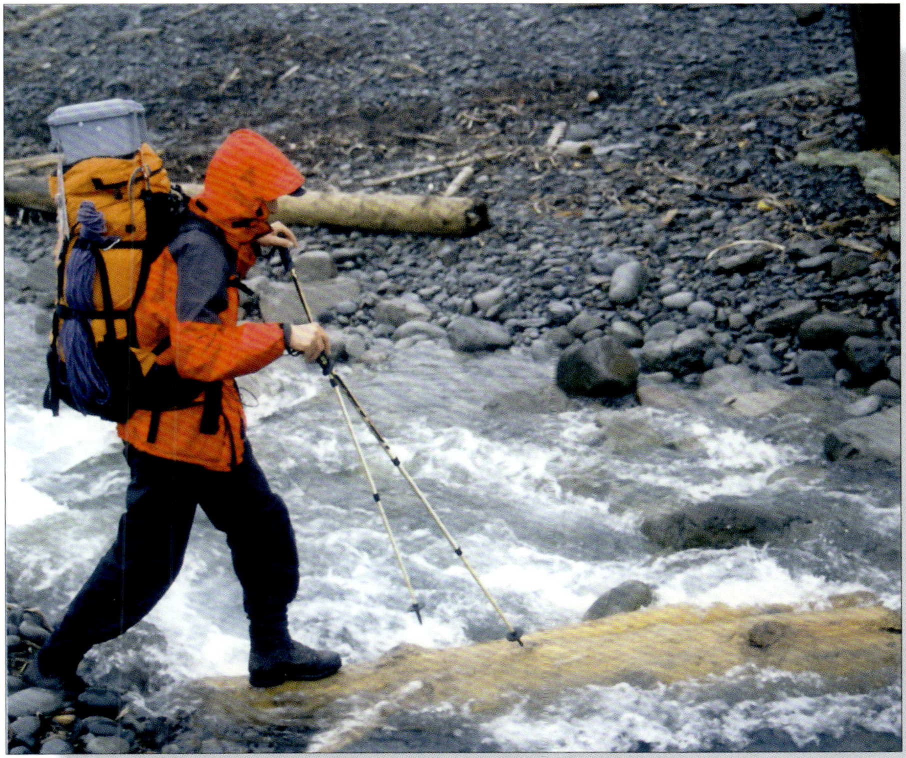

Oktober

Über den eigenen Schatten springen

Im Oktober macht sich bei vielen Menschen eine erdige Schwere breit. Die Laune sinkt auf den Nullpunkt, man wird träge und schleppt sich lustlos durch den Tag. Das Erd-Element ist in diesem Monat besonders stark und sorgt dafür, dass wir uns zuweilen wie gebremst fühlen.
Wer jetzt nicht dafür sorgt, dass er im Fluss bleibt, hat schlechte Karten. Als Folge können sich unter anderem chronische Leiden verstärkt bemerkbar machen.

Viele Menschen plagen sich in diesen Wochen auch mit trüben Gedanken herum und verfallen regelrecht in Depressionen. Besonders Rentnern und Menschen, die keinen geregelten Tagesablauf mit festen Terminen mehr haben, kann diese Jahreszeit sehr zu schaffen machen.

Damit auch im Herbst der Schwung nicht verloren geht, heißt die Aufgabe für diesen Monat: Fangen Sie mit etwas Neuem an! Sie wollten schon immer mal einen Tanzkurs machen? Melden Sie sich jetzt an! Schwimmen hat Ihren Knochen eigentlich immer gut getan? Gehen Sie einmal die Woche ins örtliche Hallenbad! Sie singen für Ihr Leben gern? Melden Sie sich beim Chor an!

Ganz egal, welche Aktivitäten auf Ihrer persönlichen Wunschliste stehen - nehmen Sie die Sache jetzt in Angriff. Schon mit einem festen Termin in der Woche, der Ihnen so richtig Spaß macht, können Sie die erdige Schwere des Oktobers abschütteln. Und sollte der innere Schweinehund nur schwer zu überwinden sein, dann fragen Sie doch einfach Ihren Lebenspartner, einen lieben Freund oder eine Freundin, ob sie Sie begleiten. Zu zweit macht das Ganze noch viel mehr Spaß.

Mit dieser Übung stärken sie dauerhaft Ihre Nierenkraft

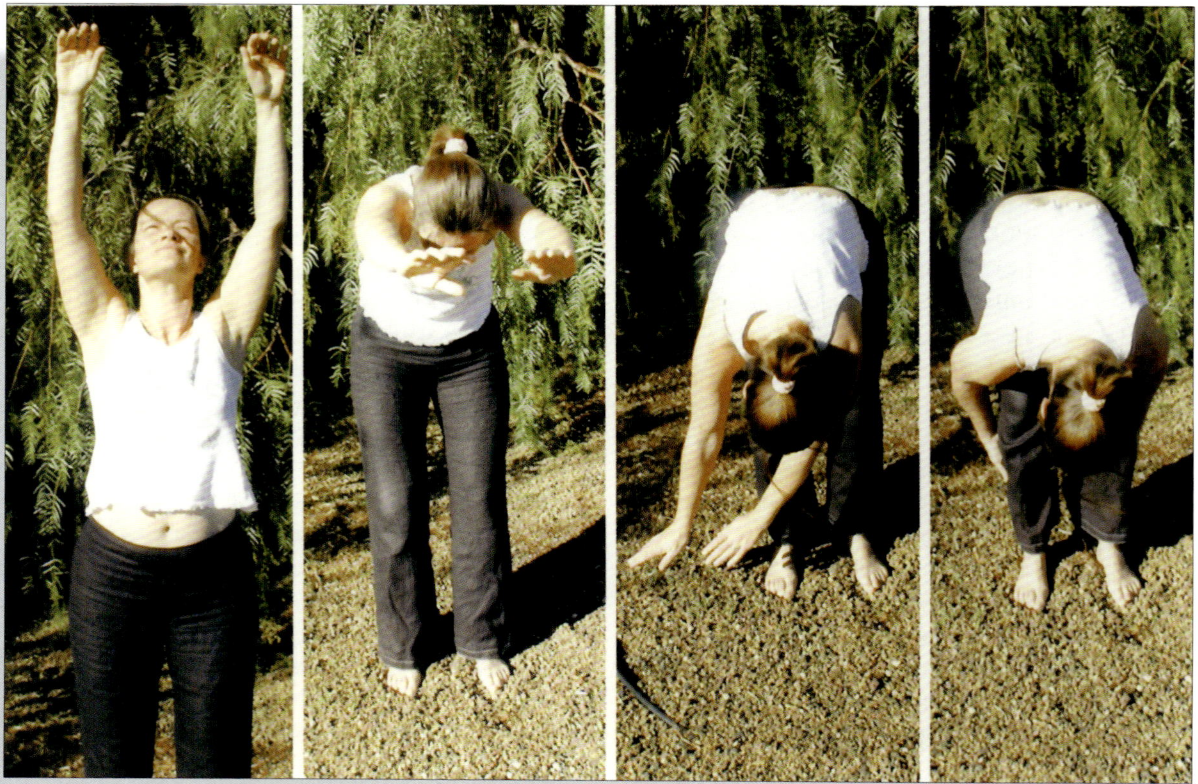

November

Die Lebenskraft schützen und bewahren

Der November ist nach dem chinesischen Kalender der erste Wintermonat. Er wird dem Wasser-Element zugerechnet. Damit wir in den nun folgenden kalten Monaten gesund bleiben, sollten wir in diesen Wochen besonders die Nieren stärken.
Die Nieren beherbergen unsere Lebenskraft und sind deshalb für unser Wohlbefinden von besonderer Bedeutung. Wer schon Erfahrungen mit Blasen- oder Nierenbeckenentzündungen gemacht hat, sollte diesen Bereich immer schützen und warm halten.
Im November lautet die Aufgabe, zwischen 17 und 19 Uhr etwa 10 bis 15 Minuten zur Stärkung der Nieren aufzuwenden. Sie können sich zum Beispiel angewöhnen, die Übungen aus dem vorangegangenen Kapitel immer dann zu machen, wenn Sie abends von der Arbeit nach Hause kommen. Oder sich einfach ganz bewusst eine Viertelstunde aus den täglichen Pflichten ausklinken.
Eine weitere besonders wirkungsvolle Übung zur Stärkung der Nieren ist diese: Stellen Sie sich entspannt in den Reiterstand hin, die Füße stehen parallel in halber Schulterbreite, der Blick ist nach vorne gerichtet, die Arme hängen locker neben dem Körper. Lassen Sie nun die Arme mit den Handflächen nach unten langsam nach oben zum Himmel schweben (siehe Abbildungen links). Nun beugen Sie langsam, Wirbel für Wirbel den gesamten Oberkörper soweit wie möglich nach vorne (dabei bleibt der Kopf immer zwischen den Armen), bis Ihre Nasenspitze in Richtung Knie zeigt.
Mit den Händen streichen Sie je zweimal nach links und nach rechts, als ob Sie sanft durchs Wasser streichen. Nun umfassen Sie mit beiden Händen kurz Ihre Waden, ziehen den Oberkörper leicht in Richtung Knie und lösen die Hände.
Nun wieder langsam Wirbel für Wirbel den Oberkörper aufrichten bis die Arme wieder zum Himmel gestreckt sind. Arme sinken lassen und die Übung von vorne beginnen. Machen Sie mindestens vier Wiederholungen.

Dezember

Etwas Warmes braucht der Mensch

Jeder Mensch ist anders - und deshalb kann man auch nicht pauschal eine Ernährungsrichtung für alle festlegen. Im Gegensatz zur Rohkosternährung, die hierzulande oft als wahre Wunderwaffe gegen alle Zivilisationskrankheiten angeführt wird, baut die Fünf-Elemente-Kost auf die Energetisie-

Eine nahrhafte Suppe vertreibt die Kälte aus dem Körper

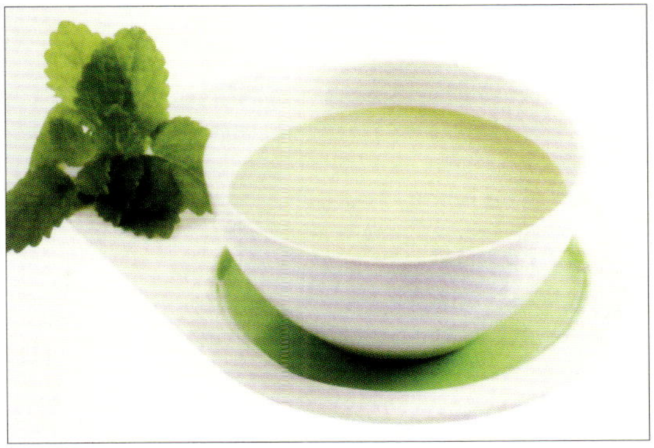

rung der Speisen durch mehr oder weniger langes Kochen. Ein guter Koch war im früheren China immer auch ein wenig Arzt. Denn er stimmte die Zubereitung der Speisen perfekt auf die Konstitution seiner Gäste ab.
Eine lange gekochte Gemüsebrühe gibt unserem Körper - vor allem in kühleren Breitengraden - einen viel besseren Schutz vor Erkältungskrankheiten als ein frisch gepresster Orangensaft. Kalte Milchprodukte unterstützen uns nicht beim Schlankwerden, sondern können zu Schleimbildung im Körper und damit unter Umständen zur Gewichtszunahme führen. Wobei der Yang-Typ mit viel Hitze, rohem Obst und Gemüse besser klarkommt als der Yin-Typ, der zu Feuchtigkeitsansammlungen neigt.
Besonders in der kühleren Jahreszeit sollten wir wenigstens einmal am Tag eine warme Mahlzeit zu uns nehmen. Wir geben unserem Körper damit die Gelegenheit, Qi aufzubauen. Deshalb lautet Ihre Aufgabe für den Dezember: Stellen Sie Ihre Lieblingsrezepte zusammen und kochen Sie!
Sie werden schnell merken, wie sich Ihr Organismus harmonisiert, wenn Sie Ihre Ernährung im Dezember auf vorwiegend gekochte Speisen umstellen. Besonders Suppen und Eintöpfe sind jetzt eine wahre Wohltat für den Körper. Wer leicht friert, kann schon mit einer leicht salzigen warmen Brühe in den Tag starten - das gibt Kraft für den restlichen Tag.

Januar

Die heilenden Laute

Zum Abschluss unserer Reise mit den Fünf Elementen durch das Jahr möchte ich Ihnen noch einmal die heilenden Laute ans Herz legen, die ich ja schon ausführlich beschrieben habe. Mit dieser einfachen Übung aus dem heilenden Tao können Sie alle Fünf Elemente in Ihrem Körper auf Dauer stärken und sich darüber hinaus von schädlichen negativen Emotionen befreien.
Natürlich ist es nicht immer einfach, die Zeit und Muße zu finden, um den kompletten Zyklus in aller Ausführlichkeit jeden Tag zu üben. Deshalb stelle ich Ihnen hier zum Ende dieses Buches eine abgewandelte Version dieser Meditation vor. Sie können sie vor dem Einschlafen im Bett machen. Mehr als zehn Minuten sind nicht nötig, um sich zu einer wohligen Entspannung zu verhelfen.
Machen Sie es sich in Ihrem Bett auf dem Rücken liegend bequem und decken Sie sich gut zu. Wer mag, kann seine Hände auf dem Dan Tien ruhen lassen. Nun stellen Sie eine mentale Verbindung mit den Organen Leber, Herz, Milz/Magen, Lunge und Nieren her. Es spielt dabei keine Rolle, mit welchem Organ Sie beginnen, solange Sie die Reihenfolge des konstruktiven Elementezyklus einhalten. Wer merkt, dass ein Organ sich besonders schwach anfühlt, sollte mit diesem Organ abschließen. Lächeln Sie Ihren Organen zu und versuchen Sie zu ergründen, wie sie sich anfühlen. Bei jedem Organ verweilen Sie einige

Augenblicke und reinigen es je drei- bis viermal mit dem entsprechenden heilenden Laut. Beim Einatmen stellen Sie sich vor, wie frische, unverbrauchte Energie in das entsprechende Organ fließt. Beim Ausatmen machen Sie sich bewusst, wie die negativen Emotionen Ihren Körper verlassen. Zum Abschluss lassen Sie mit dem Laut „hiiiii“ des Dreifachen Erwärmers noch einmal das Qi durch den ganzen Körper fließen.
Es macht übrigens gar nichts, wenn Sie während der Übung schon in sanften Schlummer versinken ...

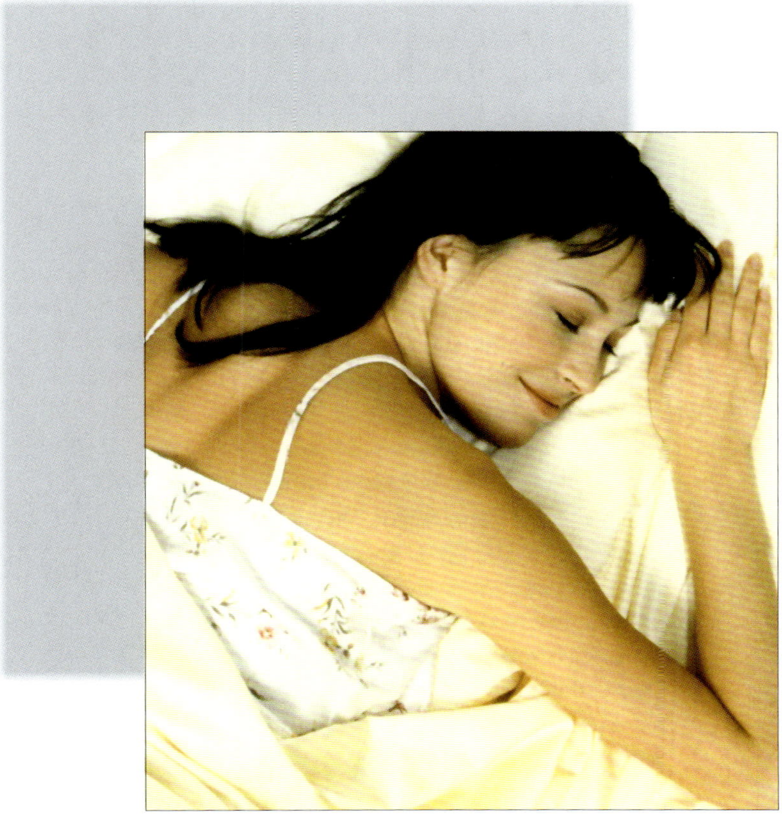

Danksagung

Mein größter Dank gilt meinem Partner Roger Keller, ohne dessen Hilfe Sie dieses Buch wohl kaum in den Händen halten könnten. Er glaubte von Anfang an an den Erfolg des Projektes, bestärkte mich in jeder Phase der Entstehung, lenkte meinen Blick immer auf das Wesentliche und hielt mir den Rücken frei. So konnte ich ganz und gar in das faszinierende Thema eintauchen. DANKE für Deine Unterstützung und Liebe!

Auch meinem Lehrer Derek Walters möchte ich von ganzem Herzen danken. Derek öffnete mir die Augen für die höheren Zusammenhänge und weckte mein Interesse für die chinesische Astrologie, Feng Shui und alle damit verwandten Themenbereiche. Mit Hilfe seines wunderbaren Humors sind mir die Gesetzmäßigkeiten der Fünf-Elemente-Lehre wirklich in Fleisch und Blut übergegangen.

Danken möchte ich natürlich auch dem BIO Ritter Verlag - allen voran Frau Monica Ritter, die meine Idee zu diesem Buch aufnahm und in die richtige Richtung lenkte. So ist es für alle Beteiligten zu einer runden Sache geworden. Meiner Lektorin Frau Dr. Dagmar Beyer möchte ich für ihre Geduld und ihre Genauigkeit danken, mit der sie das vorliegende Werk redigiert hat. Meiner „hermana de alma" Ilona möchte ich für Ihre Inspiration danken und dafür, dass sie so geduldig für die vielen Übungsfotos Modell gestanden hat.

... und wo ich schon mal dabei bin, nutze ich die Gelegenheit, auch meinen Eltern Herbert und Monika Schäfer endlich einmal gebührend zu danken. Sie waren immer davon überzeugt, dass ich alles schaffen kann, wenn ich es nur will. Auch wenn die Pfade, die ich auf meinem Lebensweg eingeschlagen hatte, sicher nicht immer nach ihrem Wunsch waren, wurde ich von ihnen immer ohne Vorbehalte bestärkt und unterstützt.

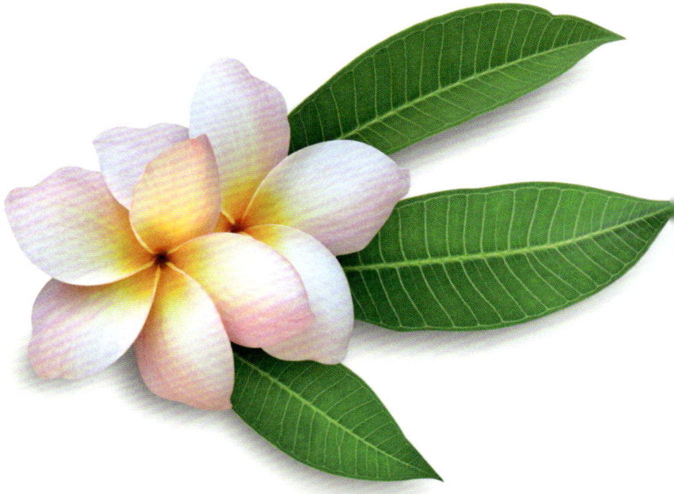

Interessante Adressen

Arbeitsgemeinschaft für
Klassische Akupunktur und
Traditionelle Chinesische Medizin e.V.
Wisbader Str. 1
D-83435 Bad Reichenhall
Tel.+49(0)8651 - 690919 (Sekretariat AGTCM)
E-Mail: below@agtcm.de
Im Internet unter www.agtcm.de gibt es eine Datenbank
mit ausgebildeten Therapeuten in ganz Deutschland

Societas Medicinae Sinensis
Internationale Gesellschaft für chinesische Medizin e.V. (SMS)
Franz-Joseph-Str. 38
D-80801 München
Tel.: +49(0)89-38 88 80-31
E-Mail: sms@tcm.edu
Internet: www.tcm.edu (auch hier kann man
nach Therapeuten in Deutschland suchen)

Der Erstkontakt für meine österreichischen Leser:
Dachverband für TCM & verwandte
Gesundheitslehren Österreichs
Schottengasse 9
Österreich - 1010Wien
Tel.+43(0)2985-26 66 605
E-Mail: tcm@willidungl.com (Sekretariat Dr. Zauner-Dungl)
Internet: www.dachverband-tcm.at

Und für die schweizer Leser:
Schweizerische Berufsorganisation für Traditionelle Chinesische Medizin
Alfred-Lienhard-Str. 1
Schweiz - 9113 Degersheim
Tel.: +41(0)71- 372 01 11
Fax: +41(0)71-372 01 19
E-Mail: sekretariat@sbo-tcm.ch
Internet: www.sbo-tcm.ch

SBO-TCM ist der größte Verband von TCM-Therapeutinnen und Therapeuten in der Schweiz

Rolf Schmidt, TCM-Heilpraktiker
Kolberger Weg 37
D-61348 Bad Homburg
Tel./Fax: +49 (0)6172 - 969722
E-mail: TCM-go@web.de
Internet: www.traditionellechinesischemedizin.de

Rolf ist mitverantwortlich für meine Begeisterung für die Fünf-Element-Lehre.
Mit seiner Hilfe habe ich seinerzeit mein eigenes Elemente-Gleichgewicht wieder herstellen können. Außerdem hat er sein fachlich versiertes Auge über dieses Buch geworfen und mir einige wertvolle Tipps zum Thema gegeben.

Interessante Webseiten zumThema „Gesund und vital mit den Fünf Elementen“

www.5-elemente.org
Die Webseite der Autorin und ihres Partners mit vielen, ständig aktualisierten Informationen zum Thema.

www.universal-tao.com
Englische Internetpräsenz von Mantak Chia, Begründer des Heilenden Taos, aus dem eine Reihe der Übungen in diesem Buch stammen.

www.naturheilkunde-online.de
Hier hat Andreas A. Noli viel Wissenswertes zum Thema chinesische Medizin zusammengetragen.

www.tao-yoga.com
Die Webseite meiner Tao-Lehrer Renu und Juan Li mit zahlreichen interessanten Artikeln und Kursprogramm für Deutschland, Österreich und Spanien.

www.tao-hamburg.com
Carsten und Weihua Dohnke bieten eine Menge Kurse zum Thema Qi Gong und Healing Tao in ganz Deutschland an.

www.taoworks.de
Tai Chi, Qi Gong und energetische Körper- und Atemtherapie.

Literaturnachweise

- Mantak & Maneewan Chia: „Tao Yoga der heilenden Liebe“, Verlag Ludwig, ISBN 978-37787-7025-2, € 25,-
- Mantak & Maneewan Chia: „Das heilende Tao“, Healing Tao Book (vergriffen)
- Sheila McNamara & Dr Song Ke: „Chinesische Heilkunst“, mvg-Verlag, ISBN 978-3478085625, € 11,50
- Ilona Daiker & Barbara Kirschbaum: „Die Heilkunst der Chinesen“, Rowohlt TB, ISBN 978-3499-60275-7, € 8,90
- Maitreyi D. Piontek: „Das Tao der weiblichen Sexualitat“, Ullstein TB, ISBN 978-3548-74218-2, € 9,95
- Gail Reichenstein: „Gesundheit durch die funf Elemente“, Goldmann Verlag, ISBN 978-3442141531, € 45,- (Amazon)
- Master Gao Yun, Master Bai Yin: „Qigong-Energieheilung mit den 5 Elementen“, Windpferd Verlag (vergriffen)
- Li Zhi-Chang: „Mit dem Herzen lacheln“, Heyne Verlag, ISBN 978-3-453-19723-7, € 9,95
- Derek Walters. „Die Funf Schlussel des Glucks“, Ansata Verlag, ISBN 978 377-877-1648, € 19,95 (Amazon)

(Teilweise antiquarisch zu beziehen)

Quellennachweise

- Integrated Chinese Medicine Holdings Ltd. Kowloon, Hong Kong: www.shen-nong.com
- Journal of Traditional Chinese Medicine: „Lectures on Essentials of Traditional Chinese Medicine“, Vol. 2, No. 3 pp. 243-248, 1982
- Ted Kaptchuk: „Chinese Medicine: The Web That Has No Weaver“, Rider, London, 2000
- Renu und Juan Li: „Taoistische Sexualpraktiken“, veröffentlicht auf der Webseite www.tao-yoga.com
- Andreas Noll: www.naturheilkunde-online.de
- M. Pugh (Hrsg.): „Stedman's Medical Dictionary 27th ed“, Lippincott Williams & Wilkins, Philadelphia, 2000
- Daniel P. Reid: „Chinese Herbal Medicine“, Shambhala Publications, 1987
- „Stedman's Medical Dictionary“, 27th Ed., Lippincott Williams & Wilkins, 2000
- Ling Y. Wei: „Theoretical Foundation of Chinese Medicine: A Modern Interpretation im American Journal of Chinese Medicine“, Vol. 4, No. 4, pp. 355-372, 1976
- Tom Williams: „Chinese Medicine: A Comprehensive System for Health and Fitness, Element“, 1996
- Tom Williams: „Complete Chinese Medicine, Bath, Mustard“, 1999
- Zhang Enqin (Hrsg.): „Basic Theory of Traditional Chinese Medicine“, Shanghai University of Traditional Chinese Medicine, 1990

Der international bekannte Ernährungsforscher Prof. Dr. Michael Leitzmann:

„Bei diesem Buch handelt es sich um einen Lesestoff mit Mehrwert. Denn es enthält nicht nur wichtige Informationen, sondern motiviert auf eine unterhaltsame Weise zum Handeln. Alle, die zu ihrem eigenen Wohl beitragen und ihre Lebensqualität erhöhen möchten, werden von der Lektüre der verschiedenen Kapitel nachhaltig profitieren."

BIO Ritter Verlag

Reinhard Eichelbeck

Gesundheit, die man essen kann

Die besten Fitmacher von A – Z

ISBN 978-3-920-788-53-1

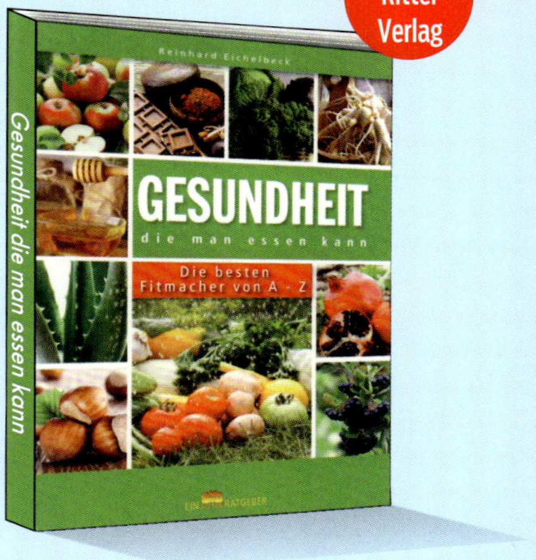

Das große Nachschlagewerk für die ganze Familie!

Ob Aloe Vera oder Algen, Bienenprodukte wie Honig, Blütenpollen oder Gelée Royale, oder die Fülle an Beerenfrüchten wie Himbeeren, Heidelbeeren, Holunderbeeren oder Cranberrys - die Apotheke der Natur hält wahre Wunderschätze für uns bereit. Und das zu erschwinglichen Preisen und mitunter sogar kostenlos.

Dieses umfassende Werk zeigt - alphabetisch geordnet - wie unsere Gesundheit von den natürlichen Fitmachern profitieren kann. Und welche sich im Krankheitsfall bei den verschiedensten Beschwerden bewährt haben.

Ein einzigartiges Nachschlagwerk für jeden Haushalt mit dem praktischen Register. Hier finden Sie auf einen Blick die wichtigsten Beschwerden und die dazu passenden, bewährten Naturprodukte. Denn ob Ginkgo oder Ginseng, Teufelskralle oder Trockenfrüchte, ob Kohl, Kakao oder Knoblauch – „Gesundheit, die man essen kann" hat für jeden den richtigen Tipp parat.

34 Kapitel, die Ihnen mit vielen Anregungen, Informationen und Rezepten stets hilfreich zur Seite stehen. Ein reich bebildertes Nachschlagewerk, das allein auch schon optisch Freude bereitet, darin zu blättern.

276 Seiten, viele Abbildungen, gebunden, DIN A4, € 29,80.

Bestellmöglichkeiten: • Internet: www.ritter24.de • eMail: bioritter@aol.com • Fax: 08158-997430 • Tel.: 08158-8021 • Post: BIO Ritter GmbH, Bahnhofstr. 9, 82327 Tutzing

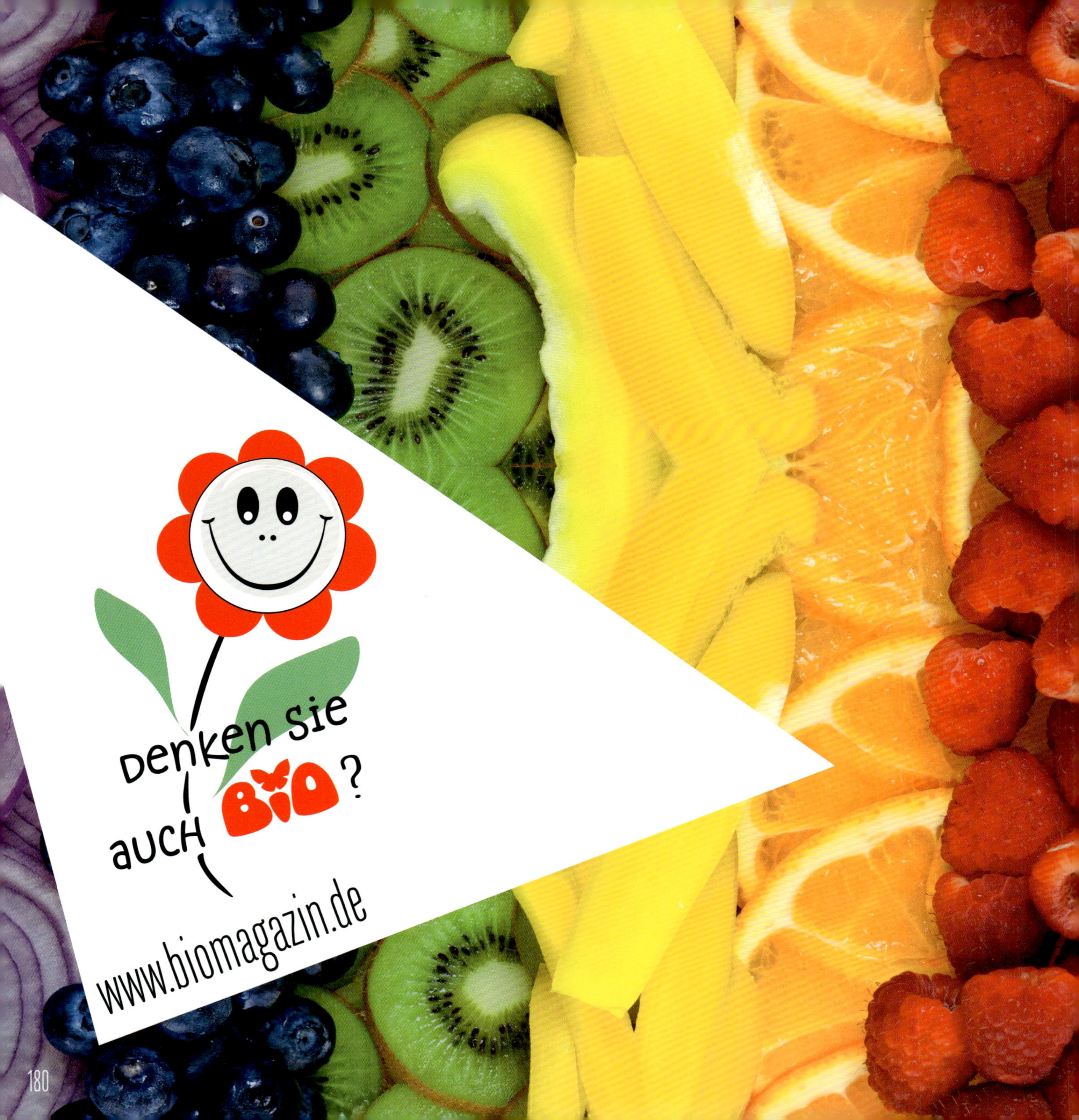
Denken Sie
auch
BIO?
www.biomagazin.de